Jahrbuch Sucht 2012

Herausgegeben von der
DEUTSCHEN HAUPTSTELLE
FÜR SUCHTFRAGEN E.V.

Postfach 1369, 59003 Hamm
Westenwall 4, 59065 Hamm
Telefon: 02381 / 90 15-0
Telefax: 02381 / 90 15-30
E-Mail: info@dhs.de
www.dhs.de

Redaktion:
Dr. Raphael Gaßmann
Jolanthe Kepp

PABST Lengerich · 2012

Namentlich gekennzeichnete Beiträge entsprechen nicht unbedingt der Meinung der Redaktion oder der Deutschen Hauptstelle für Suchtfragen e.V.
Alle in diesem Buch enthaltenen Angaben, Daten, Ergebnisse etc. wurden von den AutorInnen nach bestem Wissen erstellt und von ihnen mit größtmöglicher Sorgfalt überprüft. Gleichwohl sind inhaltliche Fehler nicht vollständig auszuschließen. Daher erfolgen die Angaben ohne Garantie des Verlages oder der AutorInnen. AutorInnen und Verlag schließen jegliche Verantwortung und Haftung für etwaige inhaltliche Unrichtigkeiten aus.

Geschützte Warennamen (Warenzeichen) werden teilweise nicht besonders kenntlich gemacht. Aus dem Fehlen eines solchen Hinweises kann nicht geschlossen werden, dass es sich um einen freien Warennamen handelt.

Alle Rechte, insbesondere das Recht der Vervielfältigung und Verbreitung sowie der Übersetzung, vorbehalten. Kein Teil des Werkes darf in irgendeiner Form (durch Fotokopie, Mikrofilm oder ein anderes Verfahren) ohne schriftliche Genehmigung des Verlages reproduziert oder unter Verwendung elektronischer Systeme verarbeitet, vervielfältigt oder verbreitet werden.

Gender-Hinweis: Die verwendete maskuline bzw. feminine Sprachform dient der leichteren Lesbarkeit und meint immer auch das jeweilige andere Geschlecht.

© 2012 Pabst Science Publishers, Lengerich
Satz/Layout: Claudia Döring
Titelfoto: © Dmitry Nikolaev – Fotolia.com
Druck: Euradius, Meppel
ISBN 978-3-89967-768-3
ISSN 0940-4910

Inhaltsverzeichnis

Vorwort
Gabriele Bartsch 7

1 Daten, Zahlen und Fakten
Birgit Lehner, Jolanthe Kepp 9

2 Suchtstoffe, Suchtformen und ihre Auswirkungen

2.1 Alkohol – Zahlen und Fakten zum Konsum
*Beate Gaertner, Jennis Freyer-Adam, Christian Meyer,
Ulrich John* 38

2.2 Tabak – Zahlen und Fakten zum Konsum
Thomas Lampert 64

2.3 Medikamente – Psychotrope und andere Arzneimittel
mit Missbrauchs- und Abhängigkeitspotenzial
Gerd Glaeske 90

2.4 Illegale Drogen – Zahlen und Fakten zum Konsum
Boris Orth, Ludwig Kraus, Daniela Piontek 112

2.5 Glücksspiel – Zahlen und Fakten
Gerhard Meyer 125

2.6 Essstörungen
Eva Wunderer, Sigrid Borse, Andreas Schnebel 144

2.7 Rauschgiftlage 2010
Klaus Stempel 152

2.8 Delikte unter Alkoholeinfluss
Rudolf Egg 165

2.9 Suchtmittel im Straßenverkehr 2010 – Zahlen und Fakten
Martina Albrecht, Stefanie Heinrich, Horst Schulze 180

3 Suchtkrankenhilfe in Deutschland

3.1 Versorgung abhängigkeitskranker Menschen in Deutschland
Jost Leune 193

3.2 Jahresstatistik 2010 der professionellen Suchtkrankenhilfe
Martin Steppan, Jutta Künzel, Tim Pfeiffer-Gerschel 209

3.3 Suchtrehabilitation durch die Rentenversicherung
Ulrike Beckmann, Barbara Naumann 241

4 Aktuelle Themen

4.1 Suchtmittelkonsum und Prostitution in Deutschland
Christina Rummel 257

4.2 Lobbyismus im Glücksspielbereich – Eine Momentaufnahme
Dietmar Jazbinsek 273

4.3 Serie: Was Sie außerirdischen Besuchern besser nicht zu erklären versuchen ... Teil 4: Suchthilfe im Gefängnis
Raphael Gaßmann 288

5 AutorInnenverzeichnis 292

6 Anschriften aus dem Suchtbereich 296

Vorwort

Das Jahrbuch Sucht soll den unterschiedlichen Interessen sehr verschiedener Zielgruppen gerecht werden. Journalisten suchen meist nach den aktuellen Konsumzahlen psychotroper Substanzen oder interessieren sich für neue Entwicklungen im Bereich der nicht stoffgebundenen Suchtformen. Politiker und Entscheidungsträger finden im Jahrbuch Sucht Daten und Einschätzungen zu einem zentralen Bereich des Gesundheitswesens. Den in der Suchthilfe Tätigen führt das Jahrbuch Sucht anschaulich vor Augen, wie bedeutsam ihre Arbeit und ihr Einsatz sind und was sie geleistet haben. Fachfremden, die sich in ein neues Thema einarbeiten wollen, verschafft das Jahrbuch Sucht einen Überblick über das komplexe Sachgebiet. Und schließlich: Allen, die das Jahrbuch kennen und es nicht selten mit großem Interesse erwarten, bietet es immer wieder neue Perspektiven und überraschende Themen in einem bekannten Arbeitsfeld. Allen aber dient es in ganz besonderer Weise als anerkanntes Nachschlagewerk – und sei es nur, um eine wichtige Adresse, einen wichtigen Ansprechpartner zu suchen und *zu finden*.

In diesem Jahr möchten wir Ihr Augenmerk besonders auf die Suchthilfedokumentation und -statistik lenken. Hier sind seit der letzten Überarbeitung des „Deutschen Kerndatensatzes" im Jahr 2007 weitere positive Entwicklungen zu verzeichnen: Noch mehr Einrichtungen, sowohl ambulante als auch stationäre, beteiligen sich mit immer besserer Qualität an der Dokumentation und Auswertung ihrer Betreuungs- und Behandlungsdaten. Und, entscheidend wie nichts anderes, sie erzielen belegbare Erfolge. So zeigen 81 Prozent (ambulant) und 92 Prozent (stationär) der regulären Beender ein positives Therapieergebnis und im stationären Bereich zeichnet sich über alle wesentlichen Diagnosen hinweg eine deutliche Reduktion der unplanmäßigen Behandlungsbeendigungen ab. Die Daten liefern darüber hinaus wichtige Erkenntnisse zu Genderdifferenzen und zu sozialen Hintergründen. Obwohl in Deutschland die Anzahl der offenen Stellen steigt und die Arbeitslosigkeit sinkt, zeigen die Zahlen der Suchthilfe einen deutlichen Anstieg von Klienten/-innen und Patienten/-innen, die von Arbeitslosigkeit betroffen sind. Dies ist aktuell insbesondere im Hinblick auf die Reform der Instrumentarien zur Wiedereingliederung von Bedeutung.

Belegen lässt sich auch die zunehmende Anzahl von Betreuungen und Behandlungen pro Einrichtung. Sie zeigt, dass die Angebote der Suchthilfe passgenau sind und von den Zielgruppen angenommen werden. Sie ist aber auch ein Signal dafür, dass die Arbeitsbelastungen weiter steigen. Angesichts von Ausgabendeckelungen durch die Leistungsträger und finanziellen Kürzungen für Prävention und Beratung in den Kommunen stellt sich zunehmend die Frage, ob und wie die hohe Qualität der Suchthilfe auch in Zukunft gewährleistet werden kann. Dies ist umso wichtiger, als das Internet als neue Angebots- und Vertriebsform neue und oft jüngere Menschen anspricht und auch infolge dieser Entwicklung mit einer Zunahme von Missbrauchern und Abhängigen zu rechnen ist. Dies betrifft insbesondere auch das Pathologische Glücksspielen.

Zum guten Schluss möchten wir allen Autorinnen und Autoren dafür danken, dass durch ihre Arbeit und Mühen das Jahrbuch Sucht Jahr für Jahr zu einem Leitmedium der Suchthilfe und Suchtpolitik in Deutschland wird. Und Ihnen, liebe Leserin und lieber Leser, danken wir besonders für Ihr Interesse und Ihr Engagement.

Hamm, März 2012 *Gabriele Bartsch*

1 Daten, Zahlen und Fakten

Birgit Lehner, Jolanthe Kepp

Alkohol

Alkoholverbrauch je Einwohner an reinem Alkohol

Jahr	Liter	Veränderung gegenüber dem Vorjahr
1995	11,1	
2000	10,5	
2005	10,0	
2008	9,9	0,0%
2009	9,7	-2,0%
2010	9,6	-1,0%

Quelle: Gaertner, B. et al. (2012): Alkohol – Zahlen und Fakten zum Konsum. In: Deutsche Hauptstelle für Suchtfragen (Hrsg.): Jahrbuch Sucht 2012. Lengerich: Pabst

Verbrauch je Einwohner an Bier, Wein, Schaumwein und Spirituosen (in Liter)

Jahr	Bier	Wein**	Schaumwein	Spirituosen***
1995	135,9	17,4	4,9	6,5
2000	125,5	19,0	4,1	5,8
2005	115,3	19,9	3,8	5,7
2008	111,1 (-0,6%)	20,7 (+0,5%)	3,9 (+2,6%)	5,5 (-1,8%)
2009	109,6 (-1,4%)	20,1 (-2,9%)	3,9 (+0,0%)	5,4 (-1,8%)
2010[a]	107,4 (-2,0%)	20,5 (+2,0%)	3,9 (+0,0%)	5,4 (+0,0%)

*Veränderung in % gegenüber dem Vorjahr
**Weinkonsum einschl. Wermut- und Kräuterwein, jeweils für das Weinwirtschaftsjahr (01.09. bis 31.08)
***Angaben beinhalten ab 2002 Spirituosen-Mischgetränke, umgerechnet auf einen durchschnittlichen Alkoholgehalt von 33 Vol.-%
[a] vorläufige Schätzung
Quelle: Berechnung des ifo-Instituts (unveröffentlichte Datenquelle) In: Gaertner, B. et al. (2012): Alkohol – Zahlen und Fakten zum Konsum. In: Deutsche Hauptstelle für Suchtfragen (Hrsg.): Jahrbuch Sucht 2012. Lengerich: Pabst

Pro-Kopf-Anteil verschiedener alkoholischer Getränke am Gesamtkonsum von 137,2 Litern Fertigware (2010) (2009: 139,0 l = -1,3%)

	2005	2006	2008	2009	2010
Bier	55,3 %	55,2 %	54,1 %	54,3 %	53,6%
Wein	21,8 %	21,9 %	23,1 %	22,8 %	23,4%
Schaumwein	4,2 %	4,1 %	4,4 %	4,4 %	4,5%
Spirituosen	18,7 %	18,7 %	18,4 %	18,4 %	18,5%

Quelle: Gaertner, B. et al. (2012): Alkohol – Zahlen und Fakten zum Konsum. In: Deutsche Hauptstelle für Suchtfragen (Hrsg.): Jahrbuch Sucht 2012. Lengerich: Pabst

Der Gesamtverbrauch an alkoholischen Getränken sank im Jahr 2010 gegenüber dem Vorjahr um 1,3% auf 137,2 Liter Fertigware pro Kopf der Bevölkerung. Auf den gesamten Alkoholkonsum, gemessen in Reinalkohol, entfallen 53,6% auf Bier, 23,4% auf Wein, 18,5% auf Spirituosen und 4,5% auf Schaumwein.

Geschätzter Alkoholkonsum (registriert, nicht registriert und insgesamt) pro Kopf der Bevölkerung im Alter von 15 oder mehr Jahren in den EU-Staaten und weiteren ausgewählten Ländern im Jahr 2008 (Liter in Reinalkohol)

	Registrierter Alkoholkonsum	Nicht registrierter Alkoholkonsum	Alkoholkonsum insgesamt	Rang
Estland	16,24	1,80	17,24	4
Tschechien	14,99	1,48	16,47	5
Litauen	13,30	3,00	16,30	7
Russische Föderation	11,50	4,73	16,23	8
Rumänien	12,15	4,00	16,15	9
Ungarn	12,12	4,00	16,12	10
Slowenien	11,94	3,00	14,94	12
Irland	13,92	1,00	14,92	13
Polen	10,73	3,70	14,43	15
Portugal	11,79	2,10	13,89	16

1 Daten, Zahlen und Fakten

	Registrierter Alkoholkonsum	Nicht registrierter Alkoholkonsum	Alkoholkonsum insgesamt	Rang
Lettland	10,45	3,00	13,45	18
Slowakei	10,31	3,00	13,31	20
Großbritannien	11,54	1,70	13,24	21
Finnland	10,30	2,80	13,10	22
Luxemburg	11,84	1,00	12,84	23
Frankreich	12,12	0,36	12,48	25
Österreich	11,76	0,64	12,40	26
Deutschland	**11,14**	**1,00**	**12,14**	**28**
Dänemark	10,02	2,00	12,02	31
Spanien	10,43	1,40	11,83	32
Schweiz	10,91	0,50	11,41	34
Bulgarien	10,20	1,20	11,40	35
Griechenland	9,21	1,80	11,01	37
Belgien	9,41	1,00	10,41	40
Australien	10,08	0,13	10,21	41
Schweden	6,38	3,60	9,98	48
Niederlande	9,25	0,50	9,75	50
Italien	7,37	2,35	9,72	51
USA	8,70	1,00	9,70	52
Zypern	9,28	1,00	8,84	61
Norwegen	6,75	1,60	8,35	69
Japan	7,59	0,20	7,79	74
China	3,86	1,70	5,56	100
Malta	5,05	0,42	4,10	120

Nicht registrierter Konsum: z.B. durch Grenzverkehr, Schwarzbrand. Der Rang bezieht sich auf den weltweiten Vergleich von 189 erfassten Ländern.
Quelle: Shield, K. D. et al (2011): Global and country specific adult per capita consumption of alcohol, 2008. In: Sucht, 57(2), 99-117

Einnahmen aus alkoholbezogenen Steuern (Millionen €, Veränderung gegenüber Vorjahr)

Jahr	Biersteuer		Schaumweinsteuer		Branntwein- und Zwischenerzeugnissteuer*		Alkoholsteuern insgesamt *	
1995	910	-0,9%	554	-3,4%	2.495	-0,8%	3.959	-1,2%
2000	844	-0,2%	478	-12,5%	2.185	-3,7%	3.507	-4,2%
2005	777	-1,3%	424	-2,8%	2.179	-1,9%	3.380	-1,9%
2008	739	-2,4%	430	+15,9%	2.156	+8,5%	3.325	+6,7%
2009	730	-1,2%	446	+3,7%	2.129	-1,3%	3.305	-0,6%
2010	713	-2,3%	422	-5,4%	2.014	-5,4%	3.149	-4,7%

* Seit 1994 werden Zwischenerzeugnisse (hierunter fallen z.b. Sherry, Portwein, Madeira) separat besteuert. In den Jahren vor 1994 wurde die Verbrauchssteuer für die entsprechenden Alkoholika als Branntweinsteuer erfasst. Die Einnahmen ab 2005 beinhalten die Alkopopsteuer.
Quelle: Bundesministerium der Finanzen (2011): Kassenmäßige Steuereinnahmen nach Steuerarten in den Kalenderjahren 2006–2010. Berlin

Steuersätze für alkoholhaltige Getränke in den EU-Staaten (Angaben in € je Hektoliter Alkohol)

	Spirituosen	Zwischenerzeugnisse	Schaumwein	Wein	Bier
Deutschland	1.303	850	1.360	0	197
EU-Mittelwert	1.604	880	551	501	651

Quelle: Europäischer Dachverband der Hersteller von Spirituosen (CEPS) Stand Juni 2011 zitiert nach: Bundesverband der Deutschen Spirituosen-Industrie und -Importeure (2011): Daten aus der Alkoholwirtschaft. Bonn

Höhe der Verbrauchssteuern je Liter reinen Alkohols

Branntwein/Spirituosen	13,03 €
Schaumwein	13,60 €
Bier*	1,97 €

*von den Bundesländern erhobene Steuer (Durchschnitt), Steueraufschlag = unter 10 Cent je Liter Bier
Quelle: Bundesministerium der Finanzen (2011): Kassenmäßige Steuereinnahmen nach Steuerarten in den Kalenderjahren 2006–2010. Berlin

Alkopops*	55,50 €

*Verteuerung von 0,83 € einer Flasche Alkopops (275 ml) mit 5,5 Vol. %
Quelle: Gesetz zur Verbesserung des Schutzes junger Menschen vor Gefahren des Alkohol- und Tabakkonsums

Auf Wein wird keine Steuer erhoben.

Subventionen der Bundesmonopolverwaltung für Branntwein

Seit dem Jahr 1976 erhielt die Bundesmonopolverwaltung Beihilfen für die Branntweinproduktion von insgesamt 4.42 Mrd. € aus den Haushaltsmitteln.

Kalenderjahr 2008	80 Mio. €
Kalenderjahr 2009	91 Mio. €
Kalenderjahr 2010	72 Mio. €

Quelle: Bundesmonopolverwaltung für Branntwein (2010): Geschäftsbericht, 60. Geschäftsjahr 1. Oktober 2009 bis 30. September 2010. Offenbach am Main

Ausgaben für die Bewerbung alkoholischer Getränke in den klassischen Werbegattungen (Millionen €)

Jahr	Spirituosen	Bier	Wein	Sekt	Insgesamt
1995	140	361	27	46	575
2000	125	388	31	54	597
2005	87	410	21	47	565
2008	102	399	13	38	552
2009	75	334	13	49	471
2010	94	363	18	50	525

Quelle: Nielsen Media Research GmbH (2011): Marktentwicklung in den klassischen und neuen Mediengattungen. Hamburg

Alter bei Alkoholerstkonsum: 13,2 Jahre
Quelle: Settertobulte, W.; Richter, M. (2009): Aktuelle Entwicklungen im Substanzkonsum Jugendlicher: Ergebnisse der „Health Behaviour in School-aged Children (HBSC)" Studie 2005/2006. In: Mann, U.; Havemann-Reinecke, U.; Gaßmann, R. (Hrsg.): Jugendliche und Suchtmittelkonsum. Trends – Grundlagen – Maßnahmen. 2. Auflage. Freiburg: Lambertus, S. 15.

Konsumenten, Missbraucher, Abhängige

Die Prävalenz des Alkoholkonsums und problematischen Alkoholkonsums nach AUDIT (Epidemiologischer Suchtsurvey 2009) sowie die Prävalenz des riskanten Alkoholkonsums und der alkoholbezogenen Störungen nach DSM-IV (Epidemiologischer Suchtsurvey 2006) werden gesondert dargestellt, da sie mit unterschiedlichen Instrumenten erhoben werden.

Prävalenz des Alkoholkonsums nach AUDIT

	Gesamt %	Männer %	Frauen %
Konsumprävalenz[1]			
Lebenslang abstinent	2,9	2,2	3,6
letzte 12M abstinent	7,3	6,1	8,5
letzte 30T abstinent	13,4	9,2	17,9
Riskanter Konsum	16,5	18,5	14,3

[1] Riskanter Konsum: > 12/24 g Reinalkohol pro Tag in den letzten 30 Tagen für Frauen und Männer.
Datenquelle: Epidemiologischer Suchtsurvey 2009 / Basis Alter: 18- bis 64-Jährige / Basis Bevölkerung: 51.6 Mio. (Stand: 31.12.2008, Statistisches Bundesamt)
Quelle: Kraus, L.; Pabst, A. (Gasthrsg.) (2010): Epidemiologischer Suchtsurvey 2009. In: Sucht, 56(5)

Prävalenz problematischen Alkoholkonsums nach AUDIT[1]

	Gesamt %	Männer %	Frauen %
12-Monats-Prävalenz	21,1	32,4	8,9

[1] Problematischer Alkoholkonsum nach Alcohol Use Disorders Identification Test (AUDIT) mit Score ≥ 8 (riskanter und schädlicher Konsum); ungewichtete Anzahl der Fälle bezogen auf die Gesamtstichprobe.
Datenquelle: Epidemiologischer Suchtsurvey 2009 / Basis Alter: 18- bis 64-Jährige / Basis Bevölkerung: 51.6 Mio. (Stand: 31.12.2008, Statistisches Bundesamt)
Quelle: Kraus, L.; Pabst, A. (Gasthrsg.) (2010): Epidemiologischer Suchtsurvey 2009. In: Sucht, 56(5)

Riskanter Alkoholkonsum*

12-Monats-Prävalenz	Gesamt %	Männer %	Frauen %	N
>12/24g Reinalkohol pro Tag	18,3	20,9	15,6	9.500.000
>20/30g Reinalkohol pro Tag	11,4	15,0	7,5	5.900.000

Datenquelle: Epidemiologischer Suchtsurvey 2006 / Basis Alter:18- bis 64-Jährige / Basis Bevölkerung: 52.010.517 Personen (Stand: 31.12.2005, Statistisches Bundesamt)
Quelle: Pabst, A.; Kraus, L. (2008): Alkoholkonsum, alkoholbezogene Störungen und Trends: Ergebnisse des Epidemiologischen Suchtsurveys 2006. In: Sucht, 54(Sonderheft 1), S36-S46

Alkoholbezogene Störungen*,**

12-Monats-Prävalenz	Gesamt %	Männer %	Frauen %	N	N(95%-KI***)
DSM-IV Missbrauch	3,8	6,4	1,2	2.000.000	(1.750.000-2.250.000)
DSM-IV Abhängigkeit	2,4	3,4	1,4	1.300.000	(1.100.000-1.500.000)

Datenquelle: Epidemiologischer Suchtsurvey 2006 / Basis Alter:18- bis 64-Jährige / Basis Bevölkerung: 52.010.517 Personen (Stand: 31.12.2005, Statistisches Bundesamt)
** einander ausschließend (disjunktiv)
***KI = Konfidenzintervall
Quelle: Pabst, A.; Kraus, L. (2008): Alkoholkonsum, alkoholbezogene Störungen und Trends: Ergebnisse des Epidemiologischen Suchtsurveys 2006. In: Sucht, 54(Sonderheft 1), S36-S46

Mortalität

Untersuchungen zu alkoholbezogenen Gesundheitsstörungen und Todesfällen gehen von etwa 74.000 Todesfällen aus, die allein durch den Alkoholkonsum oder den Konsum von Tabak und Alkohol bedingt sind. 26% dieser Todesfälle sind allein durch den Alkoholkonsum und 74% auf den kombinierten Konsum von Tabak und Alkohol zurückzuführen.
Quelle: John, U.; Hanke, M. (2002): Alcohol-attributable mortality in a high per capita consumption country – Germany. In: Alcohol and Alcoholism, 37, 581-585

Zwischen 1980 und 2005 hat sich die Zahl der jährlich an Alkoholabhängigkeitssyndrom und alkoholischer Leberzirrhose Erkrankten von 9.042 auf 16.329 erhöht. Diese beiden ausschließlich durch den Alkoholkonsum bedingten Erkrankungen machen 23% der gesamten alkoholbedingten Todesfälle aus.
Quelle: John, U.; Hanke, M. (2003): Tobacco- and alcohol-attributable mortality and years of potential life lost in Germany. In: Eur J Public Health, 13, 275-277

Morbidität

Eine psychische oder verhaltensbezogene Störung durch Alkohol wurde im Jahr 2010 als dritthäufigste Einzeldiagnose in Krankenhäusern mit 333.357 Behandlungsfällen diagnostiziert.
25.995 Kinder, Jugendliche und junge Erwachsene zwischen 10 und 20 Jahren wurden 2010 aufgrund eines akuten Alkoholmissbrauchs stationär behandelt. Im Jahr 2000 waren es noch rund 9.500 Behandlungsfälle in diesen Altersgruppen. Das ergibt eine Steigerung von 172%.

Aus dem Krankenhaus entlassene vollstationäre Patienten (einschl. Sterbe- und Stundenfälle) 2000-2010
F10.0 – Psychische und Verhaltensstörungen durch Alkohol – Akute Intoxikation (akuter Rausch)
Behandlungsland: Deutschland

Anzahl

Jahr	insge-samt	10-20 zusammen	10-15	15-20	20-25	25-30	30-35	35-40	40-45	45-50	50-55	55-60	60-65	65-70	70-75	75-80	80-85	85-90	90=>
2000	54.041	9.514	2.194	7.320	3.824	3.082	5.056	7.164	7.400	5.675	3.891	3.088	2.611	1.328	726	371	131	90	28
2001	61.295	11.466	2.526	8.940	4.674	3.473	5.095	7.533	8.298	6.762	4.542	3.233	2.908	1.605	905	426	212	81	25
2002	63.124	12.807	2.732	10.075	4.992	3.324	4.969	7.387	8.449	6.760	4.955	3.040	3.063	1.737	857	446	218	60	20
2003	70.562	14.105	2.859	11.246	5.606	3.669	5.070	7.810	9.337	8.060	5.979	3.531	3.220	2.215	982	588	264	66	25
2004	81.212	16.423	3.039	13.384	6.651	4.389	5.112	8.332	10.610	9.381	7.197	4.039	3.789	2.797	1.271	720	344	98	34
2005	88.938	19.449	3.466	15.983	7.391	4.840	5.139	8.214	11.291	10.273	7.649	4.761	3.770	3.198	1.534	857	398	107	36
2006	87.535	19.423	3.298	16.125	7.784	4.984	4.844	7.439	10.472	10.258	7.850	5.110	3.344	3.103	1.581	809	364	114	38
2007	98.562	23.165	3.779	19.386	9.018	5.948	5.183	7.716	10.969	11.488	8.882	5.849	3.545	3.385	1.942	899	383	143	37
2008	109.283	25.709	4.512	21.197	10.354	6.622	5.903	7.902	11.751	12.617	10.279	6.818	3.904	3.533	2.232	977	432	188	41
2009	114.520	26.428	4.330	22.098	11.258	7.159	6.322	7.689	11.840	13.245	11.069	7.506	3.981	3.728	2.466	1.082	513	183	27
2010	115.436	25.995	4.088	21.907	11.715	7.359	6.584	7.292	11.269	13.473	11.611	7.772	4.386	3.333	2.681	1.176	516	207	46
Veränderung 2000 zu 2010 in %	173,2	86,3	199,3	206,4	138,8	30,2	1,8	52,3	137,4	198,4	151,7	68,0	151,0	269,3	217,0	293,9	130,0	64,3	
Veränderung 2009 zu 2010 in %	-1,6	-5,6	-0,9	4,1	2,8	4,1	-5,2	-4,8	1,7	4,9	3,5	10,2	-10,6	8,7	8,7	0,6	13,1	70,4	

[1]Einschl. der Fälle mit unbekanntem Geschlecht.
Quelle: Statistisches Bundesamt (Destatis): Krankenhausdiagnosestatistik, Wiesbaden

Krankheits- und Todesfälle durch Alkoholkonsum (DALYs = disability adjusted life years = durch vorzeitiges Versterben verlorene Lebensjahre, Verlust an Lebensqualität durch das Leben mit Erkrankung und Behinderung)
Schätzungen für das Jahr 2002 besagen, dass der Alkoholkonsum in Europa ursächlich für den Verlust von mehr als 10 Mio. Lebensjahren ist. Der alkoholbedingte Verlust an Lebensqualität durch Krankheit und Behinderung wird mit etwa 6 Mio. verlorenen Lebensjahren gleichgesetzt. Dem Alkoholkonsum in Europa sind 10,7% aller DALYs zuzuschreiben, die durch die Gesamtheit aller Erkrankungen und Verletzungen verursacht werden.
Quelle: Rehm, J.; Taylor, B.; Patra, J. (2006): Volume of alcohol consumption, patterns of drinking and burden of disease in the European region 2002. In: Addiction, 101, 1086-1095

Für das Jahr 2004 wurden für Deutschland 992.000 DALYs durch alkoholbezogene Erkrankungen, Unfälle oder Verletzungen ermittelt.
Quelle: Rehm, J. et al. (2009): Global burden of disease and injury and economic cost attributable to alcohol use and alcohol-use disorders. In: Lancet, 373, 2223-2233

Volkswirtschaftliche Kosten
Eine gesundheitsökonomische Schätzung für das Jahr 2007 ergab, dass sich die durch den Alkoholkonsum verursachten direkten und indirekten Kosten auf 26.7 Mrd. Euro belaufen.
Quelle: Adams, M.; Effertz, T. (2011): Die volkswirtschaftlichen Kosten des Alkohol- und Nikotinkonsums. In: Singer, M.V.; Batra, A.; Mann, K. (Hrsg.): Alkohol und Tabak. Grundlagen und Folgeerkrankungen. Stuttgart: Thieme. 57-61

Straftaten unter Alkoholeinfluss
Alkoholeinfluss bei Tatverdächtigen 2009 und 2010
Ausgewählte Straftatengruppen mit besonders hohen Anteilen; Bundesgebiet insgesamt

Straftaten(gruppen)	2009			2010		
	insgesamt	mit Alkoholeinfluss	in %	insgesamt	mit Alkoholeinfluss	in %
Widerstand gegen die Staatsgewalt	25.972	16.994	65,4	22.929	14.707	64,1
Gewaltkriminalität (insgesamt)	216.443	68.856	31,8	194.373	61.824	31,8
- Mord	909	194	21,3	834	131	15,7
- Totschlag und Tötung auf Verlangen	1.945	780	40,1	1.872	697	37,2
- Vergewaltigung und sexuelle Nötigung	6.273	1.838	29,3	6.675	1.858	27,8
- Sonstige sexuelle Nötigung	4.935	1.119	22,7	4.910	1.063	21,6
- Raub, räuberische Erpressung etc.	34.418	6.709	19,5	32.790	5.934	18,1
- Zechanschlussraub	73	42	57,5	86	50	58,1
- Körperverletzung mit Todesfolge	103	30	29,1	128	36	28,1
- Gefährliche und schwere Körperverletzung	167.860	58.186	34,7	159.119	54.298	34,1
Sachbeschädigung	177.728	49.855	28,1	163.028	44.133	27,1
(Vorsätzliche) Brandstiftung etc.	4.685	860	18,4	4.771	889	18,6
Alle Tatverdächtigen	*2.187.217*	*299.040*	*13,7*	*2.152.803*	*284.128*	*13,2*

Quelle: Bundeskriminalamt (Hrsg.) (2011): Polizeiliche Kriminalstatistik 2010. Bundesrepublik Deutschland. Wiesbaden. Tab. 22, Bundeskriminalamt (Hrsg.) (2010): Polizeiliche Kriminalstatistik 2009. Bundesrepublik Deutschland. Wiesbaden. Tab. 22

Alkohol im Straßenverkehr

Alkoholunfälle mit Personenschaden und alkoholisierte Beteilige

	2000	2005	2009	2010
Alkoholunfälle	27.375	22.004	17.434	15.070
dabei Getötete	1.022	603	440	342
alkoholisierte Beteiligte	27.375	22.345	17.658	15.221

Quelle: Albrecht, M.; Heinrich, St.; Schulze, H. (2012): Suchtmittel im Straßenverkehr 2010 – Zahlen und Fakten. In: Deutsche Hauptstelle für Suchtfragen (Hrsg.): Jahrbuch Sucht 2012. Lengerich: Pabst

Tabak

Pro-Kopf-Verbrauch (Stück je Einwohner und Jahr)

	2000	2005	2008	2009	2010*
Zigaretten	1.699	1.162	1.071	1.058	1.021 (-3,5%)

*Veränderung in % gegenüber dem Vorjahr
Quelle: Statistisches Bundesamt (Hrsg.) (2011): Absatz von Tabakwaren 2010. Wiesbaden. (Fachserie 14: Finanzen und Steuern, Reihe 9.1.1)

1 Daten, Zahlen und Fakten

Tabakwarenverbrauch in Mio. Stück bzw. Tonnen (= Netto-Bezug von Steuerzeichen)

	2000	2005	2008	2009	2010*
Zigaretten (Mio.)	139.625	95.827	87.977	86.607	83.565 (-3,5%)
Zigarren/ Zigarillos (Mio.)	2.557	4.028	4.991	3.777	3.967 (+5,0%)
Feinschnitt (t)	14.611	33.232	21.849	24.404	25.486 (+4,4%)
Pfeifentabak (t)	909	804	1.883	806	756 (-6,3%)

*Veränderung in % gegenüber dem Vorjahr
Quelle: Statistisches Bundesamt (Hrsg.) (2011): Absatz von Tabakwaren 2010. Wiesbaden. (Fachserie 14: Finanzen und Steuern, Reihe 9.1.1)

Ausgaben für Tabakwaren in Mio. €

2000	2005	2008	2009	2010*
20.765	23.989	22.460	22.775	22.522 (-1,1%)

*Veränderung in % gegenüber dem Vorjahr
Quelle: Statistisches Bundesamt (Hrsg.) (2011): Absatz von Tabakwaren 2010. Wiesbaden. (Fachserie 14: Finanzen und Steuern, Reihe 9.1.1)

Tabaksteuern in Mio. €

2000	2005	2008	2009	2010*
11.436	14.247	13.563	13.556	13.355 (-1,5%)

*Veränderung in % gegenüber dem Vorjahr
Quelle: Statistisches Bundesamt (Hrsg.) (2011): Absatz von Tabakwaren 2010. Wiesbaden. (Fachserie 14: Finanzen und Steuern, Reihe 9.1.1)

Ausgaben der Tabakindustrie für Werbung, Promotion und Sponsoring 2008 und 2009

	2008	2009	Veränderung
Werbeausgaben insgesamt	in €		in %
	192.768.608	222.263.153	+ 15,3 %
davon:			
Werbung in Printmedien	503.810	1.535.929	+ 204,9 %
Außenwerbung	78.009.936	70.982.825	- 9,0 %
Werbung im Kino	1.511.910	2.300	- 99,8 %
Werbung im Internet	188.000	277.480	+ 47,6 %
Sonstige Werbung	6.005.485	8.494.372	+ 41,4 %
Promotion	102.792.094	137.495.499	+ 33,8 %
Sponsorship	3.680.636	3.421.861	- 7,0 %

Quelle: Deutscher Zigarettenverband (2010): Zahlen und Fakten. Berlin. Die Drogenbeauftragte der Bundesregierung (2011): Drogen- und Suchtbericht 2011. Berlin

Seit Anfang 2007 ist die Werbung für Tabakerzeugnisse in Zeitungen, Zeitschriften sowie im Internet verboten. Auch das Sponsoring grenzüberschreitender Veranstaltungen wie Formel-1-Rennen und Hörfunksendungen durch Tabakkonzerne ist unzulässig. Kino- und Plakatwerbung ist weiterhin erlaubt.

Die Ausgaben der Tabakindustrie für Werbung, Promotion und Sponsoring beliefen sich im Jahr 2009 auf ca. 222.3 Mio. €.

Quelle: Deutscher Zigarettenverband (2010): Zahlen und Fakten. Berlin. Die Drogenbeauftragte der Bundesregierung (2011): Drogen- und Suchtbericht 2011. Berlin

Konsumenten, Abhängige, Passivraucher und Nichtraucher

Nach den Ergebnissen des Mikrozensus 2009 liegt die Raucherprävalenz bei den über 15-jährigen und älteren Männern bei 30,5% (2005: 32,2%) und bei den gleichaltrigen Frauen bei 21,2% (2005: 22,5%), insgesamt 25,7% (2005: 27,2%).

Quelle: Statistisches Bundesamt (2006) und (2010): Mikrozensus – Fragen zur Gesundheit. Wiesbaden

1 Daten, Zahlen und Fakten

Der GEDA-Studie des Robert Koch-Instituts zufolge rauchten im Jahr 2009 in Deutschland 29,9% der 18-jährigen und älteren Menschen, 33,9% der Männer und 26,1% der gleichaltrigen Frauen.
Quelle: Robert Koch-Institut (2009): GEDA – Telefonischer Gesundheitssurvey. Berlin

Aktuelle Daten zur Prävalenz des Rauchens in der Bevölkerung

Datenquelle	Jahr	Alter	Prävalenz (%)		
			Männer	Frauen	Gesamt
Mikrozensus (Statistisches Bundesamt)	2009	15+	30,5	21,2	25,7
GEDA-Studie (Robert Koch-Institut)	2009	18+	33,9	26,1	29,9
Sozio-oekonomisches Panel (Deutsches Institut für Wirtschaftsforschung)	2009	18+	31,6	24,7	28,0
Epidemiologischer Suchtsurvey (Institut für Therapieforschung)	2009	18-64	32,8	25,5	29,2
Repräsentativbefragung „Jugendliche, junge Erwachsene und Alkohol" (Bundeszentrale für gesundheitliche Aufklärung)	2010	12-25	30,5	26,2	28,4
Kinder- und Jugendgesundheitssurvey (Robert Koch-Institut)	2003-06	11-17	20,5	20,3	20,4
HBSC-Studie (Weltgesundheitsorganisation)	2006	11-15	8,4	9,9	9,2
ESPAD-Studie (Institut für Therapieforschung)	2007	15-16	35,0	37,4	36,3

GEDA=Gesundheit in Deutschland aktuell; HBSC=Health Behaviour in School-aged Children; ESPAD=Europäische Schülerstudie zu Alkohol und anderen Drogen
Quelle: Lampert, T. (2012): Tabak – Zahlen und Fakten zum Konsum. In: Deutsche Hauptstelle für Suchtfragen (Hrsg.): Jahrbuch Sucht 2012. Lengerich: Pabst

Prävalenz des Rauchens, der Frequenz des Zigarettenkonsums und der Nikotinabhängigkeit nach DSM-IV 2009

	Gesamt %	Männer %	Frauen %
Konsumprävalenz (30T)[1]			
Nichtraucher	44,8	38,8	51,0
Raucher	29,2	32,8	25,5

[1] Nichtraucher: Insgesamt höchstens 100-mal geraucht; Raucher: in den letzten 30 Tagen geraucht
Datenquelle: Epidemiologischer Suchtsurvey 2009 / Basis Alter: 18- bis 64-Jährige / Basis Bevölkerung: 51.6 Mio. (Stand: 31.12.2008, Statistisches Bundesamt)
Quelle: Kraus, L.; Pabst, A. (Gasthrsg.) (2010): Epidemiologischer Suchtsurvey 2009. In: Sucht, 56(5)

Prävalenz der Nikotinabhängigkeit nach DSM-IV 2009

DSM-IV[1] (12M)	Gesamt %	Männer %	Frauen %
Gesamtstichprobe	6,3	6,8	5,8
Konsumenten[2]	19,9	19,2	20,9

[1] Nikotinabhängigkeit nach DSM-IV; ungewichtete Anzahl der Fälle bezogen auf die Gesamtstichprobe
[2] Bezogen auf 12-Monats-Prävalenz des Rauchens
Datenquelle: Epidemiologischer Suchtsurvey 2009 / Basis Alter: 18- bis 64-Jährige / Basis Bevölkerung: 51.6 Mio. (Stand: 31.12.2008, Statistisches Bundesamt)
Quelle: Kraus, L.; Pabst, A. (Gasthrsg.) (2010): Epidemiologischer Suchtsurvey 2009. In: Sucht, 56(5)

Anteil der Raucher und Raucherinnen in verschiedenen Altersgruppen

Alter	Männer	Frauen
15-19 Jahre	19,9 %	15,0 %
20-29 Jahre	42,1 %	32,5 %
30-39 Jahre	40,6 %	28,1 %
40-49 Jahre	38,6 %	30,7 %
50-59 Jahre	33,8 %	25,3 %
60-69 Jahre	20,6 %	13,6 %
70 +	10,1 %	4,7 %

Quelle: Statistisches Bundesamt (2010): Mikrozensus – Fragen zur Gesundheit. Wiesbaden

Anteil der Raucher und Raucherinnen in verschiedenen Altersgruppen nach Sozialstatus

Alter	Sozialstatus					
	Niedrig		Mittel		Hoch	
	Männer	Frauen	Männer	Frauen	Männer	Frauen
18-29	50,2 %	42,3 %	42,2 %	37,5 %	38,2 %	31,5 %
30-44	48,2 %	51,0 %	46,1 %	33,9 %	31,2 %	21,6 %
45-64	43,7 %	35,9 %	35,4 %	30,7 %	27,2 %	20,1 %
65+	12,0 %	6,6 %	14,4 %	9,7 %	13,7 %	10,6 %

Quelle: Robert Koch-Institut (2009): GEDA – Telefonischer Gesundheitssurvey. Berlin

Anteile der Passivraucher

Laut GEDA-Studie waren im Jahr 2009 rund 33% der 18-jährigen und älteren Bevölkerung, die selbst nicht rauchten, mindestens an einem Tag in der Woche einer Passivrauchbelastung ausgesetzt.

13% der Nichtraucher und 9% der Nichtraucherinnen geben an, dass sie täglich einer Passivrauchbelastung ausgesetzt sind, weitere 6% der Nichtraucher und 3% der Nichtraucherinnen sind an vier bis sechs Tagen belastet. An einem bis drei Tagen in der Woche sind 22% der Männer und 14% der Frauen, die selbst nicht rauchen, mit Tabakrauch konfrontiert.

Nach Selbstauskunft der Jugendlichen im Alter von 11 bis 17 Jahren halten sich rund 85% der Jugendlichen, die selbst nicht rauchen, zumindest gelegentlich in Räumen auf, in denen geraucht wird. Rund ein Viertel der Jugendlichen sind einer täglichen Passivrauchbelastung ausgesetzt, weitere 15% sind mehrmals in der Woche mit Tabakrauch konfrontiert.

Quelle: Lampert, T. (2008): Tabakkonsum und Passivrauchbelastung von Jugendlichen – Ergebnisse des Kinder- und Jugendgesundheitssurveys (KiGGS). In: Deutsches Ärzteblatt, 105(15), 265-271
Lampert, T.; List, S. M. (2010): Gesundheitsrisiko Passivrauchen. Berlin: Robert Koch-Institut.

Mortalität

An den Folgen des Rauchens sterben in Deutschland jedes Jahres zwischen 100.000 und 120.000 Menschen.

Gemäß Berechnungen von Mons sind in Deutschland im Jahr 2007 insgesamt 106.623 Todesfälle auf das Rauchen zurückzuführen, davon

77.588 Todesfälle bei den Männern und 29.035 bei den Frauen. Damit sind im Jahr 2007 13% der Todesfälle im Alter über 35 und unter dem ersten Lebensjahr tabakrauchbedingt (20,2% bei den Männern, 6,7% bei den Frauen). Neubauer et al. schätzen 115.000 tabakbedingte Todesfälle bezogen auf das Jahr 2003.

Quelle: Deutsches Krebsforschungszentrum (DKFZ) (Hrsg.) (2009): Tabakatlas Deutschland 2009. Heidelberg
Mons, U. (2011): Tabakattributable Mortalität in Deutschland und in den deutschen Bundesländern – Berechnungen mit Daten des Mikrozensus und der Todesursachenstatistik. In: Gesundheitswesen, 73, 238-246
Neubauer, S. et al. (2006): Mortality, morbidity and costs attributable to smoking in Germany: update and a 10-year comparison. In: Tobacco Control, 15(6), 464-471

Außerdem wird von schätzungsweise 3.300 Todesfällen durch Passivrauchen ausgegangen.

Quelle: Deutsches Krebsforschungszentrum (Hrsg.) (2009): Tabakatlas Deutschland 2009. Heidelberg

Psychotrope Medikamente

Der Arzneimittelmarkt im Jahre 2010 nach Packungsmengen auf Apothekenebene

Status der Arzneimittel	Mio. Packg.	+/- % zu 2009	Anteil in %
Rezeptpflichtige Arzneimittel	690	-1	49
Nicht rezeptpflichtige Arzneimittel davon	689	- 2	46
verordnete Selbstmedikation	121 566	- 7 - 1	9 37
Freiverkäufliche Arzneimittel	69	-1	5
Gesamt	1.448	- 1	100

Quelle: Bundesverband der Arzneimittel-Hersteller (2011): Der Arzneimittelmarkt in Deutschland in Zahlen. Bonn

1 Daten, Zahlen und Fakten

Der Arzneimittelmarkt im Jahre 2009 nach Umsatz auf Apothekenebene

Status der Arzneimittel	Mrd. €	+/- % zu 2009	Anteil in %
Rezeptpflichtige Arzneimittel	33.31	+ 3	85
Nicht rezeptpflichtige Arzneimittel davon	5.66	- 2	14
verordnete	1.23	- 5	3,0
Selbstmedikation	4.42	- 2	11
Gesamt	39.19	+ 2	100

Quelle: Bundesverband der Arzneimittel-Hersteller (2011): Der Arzneimittelmarkt in Deutschland in Zahlen. Bonn

Etwa 4 - 5% aller häufig verordneten Arzneimittel besitzen ein eigenes Suchtpotenzial. Alle psychotropen Arzneimittel wie z. B. Schlafmittel und Tranquilizer vom Benzodiazepin- und Barbitursäure-Typ, zentral wirkende Schmerzmittel, codeinhaltige Medikamente oder auch Psychostimulantien sind rezeptpflichtig. Ein großer Anteil – schätzungsweise ein Drittel bis die Hälfte – dieser Mittel werden nicht wegen akuter medizinischer Probleme, sondern langfristig zur Suchterhaltung und zur Vermeidung von Entzugserscheinungen verordnet.

Quelle: Glaeske, G.; Janhsen, K. (2002): GEK-Arzneimittel-Report 2002: Auswertungsergebnisse der GEK-Arzneimitteldaten aus den Jahren 2000 bis 2001. St. Augustin: Asgard
Glaeske, G.; Janhsen, K. (2003): GEK-Arzneimittel-Report 2003: Auswertungsergebnisse der GEK-Arzneimitteldaten aus den Jahren 2001 bis 2002. St. Augustin: Asgard
Hoffmann, F. (2005): Benzodiazepine: Verordnungstrend erkennbar. In: Glaeske, Gerd; Janhsen, Kathrin: GEK-Arzneimittel-Report 2005. St. Augustin: Asgard. S. 149-183
Hoffmann, F.; Glaeske, G.; Scharffetter, W. (2006): Zunehmender Hypnotikagebrauch auf Privatrezepten in Deutschland. In: Sucht, 52(2), 360-366

Die 20 meistverkauften Schlafmittel nach Packungsmengen im Jahre 2010 (rp=rezeptpflichtig) (Gesamtabsatz 28 Mio. Packungen, Gesamtindustrieumsatz 122 Mio. Euro)

Rang	Präparat	Wirkstoff	Absatz 2010 in Tsd.	Missbrauchs-/ Abhängigkeitspotenzial
1	Hoggar N	Doxylamin	2.138,0	Eher nicht*)
2	Vivinox Sleep	Diphenhydramin	1.166,2	Eher nicht*)
3	Zolpidem ratiopharm (rp)	Zolpidem	1.028,9	++ (bis +++)
4	Zopiclon CT (rp)	Zopiclon	978,6	++ (bis +++)
5	Zopiclon ratiopharm (rp)	Zopiclon	854,5	++ (bis +++)
6	Zopiclon AL (rp)	Zopiclon	849,9	++ (bis +++)
7	Schlafsterne	Doxylamin	637,7	Eher nicht*)
8	Zolpidem AL (rp)	Zolpidem	624,3	++ (bis +++)
9	Stilnox (rp)	Zolpidem	523,8	++ (bis +++)
10	Betadorm	Diphenhydramin	519,8	Eher nicht*)
11	Lendormin (rp)	Brotizolam	449,9	+++
12	Zolpidem 1A Pharma (rp)	Zolpidem	444,9	++ (bis +++)
13	Zolpidem Stada (rp)	Zolpidem	397,3	++ (bis +++)
14	Noctamid (rp)	Lormetazepam	393,2	+++
15	Radedorm (rp)	Nitrazepam	344,7	+++
16	Flunitrazepam ratiopharm (rp)	Flunitrazepam	339,3	+++
17	Zopiclon Stada (rp)	Zopiclon	321,4	++ (bis +++)
18	Rohypnol (rp)	Flunitrazepam	289,6	+++
19	Planum (rp)	Temazepam	285,4	+++
20	Zopiclodura (rp)	Zopiclon	277,7	++ (bis +++)

*) Diese „eher-nicht-Einschätzung" bezieht sich auf den „bestimmungsgemäßen Gebrauch". Bei missbräuchlich hoch dosiertem Dauerkonsum von Diphenhydramin und Doxylamin (z.B. > 200mg) kann es aber zu Toleranzentwicklung und Entzugssyndromen kommen.
Quelle: IMS Health (2010): DPM – Der Pharmazeutische Markt Deutschland. Statistik über Human-Arzneimittel-Einkäufe öffentlicher Apotheken. Frankfurt am Main.

Die 15 meistverkauften Tranquilizer nach Packungsmengen im Jahre 2010 (Gesamtabsatz 9.9 Mio. Packungen, Gesamtindustrieumsatz 29.5 Mio. Euro)

Rang	Präparat	Wirkstoff	Absatz 2010 in Tsd.	Missbrauchs-/ Abhängig- keitspotenzial
1	Diazepam ratiopharm	Diazepam	1.334,8	+++
2	Tavor	Lorazepam	1.238,6	+++
3	Lorazepam ratiopharm	Lorazepam	722,8	+++
4	Bromazanil Hexal	Bromazepam	714,7	+++
5	Oxazepam ratiopharm	Oxazepam	613,2	+++
6	Adumbran	Oxazepam	435,5	+++
7	Lorazepam neuraxpharm	Lorazepam	339,4	+++
8	Oxazepam AL	Oxazepam	282,6	+++
9	Lorazepam dura	Lorazepam	269,1	+++
10	Bromazep CT	Bromazepam	242,4	+++
11	Tranxilium	Dikaliumcloraze-pat	193,9	+++
12	Lexotanil 6	Bromazepam	190,2	+++
13	Normoc	Bromazepam	177,1	+++
14	Faustan	Diazepam	170,6	+++
15	Diazepam Stada	Diazepam	164,2	+++

Quelle: IMS Health (2010): DPM – Der Pharmazeutische Markt Deutschland. Statistik über Human-Arzneimittel-Einkäufe öffentlicher Apotheken. Frankfurt am Main.

Prävalenz der Medikamentenabhängigkeit
Schätzungsweise 1.4 – 1.5 Mio. Menschen sind abhängig von Medikamenten mit Suchtpotenzial, davon sind 1.1 - 1.2 Mio. Menschen abhängig von Benzodiazepinderivaten und weitere 300.000 - 400.000 Menschen von anderen Arzneimitteln. Andere Schätzungen rechnen mit 1.9 Mio. Menschen
Quelle: Soyka, M. et al. (2005): Wo verstecken sich 1,9 Millionen Medikamentenabhängige? In: Der Nervenarzt, 76(1), 72-77. Glaeske, G. (2012): Medikamente – Psychotrope und andere Arzneimittel. In: Deutsche Hauptstelle für Suchtfragen (Hrsg.): Jahrbuch Sucht 2012. Lengerich: Pabst

Illegale Drogen

Die Weltgesundheitsorganisation (World Health Organization, WHO) schätzt den Anteil illegaler Drogen an der Gesamtmortalität weltweit auf 0,4%. Dies entspricht einer Gesamtzahl von 2.5 Mio. Fällen im Jahr 2004. Der Konsum psychoaktiver Substanzen verursacht darüber hinaus 0,9% der globalen Krankheitsbelastung (burden of disease) gemessen am Anteil gesunder Lebensjahre, die durch Krankheit oder frühzeitigen Tod verloren gehen.

In den Hoch-Einkommens-Ländern gehört der Gebrauch illegaler Drogen zu den zehn bedeutendsten Risikofaktoren für die Gesundheit und belegt bei Männern und Frauen jeweils den achten Rangplatz. Bei Männern gehen etwa 3% und bei Frauen etwa 1% aller durch Krankheit verlorenen gesunden Lebensjahre auf den Konsum illegaler Substanzen zurück.

Deutschland gehört mit geschätzten 4,0 problematischen Drogenkonsumenten pro 1.000 Einwohner im Alter von 15 bis 64 Jahren zu den Ländern mit niedrigerer Prävalenz.
Quelle: Orth, B.; Kraus, L.; Piontek, D. (2012): Illegale Drogen – Zahlen und Fakten zum Konsum. In: Deutsche Hauptstelle für Suchtfragen (Hrsg.): Jahrbuch Sucht 2012. Lengerich: Pabst

Konsumenten, Missbraucher, Abhängige

Auf der Basis des Epidemiologischen Suchtsurveys muss von 2.4 Mio. Cannabiskonsumenten und 645.000 Konsumenten anderer illegaler Drogen ausgegangen werden (12-Monats-Prävalenz). 380.000 Menschen praktizieren einen missbräuchlichen Cannabiskonsum, d. h. periodischer Konsum und Intoxikation haben Auswirkungen auf die Schul- und Arbeitsleistungen, auf Gefährdungen im Verkehr und können soziale und rechtliche Probleme hervorrufen.

Cannabismissbrauch und -abhängigkeit (ohne problematischen Konsum)*,***

12-Monats-Prävalenz	Gesamt	Männer	Frauen	N	N (95%-KI**)
DSM-IV Missbrauch	0,7%	1,2%	0,3%	380.000	(290.000 – 500.000)
DSM-IV Abhängigkeit	0,4%	0,6%	0,3%	220.000	(155.000 – 310.000)

Datenquelle: Epidemiologischer Suchtsurvey 2006 / Basis Alter: 18- bis 64-Jährige / Basis Bevölkerung: 52.010.517 Personen (Stand: 31.12.2005, Statistisches Bundesamt)
**KI = Konfidenzintervall
*** einander ausschließend (disjunktiv)
Quelle: Kraus, L.; Pfeiffer-Gerschel, T.; Pabst, A. (2008): Cannabis und andere illegale Drogen: Prävalenz, Konsummuster und Trends. Ergebnisse des Epidemiologischen Suchtsurveys 2006. In: Sucht, 54 (Sonderheft 1), S16-S25

In Deutschland gibt es zwei Erhebungen, die in regelmäßigen Abständen Daten zum Konsum illegaler Drogen in der Allgemeinbevölkerung bereitstellen. Die Drogenaffinitätsstudie der Bundeszentrale für gesundheitliche Aufklärung untersucht das Konsumverhalten Jugendlicher und junger Erwachsener im Alter von 12 bis 17 Jahren, die Zielgruppe des Epidemiologischen Suchtsurveys sind Erwachsene von 18 bis 64 Jahren.

12-Monats-Prävalenz des Konsums verschiedener illegaler Drogen bei Jugendlichen von 12 bis 17 Jahren (Drogenaffinitätsstudie 2011, BZgA, 2012) und bei Erwachsenen von 18 bis 64 Jahren (Epidemiologischer Suchtsurvey 2009, Pabst et al., 2010) nach Geschlecht

	Drogenaffinitätsstudie 2011 (12 bis 17 Jahre)			Epidemiologischer Suchtsurvey 2009 (18 bis 64 Jahre)		
	Gesamt	Männlich	Weiblich	Gesamt	Männlich	Weiblich
Irgendeine illegale Droge	4,9%	6,6%	3,1%	5,1%	6,7%	3,4%
Cannabis	4,6%	6,2%	2,8%	4,8%	6,4%	3,1%
Andere Drogen als Cannabis	1,0%	1,6%	0,4%	1,3%	1,9%	0,8%
Amphetamine	0,4%	0,5%	0,3%	0,7%	1,1%	0,4%
Ecstasy	0,2%	0,3%	0,1%	0,4%	0,6%	0,2%
LSD	0,1%	0,2%	0,1%	0,1%	0,2%	0,1%
Heroin	0,0%	0,1%	0,0%	0,1%	0,2%	0,1%
Andere Opiate	-	-	-	0,2%	0,2%	0,1%
Kokain	0,2%	0,1%	0,3%	0,8%	1,2%	0,4%
Crack	0,0%	0,1%	0,0%	0,1%	0,2%	0,0%
Schnüffelstoffe	0,1%	0,3%	0,0%	-	-	-
Pilze	0,4%	0,7%	0,0%	0,2%	0,4%	0,1%
Spice	-	-	-	0,4%	0,6%	0,2%

Quelle: Orth, B.; Kraus, L.; Piontek, D. (2012): Illegale Drogen – Zahlen und Fakten zum Konsum. In: Deutsche Hauptstelle für Suchtfragen (Hrsg.): Jahrbuch Sucht 2012. Lengerich: Pabst

1 Daten, Zahlen und Fakten

Alter bei Suchtmittelerstkonsum – Übersicht[1]

Suchtmittel	Alter	Quelle
Kokain	18,0	Bundeszentrale für gesundheitliche Aufklärung (2004): Die Drogenaffinität Jugendlicher in der Bundesrepublik Deutschland 2004. Eine Wiederholungsbefragung. Köln, S. 16.
LSD	17,6	
Ecstasy	17,3	
Psychoaktive Pflanzen und Pilze	17,3	
Amphetamine	17,1	
Cannabis	16,4	
Schnüffelstoffe	16,4	
Heroin	Fallzahl zu niedrig	
Crack	Fallzahl zu niedrig	
zum Vergleich: Alkohol	13,2	Settertobulte, W; Richter, M (2009): Aktuelle Entwicklungen im Substanzkonsum Jugendlicher: Ergebnisse der „Health Behaviour in School-aged Children (HBSC)" Studie 2005/2006. In: Mann, U.; Havemann-Reinecke, U.; Gaßmann, R.: Jugendliche und Suchtmittelkonsum. Trends – Grundlagen – Maßnahmen. 2. Auflage. Freiburg: Lambertus, S. 15.

[1] (11.01.2010, letzter aktueller Stand)
Quelle: DHS, 2010 (Rummel) (unveröffentlicht)

33

Anzahl gemeldeter Substitutionspatienten in Deutschland (jeweils Stichtag 01. Juli)

2002	46.000
2003	52.700
2004	57.700
2005	61.000
2006	64.500
2007	68.800
2008	72.200
2009	74.600
2010	77.400

Quelle: Bundesinstitut für Arzneimittel und Medizinprodukte (2011): Bericht zum Substitutionsregister 2011. Bonn

Rauschgifttote

Deutschland gesamt	2006	2007	2008	2009	2010
	1.296	1.396	1.449	1.331	1.237

Quelle: Falldatei Rauschgift

Die im Jahr 2010 registrierten 1.237 Rauschgifttoten bedeuten den niedrigsten Stand seit 1989. Das Durchschnittsalter der Rauschgifttoten ist gegenüber dem Vorjahr um etwa ein halbes Jahr auf 36,5 Lebensjahre angestiegen.
Quelle: Stempel, K. (2012): Rauschgiftlage 2010. In: Deutsche Hauptstelle für Suchtfragen (Hrsg.): Jahrbuch Sucht 2012. Lengerich: Pabst

Glücksspiel

Umsätze auf dem Glücksspiel-Markt (in Mio. €)

	1982	1992	2002	2008	2009	2010	Veränderung in 2010 gegenüber Vorjahr in %
Gesamt	-	-	27.359	31.493	31.771,8	31.509,9	- 0,8
davon entfallen							
auf Spielbanken	3.426	6.854	10.900	8.030	6.862	6.187	- 9,8
auf Geldspielautomaten mit Gewinnmöglichkeit	-	-	5.710	14.720	16.160	17.210	+ 6,5
auf den Deutschen Lotto- und Toto-Block	3.239	5.788	8.311	6.792	7.002,6	6.500	- 7,2

Quelle: Archiv- und Informationsstelle der deutschen Lotto- und Toto-Unternehmen, Institut für Wirtschaftsforschung, eigene Erhebung. s. Meyer, G. (2012): Glücksspiel – Zahlen und Fakten. In: Deutsche Hauptstelle für Suchtfragen (Hrsg.): Jahrbuch Sucht 2012. Lengerich: Pabst

Anteile am Gesamtumsatz der Glücksspiel-Anbieter

	2004	2005	2008	2009	2010
Spielbanken	38,4%	39,7%	32,3%	28,6%	19,6%
Geldspielautomaten	21,3%	20,6%	32,6%	34,9%	54,7%
Lotto- und Totoblock	30,8%	39,2%	27,3%	29,2%	20,6%
Klassenlotterie	5,1%	5,1%	3,2%	2,4%	1,5%
Fernsehlotterie	2,0%	2,2%	2,5%	2,6%	1,9%
Prämien- und Gewinnsparen	1,9%	1,8%	1,9%	2,0%	1,5%
Pferdewetten	0,5%	0,5%	0,3%	0,3%	0,2%

Quelle: Meyer, G. (2012): Glücksspiel – Zahlen und Fakten. In: Deutsche Hauptstelle für Suchtfragen (Hrsg.): Jahrbuch Sucht 2012. Lengerich: Pabst

Einnahmen des Staates aus Vergnügungs-, Umsatz-** und Gewerbesteuerzahlung der Unterhaltungsautomatenwirtschaft

2003	2005	2007	2008	2009	2010
696 Mio. €	250 Mio. €	1.25 Mrd. €	1.25 Mrd. €	1.2 Mrd. €	1.5 Mrd. €*

* davon Vergnügungssteuer: 376 Mio. €;
** Umsatzsteuern sind erst nach dem Inkrafttreten des „Gesetzes zur Eindämmung missbräuchlicher Steuergestaltung" ab 5. Mai 2006 zu entrichten.
Quelle: Verband der Deutschen Automatenindustrie. s. Meyer, G. (2012): Glücksspiel – Zahlen und Fakten. In: Deutsche Hauptstelle für Suchtfragen (Hrsg.): Jahrbuch Sucht 2012. Lengerich: Pabst

Anzahl problematischer und pathologischer Glücksspieler*

	Bühringer et al. (2007)	Buth & Stöver (2008)	BZgA (2008)	BZgA (2010)	Sassen et al. (2011)	Meyer et al. (2011)
Problematisches Spielverhalten	0,29% (149.000)	0,64% (340.000)	0,41% (225.000)	0,64% (347.000)	0,24% (133.000)	0,31% (172.000)
Pathologisches Spielverhalten	0,20% (103.000)	0,56% (300.000)	0,19% (104.000)	0,45% (242.000)	0,31% (172.000)	0,35% (193.000)

*Ergebnisse aktueller Repräsentativbefragungen (12-Monats-Prävalenz)

Die DHS schätzt die Zahl der pathologischen Glücksspieler auf über 200.000 Personen und geht darüber hinaus zusätzlich von 300.000 Personen mit einem problematischen Spielverhalten aus.

Essstörungen

Essstörungen sind lebensbedrohliche psychosomatische Erkrankungen mit Suchtcharakter. Unterschieden werden die Anorexia nervosa (Magersucht), die Bulimia nervosa (Ess-Brech-Sucht) und die atypischen Essstörungen (z.B. die Binge-Eating-Störung). Verlässliche Aussagen über die Verbreitung von Essstörungen sind schwierig, unter anderem aufgrund von Schwierigkeiten bei der diagnostischen Abgrenzung der verschiedenen Essstörungen. Die repräsentative KiGGS-Studie des Robert Koch-Institutes gibt mit mehr als einem Fünftel (gesamt: 21,9%; 11-13 Jahre: 20,6%; 14-

17 Jahre: 22,7%) einen Hinweis für die Dimension gestörten Essverhaltens im Jugendalter. Es muss davon ausgegangen werden, dass die Prävalenz der Essstörungen bei jungen Frauen für Anorexie bei ca. 0,3% liegt, für Bulimie bei ca. 1% und für atypische Essstörungen bei 2,37%. Männer sind in maximal jedem 10. Fall betroffen.

Übersicht deutscher und europäischer Studien und deren aktueller Daten zur Prävalenz der Essstörungen in der Bevölkerung

Autoren	Veröffentlichung und Datenquelle	Erscheinungsjahr	Prävalenz (%)		
			Bulimie	Anorexie	Atypische Essstörungen, z.B. Binge-eating
Thiels und Garthe	Prävalenz von Essstörungen unter Studierenden. In: Der Nervenarzt, 71, 552-558 / Stichprobe deutsche weibliche Studierende	2000	0,8	0,3	3,8
Favaro et al.	The spectrum of eating disorders in young women. A prevalence study in a general population sample. In: Psychosomatic Medicine, 65, 702-708 / italienische Studie 18- bis 25-jähriger Frauen, Lebenszeitprävalenz	2003	4,6	2,0	4,7
Zipfel, Groß	Epidemiologie, Diagnostik und Differenzialdiagnostik von Essstörungen. In: Psychotherapie in Psychiatrie, Psychotherapeutischer Medizin und Klinischer Psychologie, 10, 54-60 / Schätzung Lebenszeitprävalenz	2005			1-5
Hoek	Incidence, prevalence und mortality of anorexia nervosa and other eating disorders. In: Current Opinion in Psychiatry, 19, 389-394 / Überblick über westliche Industrienationen, jüngere Frauen	2006	1,0	0,3	
Machado et al.	The prevalence of eating disorders not otherwise specified. In: International Journal of Eating Disorders, 40(3), 212-217 / Portugiesische Schülerinnen und Studentinnen	2007	0,3	0,39	2,37

Quelle: Wunderer, E.; Borse, S.; Schnebel, A. (2011): Essstörungen. In: Deutsche Hauptstelle für Suchtfragen (Hrsg.): Jahrbuch Sucht 2011. Geesthacht: Neuland

2 Suchtstoffe, Suchtformen und ihre Auswirkungen

2.1 Alkohol – Zahlen und Fakten zum Konsum

Beate Gaertner, Jennis Freyer-Adam, Christian Meyer und Ulrich John

Zusammenfassung

Der Verbrauch von Reinalkohol verblieb mit 9,6 l pro Kopf der Gesamtbevölkerung in Deutschland im Jahr 2010 auf sehr hohem Niveau und ist damit im Vergleich zum Vorjahr nur leicht gesunken. Dabei reduzierte sich der Pro-Kopf-Konsum von Bier auf 107,4 l. Schätzungen für das Jahr 2008 zeigen, dass Deutschland hinsichtlich des Alkoholkonsums unter 189 Staaten unverändert zu den Hochkonsumländern zählt. Schätzungen für Deutschland belaufen sich auf 74.000 Todesfälle, die durch gesundheitsriskanten Alkoholkonsum allein oder durch den kombinierten Konsum von Alkohol und Tabak verursacht werden. In Deutschland werden 12,8% aller durch Behinderungen, Verletzungen oder Krankheiten verlorenen oder beeinträchtigten Lebensjahre bei Männern durch den Konsum von Alkohol verursacht. Die durch alkoholassoziierte Erkrankungen bedingten volkswirtschaftlichen Kosten werden für das Jahr 2007 auf 26,7 Mrd. € geschätzt. EU-weit ergeben sich entsprechende Kosten von 125 Mrd. €. Intangible Kosten durch den Alkoholkonsum, wie Schmerzen, Leid und der Verlust von Lebensjahren werden für die EU mit weiteren 270 Mrd. € bewertet. Die staatlichen Einnahmen aus den Alkoholsteuern lagen mit 3,1 Mrd. € im Jahr 2010 4,7% unter dem Vorjahresniveau. Die deutschen Steuersätze für alkoholhaltige Getränke liegen deutlich unter dem EU-Durchschnitt. Die Aufwendungen für die Bewerbung alkoholischer Getränke in klassischen Medien beliefen sich im Jahr 2010 auf 525 Mio. €.

Abstract

In the year 2010, per capita consumption for the total population of Germany remained at a high level with 9.6 l pure alcohol. Compared to 2009, there was a slight reduction in per capita alcohol consumption in 2010. The reduction was due to a decrease in consumption of beer to 107.4 l per resident in the year 2010. Estimations regarding alcohol consumption for the year 2008 reveal that Germany is among the nations with the highest per capita consumption among 189 countries. Analyses of national health statistic data revealed 74,000 annual death cases in Germany attributable to either at-risk drinking of alcohol alone or to the combined consumption of alcohol and tobacco. In Germany among men, 12.8% of the total loss of life years and years lived with disabilities caused by all diseases and injuries are attributable to alcohol consumption. For the year 2007, the economic costs of alcohol-related diseases in Germany were estimated to be 26.7 billion €. Respective costs of 125 billion € were estimated for the European Union. In addition, intangible costs, such as pain, suffering and life years lost caused by alcohol, were estimated to be 270 billion €. Compared to the preceding year, the tax revenue from alcoholic beverages has decreased by 4.7% to 3.1 billion € in 2010. The German taxes on alcoholic beverages are clearly below the European Union average. The German alcohol industries' expenditure for sales promotion in TV, print media, radio and billboard advertising amounted to 525 Mio. € in 2010.

Einleitung

In diesem Beitrag werden Daten zum Alkoholkonsum auf Bevölkerungsniveau dargestellt. Der Pro-Kopf-Konsum alkoholischer Getränke ist einer der wichtigsten Indikatoren für zu erwartende alkoholbezogene gesundheitliche und soziale Probleme in der Bevölkerung (Edwards, 1997). Basis für die Ermittlung des Verbrauchs an alkoholischen Getränken stellt im Wesentlichen die inländische Produktion zuzüglich Einfuhr und abzüglich Ausfuhr dar. Als Datenquellen dienten die vom Statistischen Bundesamt veröffentlichten Produktions- und Alkoholsteuerstatistiken sowie Schätzungen und Berechnungen der Herstellerverbände (Deutscher Brauer-Bund, Deutscher Weinbauverband). Eine Alkoholdatenbank der Weltgesundheitsorganisation (WHO) ermöglicht seit 1997 Vergleiche von Alkoholverbrauch und anderen bedeutenden Indikatoren zwischen ca. 200 Nationen (World Health Organization, 2011). Unter Berücksichtigung der Datenqualität wird hierfür auf verschiedene Informationsquellen zurückgegriffen. Zu diesen zählen Publikationen staatlicher Institutionen und Daten der Welternährungsorganisation (Food and Agriculture Organization, FAO) der Vereinten Nationen. Weiterhin finden sich Verbrauchsdaten, die für Marketingzwecke der Alkoholindustrie erhoben werden, in Berichten verschiedener kommerzieller Institutionen. Für den Vergleich von Nationen ist zu berücksichtigen, dass nicht registrierte Herstellung und Einfuhr von Alkohol (Schmuggel, zollfreie Verkäufe, Schwarzbrand) zu Verzerrungen führen können. Auch ein uneinheitliches Vorgehen bei der Berechnung des Verbrauches an Reinalkohol in der Vergangenheit führt zu abweichenden Angaben. Im Rahmen einer vom Bundesministerium für Gesundheit initiierten Arbeitsgruppe „Schätzverfahren und Schätzwerte zu alkoholinduzierten Störungen" wurden im Jahr 1999 für Bier 4,8 Vol.-%, für Wein sowie Sekt 11,0 Vol.-% und für Spirituosen 33,0 Vol.-% (bis 1994: 36,0 Vol.-%, bis 1985: 38,0 Vol.-%) als Umrechnungsfaktoren für Deutschland vereinbart (Bühringer et al., 2000). Für die Berechnung des Verbrauchs wurden für die Jahre 1995 und folgende niedrigere Alkoholgehalte angenommen, da sich mutmaßlich die Anteile der verschiedenen Spirituosen am Gesamtabsatz entsprechend geändert haben. Diese Werte liegen sämtlichen Berechnungen im folgenden Kapitel zu Grunde. Insgesamt ist der so definierte Pro-Kopf-Verbrauch in Ergänzung zu Bevölkerungsbefragungen von besonderer Bedeutung. Er ist im Vergleich dazu weniger von Verzerrungstendenzen betroffen. Hochrechnungen auf Basis von Befragungsdaten ergeben zumeist Konsumwerte, die nur 40 bis 60% der Schätzungen auf Grundlage von Verkaufs- und Produktionsstatistiken betragen (World Health Organization, 2000). Dies legt nahe, dass bei Befragungen zu geringe Konsummengen angegeben und zu wenige Personen mit hohem Konsum erreicht werden.

Im Folgenden stellen wir zunächst die aktuellen Daten für die Bundesrepublik zum Verbrauch alkoholischer Getränke dar, ordnen sie in den internationalen Kontext ein und präsentieren Ergebnisse zum Konsum in verschiedenen Bevölkerungsgruppen (d.h. erwachsene Allgemeinbevölkerung, Jugendliche und ältere Personen). Im darauf folgenden Abschnitt dieses Beitrages finden sich Zahlen zu kurz- und langfristigen Folgen des Alkoholkonsums für die Bevölkerung. Die jährliche Todesursachenstatistik ermöglicht eine Bestimmung der alkoholbezogenen Mortalität. Gemeinsam mit Daten der Krankenhausdiagnosestatistiken, die Anhaltspunkte zur alkoholbedingten Morbidität liefern, bilden diese Kennwerte die Basis für Schätzungen der resultierenden gesellschaftlichen Kosten des Alkoholkonsums. Im abschließenden Abschnitt werden Einnahmen durch Alkoholsteuern, Subvention für die Alkoholerzeugung und Ausgaben für die Bewerbung von alkoholhaltigen Getränken betrachtet.

1. Alkoholverbrauch

1.1 Pro-Kopf-Konsum in Deutschland

Bezogen auf die gesamte Bevölkerung der Bundesrepublik Deutschland ergibt sich ein Pro-Kopf-Konsum an Reinalkohol von 9,6 Litern im Jahr 2010 (Tab. 1). Im Vergleich zum Vorjahr ist dies eine geringfügige Reduktion. Der Gesamtverbrauch an alkoholischen Getränken sank im Jahr 2010

Tab. 1: Verbrauch je Einwohner an Reinalkohol

Jahr	Liter	Jahr	Liter	Veränderung gegenüber dem Vorjahr
1900	10,1	2001	10,4	-1,0%
1913	7,5	2002	10,5	+1,0%
1929	5,2	2003	10,2	-2,9%
1950	3,2	2004	10,1	-1,0%
1960	7,8	2005	10,0	-1,0%
1970	11,2	2006	10,1	+1,0%
1980	12,9	2007	9,9	-2,0%
1985	12,1	2008	9,9	0,0%
1990	12,1	2009	9,7	-2,0%
1995	11,1	2010	9,6	-1,0%
2000	10,5			

Quelle: Eigene Berechnungen

Tab. 2: Verbrauch je Einwohner an Bier, Wein, Schaumwein und Spirituosen (Liter)

Jahr	Bier	Wein*	Schaumwein	Spirituosen **
1900	125,1	-	-	-
1929/30	90,0	-	-	-
1938/39	69,9	-	-	-
1950	35,6	4,7	-	2,5
1960	94,7	10,8	1,9	4,9
1970	141,1	15,3	1,9	6,8
1975	147,8	20,5	2,6	8,0
1980	145,9	21,4	4,4	8,0
1985	145,8	21,2	4,2	6,1
1990	142,7	21,9	5,1	6,2
1995	135,9	17,4	4,9	6,5
1996	131,9	18,3	4,8	6,3
1997	131,2	18,1	4,9	6,1
1998	127,5	18,1	4,7	6,0
1999	127,5	18,0	4,9	5,9
2000	125,5	19,0	4,1	5,8
2001	122,4	19,8	4,2	5,8
2002	121,9	20,3	3,9	5,9
2003	117,8	19,8	3,8	5,9
2004	116,0	20,1	3,8	5,8
2005	115,3	19,9	3,8	5,7
2006	116,0	20,1	3,8	5,7
2007	111,8	20,6	3,8	5,6
2008	111,1	20,7	3,9	5,5
2009	109,6	20,1	3,9	5,4
2010 [a]	107,4	20,5	3,9	5,4

* Weinkonsum einschl. Wermut- und Kräuterwein, jeweils für das Weinwirtschaftsjahr (01.09 bis 31.08); bis 1960 einschl. Schaumwein
** Angaben beinhalten ab 2002 Spirituosen-Mischgetränke, umgerechnet auf einen durchschnittlichen Alkoholgehalt von 33 Vol.-%
[a] vorläufige Schätzung
Quelle: Berechnungen des ifo-Instituts, unveröffentlichte Datentabelle

gegenüber dem Vorjahr um 1,3% auf 137,2 Liter Fertigware pro Kopf der Bevölkerung. Verglichen mit dem Vorjahr ist 2010 der Pro-Kopf-Verbrauch von Bier um 2,2 Liter (-2,0%) zurückgegangen und von Wein um 0,4 Liter (+2,0%) angestiegen (Tab. 2). Der Verbrauch von Schaumwein und Spirituosen blieb auf Vorjahresniveau. Bezogen auf den Gesamtalkoholkonsum, gemessen in Reinalkohol, entfallen 53,6% auf Bier, 23,4% auf Wein, 18,5% auf Spirituosen und 4,5% auf Schaumwein.

Das Deutsche Weininstitut (2011) berichtet für das Jahr 2010 einen Absatzrückgang von 0,7%. Mit einem Absatzanteil von 51% war Rotwein in diesem Zeitraum am beliebtesten, gefolgt von 39% für Weißwein und 10% für Rosewein. Den leichten Rückgang im Bierabsatz begründet der Deutsche Brauer-Bund durch Preiswettbewerb, Witterungseinflüsse und demografische Entwicklungen (Deutscher Brauer-Bund, 2011). Der Bundesverband der Deutschen Spirituosen-Industrie und -Importeure (2011b) sieht durch den Wirtschaftsaufschwung 2010 den Spirituosenkonsum stabilisiert. Marktforschungsstudien zufolge wurden dabei „Klare Spirituosen" (39%) am häufigsten konsumiert, gefolgt von Likören (27%) und Weinbränden/Cognac (14%). Dabei blieb die Rate der Haushalte, die mindestens einmal im Jahr 2010 Spirituosen kauften, mit 67% gegenüber dem Vorjahr weitgehend stabil.

1.2 Alkoholverbrauch im internationalen Vergleich

Internationale Vergleiche des Alkoholverbrauches vor dem Hintergrund der jeweiligen nationalen Rahmenbedingungen liefern wichtige Hinweise für die Entwicklung einer Kultur gemäßigten Trinkens. Dabei ist es wichtig unterschiedliche Erfassungsmethoden und Verzerrungen durch nicht registrierten Verbrauch zu berücksichtigen.

Tabelle 3 stellt einen Auszug der derzeit umfangreichsten und aktuellsten Schätzung zur weltweiten Verteilung des Alkoholkonsums für das Jahr 2008 dar (Shield et al., 2011). Die Schätzung bezieht sich u.a. auf Daten der Weltgesundheitsorganisation und ermöglicht Vergleiche zwischen 189 Nationen (World Health Organization, 2011). Um den Vergleich zwischen Staaten mit unterschiedlicher demografischer Struktur zu erleichtern, wird abweichend von den zuvor genannten Berechnungen des Pro-Kopf-Konsums nicht die gesamte Bevölkerung zugrunde gelegt, sondern lediglich die

Tab. 3: Geschätzter Alkoholkonsum (registriert, nicht registriert, durch Touristen und insgesamt) pro Kopf der Bevölkerung im Alter von 15 oder mehr Jahren in den EU-Staaten und weiteren ausgewählten Ländern im Jahr 2008 (Liter Reinalkohol)

	Registrierter Alkoholkonsum	Nicht registrierter Alkoholkonsum	Alkoholkonsum durch Touristen	Alkoholkonsum insgesamt	Rang
Estland	16,24	1,80	0,80	17,24	4
Tschechien	14,99	1,48	-	16,47	5
Litauen	13,30	3,00	-	16,30	7
Russische Föderation	11,50	4,73	-	16,23	8
Rumänien	12,15	4,00	-	16,15	9
Ungarn	12,12	4,00	-	16,12	10
Slowenien	11,94	3,00	-	14,94	12
Irland	13,92	1,00	-	14,92	13
Polen	10,73	3,70	-	14,43	15
Portugal	11,79	2,10	-	13,89	16
Lettland	10,45	3,00	-	13,45	18
Slowakei	10,31	3,00	-	13,31	20
Vereinigtes Königreich	11,54	1,70	-	13,24	21
Finnland	10,30	2,80	-	13,10	22
Luxemburg	11,84	1,00	-	12,84	23
Frankreich	12,12	0,36	-	12,48	25
Österreich	11,76	0,64	-	12,40	26
Deutschland	11,14	1,00	-	12,14	28
Dänemark	10,02	2,00	-	12,02	31
Spanien	10,43	1,40	-	11,83	32
Schweiz	10,91	0,50	-	11,41	34
Bulgarien	10,20	1,20	-	11,40	35
Griechenland	9,21	1,80	-	11,01	37
Belgien	9,41	1,00	-	10,41	40
Australien	10,08	0,13	-	10,21	41
Schweden	6,38	3,60	-	9,98	48
Niederlande	9,25	0,50	-	9,75	50

Tab. 3: Fortsetzung

	Registrierter Alkoholkonsum	Nicht registrierter Alkoholkonsum	Alkoholkonsum durch Touristen	Alkoholkonsum insgesamt	Rang
Italien	7,37	2,35	-	9,72	51
Vereinigte Staaten	8,70	1,00	-	9,70	52
Zypern	9,28	1,00	1,44	8,84	61
Norwegen	6,75	1,60	-	8,35	69
Japan	7,59	0,20	-	7,79	74
China	3,86	1,70	-	5,56	100
Malta	5,05	0,42	1,37	4,10	120

Nicht registrierter Konsum: z.B. durch Grenzverkehr, Schwarzbrand. Der Rang bezieht sich auf den weltweiten Vergleich von 189 erfassten Ländern.
Quelle: (Shield et al., 2011)

im Alter ab 15 Jahren. Abgesehen von der muslimisch geprägten Region der östlich-mediterranen Staaten mit konstant sehr geringem Alkoholkonsum, zeigt sich in den vergangenen Dekaden weltweit ein Trend zur Harmonisierung des Pro-Kopf-Konsums (World Health Organization, 2004). Dennoch zeigen die west- bzw. osteuropäischen Regionen im globalen Vergleich im Jahr 2008 mit geschätzten 12 bzw. 16 Litern Reinalkohol pro Kopf der Bevölkerung ab 15 Jahren die mit Abstand höchsten Alkoholkonsumraten aller WHO-Regionen (Shield et al., 2011). Dabei belegt Deutschland mit 12 Litern Reinalkohol pro Person der Bevölkerung ab 15 Jahren im weltweiten Vergleich insgesamt Rang 28 und gehört somit zu den Hochkonsumländern.

2. Alkoholkonsum in verschiedenen Bevölkerungsgruppen

2.1 Erwachsene Allgemeinbevölkerung

Der Rückgang des Pro-Kopf-Konsums an Reinalkohol seit Mitte der 1970er Jahre (vgl. Tab. 1) wird durch Trendanalysen der Repräsentativerhebungen gestützt, die vom Institut für Therapieforschung München für die erwachsene Allgemeinbevölkerung im Alter von 18 bis 64 Jahren durchgeführt werden (Pabst, Kraus, 2008; Pabst et al, 2010a). Analysen für den Zeitraum 1995 bis 2009 zeigen weiterhin einen leichten Abfall des durchschnittlichen täglichen Alkoholkonsums und einen deutlichen Rückgang des Rauschtrinkens (d.h. mindestens einmal pro Monat 5 und mehr alkoholische Getränke zu einer Gelegenheit; Pabst, et al., 2010a). Allerdings galt dieser Effekt nicht für alle Altersgruppen im Vergleich über die Zeit gleichermaßen. So übten jüngere Erwachsene heutzutage häufiger Rauschkonsum als Geburtskohorten vor 1970 aus und der durchschnittliche tägliche Alkoholkonsum stieg seit den Kohorten ab 1980 wieder an.

Die Verfeinerung der Forschungsmethoden und neue Befunde in den letzten Jahrzehnten führten zu kontinuierlich sinkenden Grenzen für gesundheitsriskante Konsummengen, wie z.B. für Rauschkonsum und durchschnittliche Trinkmengen pro Tag. Eine Analyse im Auftrag des Bundesministeriums für Gesundheit ermittelte als ein Kriterium für riskanten Alkoholkonsum eine Trinkmenge von durchschnittlich täglich 10-12g Reinalkohol (entspricht etwa 0,25-0,3l Bier oder 0,125-0,15l Wein) für Frauen und 20-24g für Männer (Burger, Bronstrup, Pietrzik, 2004). Dieses Kriterium wird von dem wissenschaftlichen Kuratorium der Deutschen Hauptstelle für Suchtfragen empfohlen (Seitz, Bühringer, Mann, 2008) und gilt für gesunde Erwachsene, wenn keine weiteren Gründe, z.B. Einnahme bestimmter Medikamente, Schwangerschaft, Alkoholabhängigkeit, gegen einen Alkoholkonsum sprechen. Im Folgenden wird eine durchschnittliche tägliche Trinkmenge über diesem Kriterium als riskanter Alkoholkonsum bezeichnet.

Insgesamt scheinen sich die Anteile für verschiedene Trinkmuster (d.h. Abstinenz, riskanter Alkoholkonsum und Rauschkonsum) in der Allgemeinbevölkerung in den letzten 15 Jahren zunehmend zu stabilisieren (Kraus et al., 2010). Im Jahr 2009 hatten innerhalb der letzten 30 Tage 23,3% aller Befragten keinen Alkohol getrunken (Männer: 17,1%, Frauen: 29,8%). Bezogen auf den gleichen Zeitraum übten von den Befragten jedoch 16,1% riskanten Alkoholkonsum und 26,9% Rauschkonsum aus. Im Vergleich zu den Frauen tranken Männer häufiger riskant Alkohol (18,1% vs. 14,1%) und waren häufiger Rauschkonsumenten (39,6% vs. 13,6%). Bei einer Betrachtung verschiedener Altersgruppen zeigte sich eine Abnahme des Rauschtrinkens mit dem Alter; die Anteile riskanten Alkoholkonsums nahmen hingegen ab 40 Jahren wieder zu (Pabst et al., 2010b).

2.2 Jugendliche

Wird Alkoholkonsum früh im Leben begonnen und in gesundheitsriskanter Weise fortgeführt, steigt die Wahrscheinlichkeit für alkoholbezogene Krankheiten und weitere alkoholbezogene Probleme (Dawson, Li, Grant, 2008; Grant, Stinson, Harford, 2001). Dabei scheint v.a. ein früher Beginn des Rauschkonsums mit späterem problematischen Verhalten assoziiert zu sein, wie Ergebnisse der europäischen Kinder- und Jugendgesundheitsstudie „Health Behaviour in School-aged Children" (HBSC) bei 15-jährigen Jugendlichen nahelegen (Kuntsche et al., 2011).

Vor diesem Hintergrund bleiben die Ergebnisse der Studie „Jugendliche, junge Erwachsene und Alkohol – Repräsentativbefragung 2010" besorgniserregend, die bezogen auf die letzten 30 Tage für 12- bis 17-Jährige zwar seit 2004 sinkende, aber nach wie vor hohe Anteile von 20% männlichen und 13% weiblichen Rauschkonsumenten aufzeigen (Bundeszentrale für gesundheitliche Aufklärung, 2011). In der Gruppe der 16- und 17-Jährigen übten 43% der Jungen und 27% der Mädchen Rauschkonsum aus. Häufiger Rauschkonsum, d.h. mindestens viermal in den letzten 30 Tagen, wurde dabei von 19% der männlichen und 7% der weiblichen 16- und 17-Jährigen angegeben. In einer bundesweiten Studie unter 44.610 Schülern der 9. Klasse im Schuljahr 2007/08 fanden sich unterschiedliche Anteile von Rauschkonsumenten für großstädtische (45%) und ländliche (57%) Gegenden (Donath et al., 2011).

Der regelmäßige, wöchentliche Alkoholkonsum von mindestens einem alkoholischen Getränk innerhalb der letzten 12 Monate ist seit Erhebungsbeginn 1979 rückläufig und mit 12,9% im Jahr 2010 unter den 12- bis 17-jährigen Teilnehmern auf dem niedrigsten Niveau (Bundeszentrale für gesundheitliche Aufklärung, 2011). Der durchschnittliche wöchentliche Konsum lag unter 12- bis 15-jährigen Teilnehmern bei 12g Reinalkohol pro Woche und unter 16- bis 17-Jährigen bei 60g Reinalkohol pro Woche. Aus gesundheitlicher und entwicklungsphysiologischer Sicht sollten Jugendliche auf Alkohol weitgehend verzichten (Seitz et al. 2008). Umso bedenklicher ist es, dass unter den 12- bis 15-jährigen Teilnehmern 2% und unter den 16- bis 17-jährigen Teilnehmern bereits 12% nach der obigen Definition für Erwachsene riskant Alkohol konsumierten. In Deutschland herrschen im internationalen Vergleich sehr liberale Rahmenbedingungen. So erlaubt das Jugendschutzgesetz den Verkauf bestimmter Alkoholika an Minderjährige ab 16 Jahre und an Minderjährige ab 14 Jahre in Begleitung einer personenberechtigten Person. Vor dem Hintergrund wissenschaftlicher Befunde über den Zusammenhang des Alkoholkonsums Minderjähriger und negativer Konsequenzen (z.b. National Institute on Alcohol Abuse and Alcoholism, 2003) sollten (a) die bestehenden Empfehlungen mit dem Ziel des kompletten Alkoholverzichts Minderjähriger und (b) die derzeitigen gesetzlichen Rahmenbedingungen mit dem Ziel eines Verkaufsverbots an Minderjährige aktualisiert werden.

2.3 Ältere Personen

Bei Personen ab 65 Jahren verlangsamen sich durch einen veränderten Körperbau (d.h. geringeren Wasseranteil, höheren Fettanteil) die Abbauprozesse von Alkohol (vgl. Weyerer, Schäufele, 2011). Dadurch sinkt z.B. die Toleranz für Alkohol und es werden durch gleiche Alkoholmengen höhere Blutalkoholkonzentrationen als bei Erwachsenen unter 65 Jahren erreicht, wodurch negative Folgen von Alkoholkonsum begünstigt werden. Zudem kann die kombinierte Einnahme von Alkohol mit bestimmten Medikamenten problematisch sein, was in dieser Altersgruppe durch die Zunahme an Erkrankungen häufiger geschieht. Derzeit gibt es in Deutschland für diese Altersgruppe keine klaren Empfehlungen für risikoarmen Alkoholkonsum.

Daten zum Alkoholkonsum für Personen ab 65 Jahre liegen in Deutschland nur eingeschränkt vor (siehe Schäufele, 2009). So bezieht sich beispielsweise der Epidemiologische Suchtsurvey nur auf die 18- bis 64-Jährigen (Kraus, Pabst, 2010). Nach dem Bundesgesundheitssurvey 1998 konsumierten von den 60- bis 79-jährigen Teilnehmern 47% in der letzten Woche Alkohol und 15% übten nach den oben benannten Kriterien riskanten Alkoholkonsum aus (Du, Scheidt-Nave, Knopf, 2008). Neuere Daten des telefonischen Gesundheitssurveys 2009 für Menschen im Alter über 65 Jahre ermittelten nach den Kriterien eines Screeningfragebogens bei 18% der Frauen und 28% der Männer gesundheitsriskanten Alkoholkonsum (Robert Koch-Institut, 2011). Rauschkonsum (d.h. mindestens einmal monatlich sechs und mehr alkoholische Getränke zu einer Gelegenheit) übten 5% der Frauen und 15% der Männer aus. Die Anteile problematischen Alkoholkonsums scheinen mit zunehmendem Alter zu sinken. So fanden sich unter 75- bis 79-jährigen Hausarztpatienten 8% mit einem durchschnittlich täglichen Reinalkoholkonsum von mindestens 20/30g für Frauen/Männer; bei den 80- bis 84-Jährigen 6% und bei denjenigen ab 85 Jahren 5% (Weyerer et al., 2009).

Auch in der Gruppe ab 65 Jahre finden sich demnach hohe Anteile von Personen, die gesundheitsriskant Alkohol konsumieren; wenngleich von Hochkonsumenten bereits ein erheblicher Teil verstorben ist (siehe Abschnitt 3). Durch den demografischen Wandel und Fortschritte in der medizinischen Versorgung ist davon auszugehen, dass die Anzahl der Personen ab 65 Jahren mit gesundheitsriskantem Alkoholkonsum, alkoholbezogenen Störungen und damit einhergehend der Bedarf an Präventions- und Interventionsmaßnahmen in den nächsten Jahren stetig steigen wird (Weyerer, Schäufele, 2011). Derzeit scheint das Versorgungssystem in Deutschland darauf nicht ausreichend vorbereitet, obwohl sich entsprechende Interventionen als wirksam erwiesen haben (siehe Lieb et al., 2008; Rumpf et al., 2009).

3. Folgen des Alkoholkonsums für die Bevölkerung

Viele wissenschaftliche Befunde zeigen, dass mit dem Pro-Kopf-Verbrauch reinen Alkohols die Zahl alkoholbezogener Erkrankungs- und Todesfälle steigt. Für mehr als 200 Erkrankungen sowie 80 Arten von Unfällen/Verletzungen ergibt sich bei gesundheitsriskantem Alkoholkonsum ein erhöhtes Todesrisiko (Bühringer et al., 2000). Für viele Erkrankungen besteht ein erhöhtes Risiko schon bei geringen Konsummengen. Die Risiken betreffen jedoch auch Dritte, z.B. durch Früh- und Fehlgeburten, Gewalt in Familien, Kindesmissbrauch, Vergewaltigung und andere Gewaltdelikte, die mit Alkoholkonsum in Zusammenhang stehen sowie Arbeits- und Verkehrsunfälle (Anderson, Baumberg, 2006). So waren in Deutschland unter den 4.477 Verkehrstoten im Jahr 2008 12% Alkoholunfälle (Vorndran, 2009) und 32% der Tatverdächtigen von aufgeklärten Gewaltdelikten im

Jahr 2010 standen unter Alkoholeinfluss (Bundeskriminalamt, 2011). Ein detaillierter Überblick zu den Folgen des Alkoholkonsums in Deutschland findet sich bei Kraus, Piontek, Pabst und Bühringer (Kraus et al., 2011).

3.1 Erkrankungs- und Todesrate

Die wenigen Berechnungen alkoholbedingter Todesfälle in Deutschland weisen eine hohe Wahrscheinlichkeit der Unterschätzung auf (z.B. 42.000 alkoholbedingte Todesfälle pro Jahr nach Bühringer et al., 2000), da ein erheblicher Überlappungsbereich zwischen Tabak- und Alkoholkonsum als Todesursachen besteht. Für Deutschland ergeben sich insgesamt jährlich etwa 74.000 Todesfälle, die allein durch Alkoholkonsum oder den Konsum von Tabak und Alkohol bedingt sind (John, Hanke, 2002). Dabei gehen 26% dieser Todesfälle allein auf den Konsum von Alkohol und 74% auf den kombinierten Konsum von Alkohol und Tabak zurück. Der Anteil alkoholbedingter Todesfälle ist im Alter zwischen 35 und 64 Jahren mit 21% am höchsten (John, Hanke, 2002). Trotz eines insgesamt erhöhten Männeranteils (76%) unter den alkoholbedingten Todesfällen zeigt sich, dass für Frauen ein besonders hoher Verlust von potentiellen Lebensjahren bei alkoholbedingtem Tod besteht (John, Hanke, 2003).

In einer vom Statistischen Bundesamt publizierten Auswertung der Todesursachenstatistik der Jahre 1980 bis 2005 wurden nur solche Todesursachen herangezogen, die ausschließlich durch den Alkoholkonsum bedingt und entsprechend als zum Tode führendes Grundleiden im Totenschein vermerkt sind (Rübenach et al., 2007). Anhand dieser Auswahl alkoholbedingter Todesursachen wurde die Entwicklung über die Jahre abgebildet. Um einen Vergleich verschiedener Jahre und verschiedener Regionen zu ermöglichen, wurde die Berechnung hinsichtlich der demografischen Struktur der Bevölkerung standardisiert. Unterschiede sind somit nicht durch eine abweichende Alters- und Geschlechtsverteilung bedingt. Demnach hat sich zwischen 1980 und 2005 die Zahl der jährlich an alkoholbedingten Krankheiten Verstorbenen von 9.042 auf 16.329 erhöht. Jedoch machen die beiden hier berücksichtigten Todesursachen (Alkoholabhängigkeitssyndrom und alkoholische Leberzirrhose) nur 23% der gesamten alkoholbedingten Todesfälle aus und sind somit lediglich als Spitze des Eisberges zu betrachten (John, Hanke, 2003).

Alkoholattributable Anteile an allen Krebserkrankungen, d.h. die durch den Alkoholkonsum verursacht wurden, werden für das Jahr 2008 für deutsche Männer auf 30% und für Frauen auf 7% beziffert (Schütze et al., 2011). Besonders hoch ist der alkoholattributable Anteil für Krebserkrankungen der oberen Verdauungs- und Atemwege (Männer: 47%, Frauen: 35%) und der Leber (Männer: 35%, Frauen: 15%). Bedeutsam ist dabei, dass die alkoholattributablen Krebserkrankungen bei Männern und Frauen zu einem Großteil, aber nicht ausschließlich durch riskanten Alkoholkonsum verursacht wurden. Weitere Morbiditätsschätzungen für Deutschland erfolgten auf Basis der Krankenhausdiagnosestatistiken. Im Jahre 2009 war danach eine psychische oder verhaltensbezogene Störung durch Alkohol bei der Auswertung der Hauptdiagnosen die dritthäufigste Einzeldiagnose mit 339.100 Behandlungsfällen in Deutschland (Statistisches Bundesamt, 2011). Gegenüber dem Vorjahr haben damit die Behandlungsfälle um 1,6% zugenommen (Statistisches Bundesamt, 2009). Dabei waren 73% der Behandelten Männer. Weitere Schätzungen für das Jahr 1997 ergaben, dass 2,0% (Männer: 3,4%, Frauen: 0,9%) der stationären Behandlungsfälle in Deutschland dem Konsum von Alkohol allein und weitere 3,5% (Männer: 5,7%, Frauen: 1,4%) dem Konsum von Tabak und Alkohol zuzuschreiben sind (Hanke, John, 2003).

Zur Bewertung von Krankheits- und Todesfällen hat sich international ein Maß etabliert, das die „Krankheitslast" in der Bevölkerung quantifiziert: die „disability adjusted life years" (DALYs). Sie stellen eine gemeinsame „Währung" dar, die Vergleiche der Bedeutung verschiedener Krankheiten oder Risikofaktoren in der Gesellschaft ermöglicht. Neben den durch vorzeitiges Versterben verlorenen Lebensjahren wird auch der Verlust an Lebensqualität durch das Leben mit Erkrankung oder Behinderung berücksichtigt. Ein jährliches Monitoring dieser Größen ist erforderlich, das in Deutschland derzeit fehlt (World Health Organization, 2000). Schätzungen für das Jahr 2002 besagen, dass der Alkoholkonsum in Europa ursächlich für den Verlust von mehr als 10 Mio. Lebensjahren ist (Rehm, Taylor, Patra, 2006). Der alkoholbedingte Verlust an Lebensqualität durch Krankheit und Behinderung wird mit etwa 6 Mio. verlorenen Lebensjahren gleichgesetzt. Damit sind dem Alkoholkonsum in Europa 10,7% aller DALYs zuzuschreiben, die durch die Gesamtheit aller Erkrankungen und Verletzungen verursacht werden. Nach einer aktuellen Schätzung für das Jahr 2011 werden alleine durch eine Alkoholabhängigkeit in Europa insge-

samt 2,04 Mio. DALYs (Männer: 1,67 Mio. DALYs, Frauen: 0,37 Mio. DALYs) verursacht (Wittchen et al., 2011). Bei den Männern entspricht dies dem höchsten Anteil und bei den Frauen dem dritthöchsten Anteil, der durch eine psychische Erkrankung an DALYs entsteht.
Für Deutschland ergeben sich nach einer Studie ca. 1 Mio. DALYs durch die schädliche Wirkung von Alkohol für Erkrankungen, Unfälle oder Verletzungen im Jahr 2004 (Rehm et al., 2009). Bei den Männern sind 12,8% aller DALYs durch Alkoholkonsum verursacht. Nach Analysen der Weltgesundheitsorganisation für das Jahr 2004 lassen sich in Ländern mit hohem Pro-Kopf-Einkommen, wie z.b. Deutschland, lediglich für Tabakrauchen höhere Anteile für DALYs durch vorzeitiges Versterben und das Leben mit Behinderung durch Erkrankung/Verletzung finden (World Health Organization, 2009).

3.2 Kosten

Neben dem menschlichen Leid bedingen alkoholbezogene Erkrankungen auch immense finanzielle Lasten. Ohne Berücksichtigung der Erkrankungen, die auf den gemeinsamen Konsum von Alkohol und Tabak zurückzuführen sind, ergibt eine gesundheitsökonomische Schätzung für Deutschland im Jahr 2007 direkte Kosten (Ressourcenverbrauch) von 10,0 Mrd. € (Adams, Effertz, 2011). Diese verteilen sich auf 36% ambulante bzw. 27% stationäre Behandlungen, 19% Kosten durch Sachschäden/Verkehrsunfälle und 18% weitere direkte Kosten (z.B. Rettungsdienste, Gesundheitsschutz). Vergleichsdaten für das Jahr 2002 ergaben direkte alkoholbedingte Kosten für stationäre/ambulante Behandlung, Rehabilitation und nichtmedizinische Kosten von 8,4 Mrd. € (Konnopka, König, 2007).

Die indirekten Kosten (Ressourcenverluste) werden auf weitere 16,7 Mrd. € im Jahr 2007 geschätzt (Adams, Effertz, 2011). Davon sind 69% Ausfall der bezahlten und unbezahlten Arbeitsleistung aufgrund vorzeitigen Versterbens, 20% Frühberentung, 10% Arbeits- oder Erwerbsunfähigkeit und 1% Arbeitsleistungsausfall durch Rehabilitation.

Verglichen mit der Analyse von Konnopka und König mit 24,4 Mrd. € für das Jahr 2002 ergibt sich für 2007 mit 26,7 Mrd. € eine um 9% höhere Schätzung der Gesamtkosten durch alkoholbedingte Morbidität und Mortalität. Nach den Analysen von Konnopka und König wurden von den

Gesamtkosten 70% durch Männer verursacht. Für die EU wurden die materiell fassbaren Kosten auf 125 Mrd. € im Jahr 2003 geschätzt (Anderson, Baumberg, 2006). Bedeutende Aspekte gesundheitsriskanten Alkoholkonsums, wie etwa Kosten durch Verlust an Lebensqualität, Leid und Schmerzen, sogenannte intangible Kosten, auf Seiten der Betroffenen, Angehörigen und der gesamten Gesellschaft, blieben in den genannten Kostenrechnungen unberücksichtigt. Für die EU wurden die intangiblen Kosten im Jahr 2003 mit 270 Mrd. € bewertet (Anderson, Baumberg, 2006). Nach einer aktuellen Studie für Kanada könnten die Kosten durch Alkoholkonsum durch eine Kombination von kostengünstigen Präventionsmaßnahmen, zu denen insbesondere die Implementierung von Alkoholkurzinterventionen und Steuererhöhungen gehören, deutlich gesenkt werden (Rehm et al., 2011).

4. Rahmenbedingungen für den Alkoholkonsum

4.1 Alkoholsteuern und Alkoholsubventionen

Die Besteuerung alkoholischer Getränke in Deutschland wird nach der Getränkeart unterschieden und richtet sich nicht nach der Menge des beinhalteten Reinalkohols. Spirituosen und Schaumwein werden mit 13,03 € bzw. 13,60 € je Liter Reinalkohol besteuert (Bundesverband der Deutschen Spirituosen-Industrie und -Importeure, 2011a). Die von den Bundesländern erhobene Biersteuer beläuft sich im Durchschnitt auf 1,97 € pro Liter Reinalkohol. Dies entspricht einem Steueraufschlag von nicht einmal 10 Cent je Liter Bier, was bei Berücksichtigung des vergleichsweise hohen Einkommensniveaus in der Bundesrepublik faktisch der Nichtbesteuerung gleichkommt. Der Weinverbrauch unterliegt in Deutschland seit Jahrzehnten keiner Besteuerung. Im Jahr 2009 beliefen sich die Einnahmen aus Alkoholsteuern in Deutschland auf insgesamt 3,1 Mrd. € (Tab. 4). Für alle Getränkearten ergab sich damit gegenüber dem Vorjahr eine Abnahme der Steuereinnahmen um insgesamt 4,7%.

Der europäische Vergleich zeigt, dass gesundheitspolitische Potentiale von Alkoholsteuern in Deutschland nicht hinreichend genutzt werden (Tab. 5). Abgesehen von den im Konsum weniger relevanten Zwischenerzeugnissen und Schaumwein sind die Steuern in Deutschland deutlich

Tab. 4: Einnahmen aus alkoholbezogenen Steuern (Millionen €, Veränderung gegenüber Vorjahr)

Jahr	Biersteuer		Schaumweinsteuer		Branntwein- und Zwischenerzeugnissteuer*		Alkoholsteuern insgesamt *	
1995	910	-0,9%	554	-3,4%	2.495	-0,8%	3.959	-1,2%
1996	879	-3,4%	544	-1,8%	2.627	+5,3%	4.050	+2,3%
1997	869	-1,1%	560	+2,9%	2.413	-8,1%	3.842	-5,1%
1998	850	-2,2%	526	-6,1%	2.298	-4,8%	3.674	-4,4%
1999	846	-0,5%	546	+3,8%	2.268	-1,3%	3.660	-0,4%
2000	844	-0,2%	478	-12,5%	2.185	-3,7%	3.507	-4,2%
2001	828	-1,9%	457	-4,4%	2.174	-0,5%	3.459	-1,4%
2002	811	-2,1%	420	-8,1%	2.179	+0,2%	3.410	-1,4%
2003	786	-3,1%	432	+2,9%	2.232	+2,4%	3.450	+1,2%
2004	787	+0,1%	436	+0,9%	2.222	-0,4%	3.445	-0,1%
2005	777	-1,3%	424	-2,8%	2.179	-1,9%	3.380	-1,9%
2006	779	+0,3%	421	-0,7%	2.192	+0,6%	3.392	+0,4%
2007	757	-2,8%	371	-11,9%	1.987	-9,4%	3.115	-8,2%
2008	739	-2,4%	430	+15,9%	2.156	+8,5%	3.325	+6,7%
2009	730	-1,2%	446	+3,7%	2.129	-1,3%	3.305	-0,6%
2010	713	-2,3%	422	-5,4%	2.014	-5,4%	3.149	-4,7%

* Seit 1994 werden Zwischenerzeugnisse (hierunter fallen z.B. Sherry, Portwein, Madeira) separat besteuert. In den Jahren vor 1994 wurde die Verbrauchssteuer für die entsprechenden Alkoholika als Branntweinsteuer erfasst. Die Einnahmen ab 2005 beinhalten die Alkopopsteuer.
Quelle: (Bundesministerium der Finanzen, 2011)

niedriger als der EU-Durchschnitt. Neben Unterschieden zwischen den EU-Ländern zeigen sich auch innerhalb der einzelnen Nationen Unterschiede in der Besteuerung einzelner Getränkearten. Das ist für die Prävention ungünstig. Denn Steuern haben sich als hervorragendes Instrument erwiesen, um den Konsum in der Bevölkerung zu reduzieren (Wagenaar, Salois, Komro, 2009). Eine einheitliche Besteuerung, unabhängig von der Getränkeart und stattdessen allein auf Grundlage der enthaltenen Alkoholmengen und damit orientiert an dem resultierenden gesundheitlichen

2.1 Alkohol – Zahlen und Fakten zum Konsum

Tab. 5: Steuersätze für alkoholhaltige Getränke in den EU-Staaten (Angaben in € je Hektoliter Alkohol)

	Spirituosen	Zwischenerzeugnisse	Schaumwein	Wein	Bier
Belgien	1.752	551	428	428	428
Bulgarien	562	256	0	0	192
Dänemark	2.012	685	749	749	683
Deutschland	1.303	850	1.360	0	197
Estland	1.420	868	665	665	543
Finnland	3.940	3.156	2.573	2.573	2.600
Frankreich	1.514	1.241	32	32	271
Griechenland	2.550	590	0	0	650
Irland	3.113	2.114	2.384	2.384	1.571
Italien	800	381	0	0	588
Lettland	1.255	548	513	513	307
Litauen	1.279	489	521	521	246
Luxemburg	1.041	372	0	0	198
Malta	1.250	833	0	0	186
Niederlande	1.504	662	623	623	502
Österreich	1.000	406	0	0	520
Polen	1.259	448	364	364	435
Portugal	1.031	327	0	0	349
Rumänien	505	331	0	0	159
Schweden	5.598	2.802	2.190	2.190	1.835
Slowakei	1.080	461	0	0	412
Slowenien	1.000	556	0	0	1.000
Spanien	830	309	0	0	199
Tschechien	1.169	960	0	0	328
Ungarn	1.034	460	0	0	593
Vereinigtes Königreich	2.907	2.036	2.498	2.498	2.115
Zypern	598	249	0	0	478
EU-Mittelwert	1.604	880	551	501	651

Quelle: Europäischer Dachverband der Hersteller von Spirituosen (CEPS) Stand Juni 2011 zitiert nach Bundesverband der Deutschen Spirituosen-Industrie und -Importeure (2011a)

Schaden, beugt einer bloßen Verschiebung der Konsumpräferenz auf weniger besteuerte Getränke vor. Ein Beispiel hierfür ist die Alkopopsteuer in Deutschland, nach deren Einführung teilweise ein Ausweichen auf weniger besteuerte Alkoholika unter Jugendlichen stattfand (Müller et al., 2010). Zudem konnten in einer Schülerstudie unter Alkopopkonsumenten im Vergleich zu Konsumenten anderer Alkoholika nicht mehr gesundheitsriskanter Konsum oder häufigere negative Konsequenzen festgestellt werden, was wiederum die Einseitigkeit der Alkopopsteuer aufzeigt (Kraus, Metzner, Piontek, 2010).

Dem Präventionsgedanken gegenüber stehen die aus Bundesmitteln finanzierten Subventionen der Bundesmonopolverwaltung für Branntwein. Seit dem Jahr 1976 erhielt die Bundesmonopolverwaltung Beihilfen für die Branntweinproduktion von insgesamt 4,42 Mrd. € aus den Haushaltsmitteln (zuletzt im Kalenderjahr 2010 72 Mio. €, Bundesmonopolverwaltung für Branntwein, 2010b), um die für Agraralkohol garantierten kostendeckenden Abnahmepreise zu gewährleisten. In 2009 wurden 57% des so subventionierten Alkohols zu Zwecken der Spirituosen- und Lebensmittelherstellung verwendet (Bundesmonopolverwaltung für Branntwein, 2010a).

Die effiziente Nutzung von Steuern als Präventionsmaßnahme erfordert eine Steuererhöhung, die zumindest vor dem Hintergrund der allgemeinen Preissteigerung vom Konsumenten wahrgenommen wird. Für Alkoholkonsum besonders wichtig ist die Relation der Preise für alkoholhaltige Getränke zu Preisen für andere Produkte des täglichen Bedarfs und zur Kaufkraft auf Seiten der Konsumenten. Nach aktuellen Analysen für Deutschland sind innerhalb der letzten 40 Jahre alkoholische Getränke im Vergleich zur sonstigen Lebenshaltung um 30% billiger geworden (Adams, Effertz, 2010). Dabei sanken die Verbraucherpreise für Wein um 38%, für Spirituosen um 33% und für Bier um 26%.

Wie internationale Erfahrungen nahelegen, ließe sich mit erhöhten Steuersätzen eine deutliche Reduktion des Alkoholkonsums erzielen (Elder et al., 2010). Aktuelle Berechnungen für Deutschland ergeben eine Senkung des Konsums von Bier um 12%, für Wein um 10% und für Spirituosen um 6%, wenn die Steuern auf das europäische Durchschnittsniveau angehoben werden (Adams, Effertz, 2010). Dabei würden der Pro-Kopf-Konsum der Gesamtbevölkerung um einen Liter Reinalkohol und das jugendliche

Rauschtrinken um 37% sinken. Gleichzeitig würden sich die zusätzlichen Steuermehreinnahmen auf 2,6 Mrd. € belaufen. Eine lange Tradition wissenschaftlicher Erkenntnisse belegt eindeutig den Zusammenhang zwischen dem Preis alkoholischer Getränke und dem Absatz bzw. Konsum: Je höher der Preis ist, desto weniger wird konsumiert. Das zeigen 112 einschlägige wissenschaftliche Arbeiten (Wagenaar et al., 2009). Je höher die Preise alkoholischer Getränke waren, desto seltener ergaben sich körperliche und soziale Folgen von Alkoholkonsum: alkoholbedingte Krankheiten oder Todesfälle, z.B. durch Leberzirrhose, Autofahren unter Alkoholeinfluss, tödliche Straßenverkehrsunfälle junger Menschen. In Finnland zeigten sich z.b. nach Preissenkungen für Alkoholika im Jahr 2004 für die darauf folgenden Jahre höhere Raten an alkoholbedingten Krankenhausaufenthalten und Sterbefällen (Herttua, Makela, Martikainen, 2011a, 2011b). Für das Beispiel Englands wurde errechnet, dass durch eine 10%ige Preiserhöhung eine Verringerung der Todesfälle durch vollständig alkoholbedingte Erkrankungen um 29% bei Männern und 37% bei Frauen zu erwarten sei (Room, Babor, Rehm, 2005).

4.2 Ausgaben für Alkoholwerbung

Die Ausgaben für die Bewerbung alkoholischer Getränke machen deutlich, welcher finanziellen Macht die Akteure der Alkoholprävention gegenüberstehen. Für die klassischen Werbegattungen (TV, Rundfunk, Plakate, Tageszeitungen, Publikums- und Fachzeitschriften) beliefen sich die deutlich gestiegenen Ausgaben im Jahr 2010 auf 525 Mio. € (Tab. 6, Nielsen Media Research GmbH, 2011). Der weitaus größte Anteil entfällt dabei auf die Werbung für Bier (69%), gefolgt von Spirituosen (18%), Sekt (9%) und Wein (4%). Die Werbeausgaben für Alkohol sind insgesamt gegenüber dem Vorjahr um 11,4% gestiegen, am stärksten für Wein (+40,6%). Mehr als zwei Drittel der Werbeausgaben entfallen auf das Fernsehen, mit weitem Abstand gefolgt von Zeitungen/Zeitschriften, Plakaten und Rundfunk. Die so genannten neuen Werbemedien, wie Kinowerbung und Internet, spielen mit Ausgaben von 26,2 Mio. € derzeit eine noch untergeordnete Rolle. Die Aufwendungen für Werbung im Internet nehmen kontinuierlich zu und sind gegenüber dem Vorjahr um ein Drittel gestiegen (Nielsen Media Research GmbH, 2010). Dies ist bedenklich aufgrund der jun-

Tab. 6: Ausgaben für die Bewerbung alkoholischer Getränke in den klassischen Werbegattungen (Millionen €)

Jahr	Spirituosen	Bier	Wein	Sekt	Insgesamt
1992	165	261	23	37	487
1993	151	289	22	36	498
1994	150	307	25	46	528
1995	140	361	27	46	575
1996	155	394	25	48	622
1997	146	402	25	50	623
1998	124	431	25	48	627
1999	110	380	21	42	555
2000	125	388	31	54	597
2001	134	360	35	46	575
2002	132	347	27	54	560
2003	118	336	24	48	525
2004	97	364	20	45	526
2005	87	410	21	47	565
2006	77	368	17	48	510
2007	104	393	14	46	557
2008	102	399	13	38	552
2009	75	334	13	49	471
2010	94	363	18	50	525

Quelle: (Nielsen Media Research GmbH, 2011)

gen Zielgruppen, des einfachen Zugangs und der geringen Kontrollierbarkeit des Mediums. Damit ist das Risiko erhöht, dass bestehende Gesetze zum Jugendschutz unterlaufen werden. Da insbesondere junge Menschen in ihrem Trinkverhalten durch Werbung beeinflusst werden (Anderson, 2007; Smith, Foxcroft, 2009), können die derzeit bestehenden Kontrollmaßnahmen für Alkoholwerbung, wie z.B. die Einschränkung der Alkoholkinowerbung vor 18 Uhr, derzeit nicht als ausreichend erachtet werden und bedürfen einer Ausweitung auf andere Medien, v.a. das Fernsehen.

Schlussfolgerungen

Deutschland weist weltweit einen der höchsten Alkoholverbräuche in der Allgemeinbevölkerung auf. Dementsprechend sind die Zahlen alkoholbezogener Erkrankungen und Todesfälle, damit verbundener Kosten für die medizinische Versorgung und für die Lösung sozialer Probleme der Bevölkerung besonders hoch. Obwohl die Effektivität von Präventionsleistungen durch die Wissenschaft nahegelegt wird, wurden in Deutschland bisher außer der Sondersteuer auf spirituosenhaltige Alkopop-Getränke keine kohärenten Präventionsmaßnahmen umgesetzt. Es besteht dringender Handlungsbedarf für die Realisierung wissenschaftlich als sinnvoll belegter umfassender Prävention alkoholbezogener Erkrankungen und Todesfälle.

Literatur

Adams, Michael; Effertz, Tobias (2010): Effective prevention against risky underage drinking -the need for higher excise taxes on alcoholic beverages in Germany. In: Alcohol & Alcoholism, 45(4), 387-394.

Adams, Michael; Effertz, Tobias (2011): Die volkswirtschaftlichen Kosten des Alkohol- und Nikotinkonsums. In: Singer, Manfred V.; Batra, Anil; Mann, Karl (Hrsg.): Alkohol und Tabak. Grundlagen und Folgeerkrankungen. Stuttgart: Thieme. 57-61.

Anderson, Peter (2007): The impact of alcohol advertising: ELSA project report on the evidence to strengthen regulation to protect young people. Utrecht.

Anderson, Peter; Baumberg, Ben (2006): Alcohol in Europe. A public health perspective. A report for the European Commission. London: Institute for Alcohol Studies UK.

Bühringer, Gerhard (2000): Alkoholkonsum und alkoholbezogene Störungen in Deutschland. Baden-Baden: Nomos. (Schriftenreihe des Bundesministerium für Gesundheit; 28).

Bundeskriminalamt (2011): Polizeiliche Kriminalstatistik Bundesrepublik Deutschland - Berichtsjahr 2010. Wiesbaden.

Bundesministerium der Finanzen (2011): Kassenmäßige Steuereinnahmen nach Steuerarten in den Kalenderjahren 2006 - 2010 Berlin. Internet: http://www.bundesfinanzministerium.de/nn_4158/DE/BMF__Startseite/Service/Downloads/Abt__I /0602221a6009__Steuerarten__2006_E2_80_932010,templateId=raw,property=publicationFile.pdf, Zugriff: 11.10. 2011.

Bundesmonopolverwaltung für Branntwein (2010a): Agraralkoholabsatz nach Verwendungsgebieten Offenbach am Main. Internet: http://www.bfb-bund.de/erzeug_tab/sonstige.pdf, Zugriff: 27.08. 2010.

Bundesmonopolverwaltung für Branntwein (2010b): Geschäftsbericht, 60. Geschäftsjahr 1. Oktober 2009 bis 30. September 2010. Offenbach am Main.

Bundesverband der Deutschen Spirituosen-Industrie und -Importeure (2011a): Daten aus der Alkoholwirtschaft. Bonn.

Bundesverband der Deutschen Spirituosen-Industrie und -Importeure (2011b): Pressemittelung Nr.5/2011 - Langfassung. Bonn. Internet: http://www.bsi-bonn.de/pressebereich/textdatenbank/blaue-reihe, Zugriff: 10.10. 2011.

Bundeszentrale für gesundheitliche Aufklärung (2011): Der Alkoholkonsum Jugendlicher und junger Erwachsener in Deutschland 2010: Kurzbericht zu Ergebnissen einer aktuellen Repräsentativbefragung und Trends. Köln.

Burger, M.; Bronstrup, A.; Pietrzik, K. (2004): Derivation of tolerable upper alcohol intake levels in Germany: a systematic review of risks and benefits of moderate alcohol consumption. In: Preventive Medicine, 39(1), 111-127.

Dawson, D. A.; Li, T. K.; Grant, B. F. (2008): A prospective study of risk drinking: at risk for what? In: Drug and Alcohol Dependence, 95(1-2), 62-72.

Deutscher Brauer-Bund (2011): Biermarkt 2010 - Freude und Herausforderung lagen oft dicht beieinander. Bonn. Internet: http://www.brauer-bund.de/index.php?id=531, Zugriff: 10.10. 2011.

Deutsches Weininstitut (2011): Pressemitteilung: Weinmarkt Deutschland - Weinkonsumenten kaufen günstiger ein. Internet: http://www.deutscheweine.de/icc/Internet-DE/nav/eb8/eb8708fd-e785-7401-be59-267b48205846&uCon=8c277208-e673-e21a-3e2c-035f440fd334&uTem=d5304ee7-4f03-d212-517b-6624c41ed8b2&currentpage=4, Zugriff: 10.10. 2011.

Donath, Carolin (et al.) (2011): Alcohol consumption and binge drinking in adolescents: comparison of different migration backgrounds and rural vs. urban residence - a representative study. In: BMC Public Health, 11(84).

Du, Y.; Scheidt-Nave, C.; Knopf, H. (2008): Use of psychotropic drugs and alcohol among non-institutionalised elderly adults in Germany. In: Pharmacopsychiatry, 41(6), 242-251.

Edwards, Griffith (Hrsg.) (1997): Alkoholkonsum und Gemeinwohl. Strategien zur Reduzierung des schädlichen Gebrauchs in der Bevölkerung. Stuttgart: Enke.

Elder, R. W. et al. (2010): The effectiveness of tax policy interventions for reducing excessive alcohol consumption and related harms. In: American Journal of Preventive Medicine, 38(2), 217-229.

Grant, B. F.; Stinson, F. S.; Harford, T. C. (2001): Age at onset of alcohol use and DSM-IV alcohol abuse and dependence: a 12-year follow-up. In: Journal of Substance Abuse Treatment, 13(4), 493-504.

Hanke, Monika; John, Ulrich (2003): Tabak- oder alkohol-attributable stationäre Behandlungen. In: Deutsche Medizinische Wochenschrift, 128, 1387-1390.

Herttua, K.; Makela, P.; Martikainen, P. (2011a): The effects of a large reduction in alcohol prices on hospitalizations related to alcohol: a population-based natural experiment. In: Addiction, 106(4), 759-767.

Herttua, K.; Makela, P.; Martikainen, P. (2011b): An evaluation of the impact of a large reduction in alcohol prices on alcohol-related and all-cause mortality: time series analysis of a population-based natural experiment. In: International Journal of Epidemiology, 40, 441-454.

John, Ulrich; Hanke, Monika (2002): Alcohol-attributable mortality in a high per capita consumption country -- Germany. In: Alcohol and Alcoholism, 37(6), 581-585.

John, Ulrich; Hanke, Monika (2003): Tobacco- and alcohol-attributable mortality and years of potential life lost in Germany. In: European Journal of Public Health, 13, 275-277.

Konnopka, Alexander; König, Hans-Helmut (2007): Direct and indirect costs attributable to alcohol consumption in Germany. In: Pharmacoeconomics, 25(7), 605-618.

Kraus, Ludwig et al. (2011): Alkoholkonsum und alkoholbezogene Mortalität, Morbidität, soziale Probleme und Folgekosten in Deutschland. In: Sucht, 57(2), 119-129.

Kraus, Ludwig; Metzner, Cornelia; Piontek, Daniela (2010): Alcopops, alcohol consumption and alcohol-related problems in a sample of German adolescents: is there an alcopop-specific effect? In: Drug and Alcohol Dependence, 110(1-2), 15-20.

Kraus, Ludwig; Pabst, Alexander (2010): Studiendesign und Methodik des Epidemiologischen Suchtsurveys 2009. In: Sucht, 56(5), 315-326.

Kraus, Ludwig et al. (2010): Trends des Substanzkonsums und substanzbezogener Störungen: Ergebnisse des Epidemiologischen Suchtsurveys 1995-2009. In: Sucht, 56(5), 337-347.

Kuntsche, E. et al. (2011): Does age at first drink predict problem behaviors when age at first drunkenness is taken into account? (Abstract). In: Suchttherapie, 12(Supplement 1), S9.

Lieb, Bodo et al. (2008): Alkoholbezogene Störungen im Alter: Aktueller Stand zu Diagnostik und Therapie. In: Fortschritte der Neurologie - Psychiatrie, 76, 75-85.

Müller, S. et al. (2010): Changes in alcohol consumption and beverage preference among adolescents after the introduction of the alcopops tax in Germany. In: Addiction, 105(7), 1205-1213.

National Institute on Alcohol Abuse and Alcoholism (2003): Underage Drinking: A Major Public Health Challenge. Alcohol Alert (No. 59).

Nielsen Media Research GmbH (2010): Marktentwicklung in den klassischen und neuen Mediengattungen. Hamburg.

Nielsen Media Research GmbH (2011): Marktentwicklung in den klassischen und neuen Mediengattungen. Hamburg.

Pabst, Alexander et al. (2010): Age, Period, and Cohort Effects on Time Trends in Alcohol Consumption in the German Adult Population. In: Sucht, 56(5), 349-359.

Pabst, Alexander et al. (2010): Substanzkonsum und substanzbezogene Störungen: Ergebnisse des Epidemiologischen Suchtsurveys 2009. In: Sucht, 56(5), 327-336.

Pabst, Alexander; Kraus, Ludwig (2008): Alkoholkonsum, alkoholbezogene Störungen und Trends: Ergebnisse des Epidemiologischen Suchtsurveys 2006. In: Sucht, 54(Sonderheft 1), S36-S46.

Rehm, Jürgen et al. (2009): Global burden of disease and injury and economic cost attributable to alcohol use and alcohol-use disorders. In: The Lancet, 373(9682), 2223-2233.

Rehm, Jürgen et al. (2011): Avoidable cost of alcohol abuse in Canada. In: European Addiction Research, 17(2), 72-79.

Rehm, Jürgen; Taylor, Benjamin; Patra, Jayadeep (2006): Volume of alcohol consumption, patterns of drinking and burden of disease in the European region 2002. In: Addiction, 101(8), 1086-1095.

Robert Koch-Institut (Hrsg.) (2011): Daten und Fakten: Ergebnisse der Studie "Gesundheit in Deutschland aktuell 2009". Berlin.

Room, R.; Babor, T.; Rehm, J. (2005): Alcohol and public health. In: The Lancet, 365(9458), 519-530.

Rübenach, Stefan P. et al. (2007): Die Erfassung alkoholbedingter Sterbefälle in der Todesursachenstatistik 1980 bis 2005. In: Wirtschaft und Statistik/hrsg. vom Statistischen Bundesamt, (3), 278-290.

Rumpf, Hans-Jürgen et al. (2009): Möglichkeiten der Intervention bei Alkoholproblemen im höheren Lebensalter. In: Sucht, 55, 303-311.

Schäufele, Martina (2009): Riskanter Alkoholkonsum im höheren Alter: Häufigkeit und Folgen - Ein Überblick. In: Sucht, 55(5), 266-280.

Schütze, Madlen et al. (2011): Alcohol attributable burden of incidence of cancer in eight European countries based on results from prospective cohort study. In: BMJ, 342, d1584.

Seitz, Helmut K.; Bühringer, Gerhard; Mann, Karl (2008): Grenzwerte für den Konsum alkoholischer Getränke: Empfehlungen des wissenschaftlichen Kuratoriums der DHS. In: Deutsche Hauptstelle für Suchtfragen (Hrsg.): Jahrbuch Sucht 2008. Geesthacht: Neuland. 205-209.

Shield, K. D. et al (2011): Global and country specific adult per capita consumption of alcohol, 2008. In: Sucht, 57(2), 99-117.

Smith, L. A.; Foxcroft, D. R. (2009): The effect of alcohol advertising, marketing and portrayal on drinking behaviour in young people: systematic review of prospective cohort studies. In: BMC Public Health, 9, 51.

Statistisches Bundesamt (2009): Diagnosedaten der Patienten und Patientinnen in Krankenhäusern (einschl. Sterbe- und Stundenfälle) 2008. Wiesbaden.

Statistisches Bundesamt (2011): Diagnosedaten der Patienten und Patientinnen in Krankenhäusern (einschl. Sterbe- und Stundenfälle) 2009. Wiesbaden.

Vorndran, I. (2009): Unfallentwicklung auf deutschen Straßen 2008. In: Wirtschaft und Statistik/hrsg. vom Statistischen Bundesamt, (7), 697-710.

Wagenaar, A. C.; Salois, M. J.; Komro, K. A. (2009): Effects of beverage alcohol price and tax levels on drinking: a meta-analysis of 1003 estimates from 112 studies. In: Addiction, 104(2), 179-190.

Weyerer, Siegfried; Schäufele, Martina (2011): Alkohol und Tabak beim älteren Menschen. In: Singer, Manfred V.; Batra, Anil; Mann, Karl (Hrsg.): Alkohol und Tabak: Grundlagen und Folgeerkrankungen. Stuttgart: Thieme. 451-457.

Weyerer, Siegfried et al. (2009): At-risk alcohol drinking in primary care patients aged 75 years and older. In: International Journal of Geriatric Psychiatry, 24(12), 1376-1385

Wittchen, Hans-Ulrich et al. (2011): The size and burden of mental disorders and other disorders of the brain in Europe 2010. In: European Neuropsychopharmacology, 21, 655-679.

World Health Organization (2000): International Guide for Monitoring alcohol Consumption And Alcohol Related Harm. Geneva.

World Health Organization (2004): Global Status Report on Alcohol 2004. Geneva.

World Health Organization (2009): Global health risks: Mortality and burden of disease attributable to selected major risks. Geneva.

World Health Organization (2011): Global Information System on Alcohol and Health (GISAH). Internet: http://apps.who.int/globalatlas/DataQuery/default.asp, Zugriff: 22.10. 2011.

2.2 Tabak – Zahlen und Fakten zum Konsum

Thomas Lampert

Zusammenfassung

Der Verbrauch von Fertigzigaretten ist weiter rückläufig und betrug im Jahr 2010 83,6 Mrd. Stück (-3,5% gegenüber dem Vorjahr). Der Verbrauch von Feinschnitt stieg dagegen auf 25.486 Tonnen an (+4,4%); diese Menge entspricht etwa 38,2 Mrd. selbstgedrehten Zigaretten. Ebenfalls angestiegen ist der Verbrauch an Zigarren/Zigarillos auf 4,0 Mrd. Stück (+5,0%). Der Verbrauch von Pfeifentabak hat abgenommen und kann aktuell mit 756 Tonnen beziffert werden (-6,3%). Die Konsumentenausgaben für Tabakprodukte sanken im Jahr 2010 auf 22,5 Mrd. Euro (-1,1%). Die Einnahmen aus der Tabaksteuer beliefen sich auf 13,4 Mrd. Euro (-1,5%).
Der Anteil der Raucher und Raucherinnen ist seit einigen Jahren rückläufig. Gegenwärtig rauchen 31% der 15-jährigen und älteren Männer und 21% der gleichaltrigen Frauen. Auch das Ausmaß der Passivrauchbelastung ist zurückgegangen, aber noch immer sind 42% der Männer und 26% der Frauen mindestens einmal pro Woche Tabakrauch ausgesetzt. Bei Jugendlichen setzt sich der Trend zum Nichtrauchen immer stärker durch. Mittlerweile liegen die Prävalenzen bei 12- bis 17-jährigen Jungen und Mädchen mit 14% bzw. 12% so niedrig wie zu keinem anderen Zeitpunkt in den vergangenen 30 Jahren. Am stärksten verbreitet sind das Rauchen und die Passivrauchbelastung in den sozial benachteiligten Bevölkerungsgruppen.
Die Zahlen belegen, dass die in den letzten Jahren umgesetzten Maßnahmen der Tabakprävention und Tabakkontrollpolitik zu einem Rückgang des Rauchens geführt haben, und zwar insbesondere bei Jugendlichen und jungen Erwachsenen. Um den Tabakkonsum auch im mittleren und höheren Lebensalter zurückzudrängen, müssen die Bemühungen um die Tabakentwöhnung intensiviert werden.

Abstract

Consumption of manufactured cigarettes continues to decline and amounted to 83.6 billion in 2010 (3.5% down on the previous year). The consumption of fine-cut tobacco, however, rose to 25,486 tonnes (+4.4%); this quantity corresponds to about 38.2 billion roll-up cigarettes. Consumption of cigars/cigarillos also rose to 4.0 billion (+5.0%). Consumption of pipe tobacco has declined and is currently estimated at 756 tonnes (-6.3%). Consumer spending on tobacco products fell to € 22.5 billion (-1.1%) in 2010. Revenue from tobacco tax came to € 13.4 billion (-1.5%).

The percentage of the population which smoke has been declining for several years. At present 31% of men aged 15 and older and 21% of women in this age group smoke. Exposure to environmental tobacco smoke has also declined, although 42% of men and 26% of women are confronted with tobacco smoke at least once a week. The trend towards non-smoking has been gaining more and more ground among adolescents. The prevalence rates are now 14% among 12- to 17-year-old boys and 12% among girls of the same age – lower than at any time in the past 30 years. Smoking and exposure to environmental tobacco smoke are most widespread among socially disadvantaged population groups. It can therefore be concluded that the tobacco-prevention measures and tobacco-control policies implemented in recent years have led to a decline in smoking, particularly among adolescents and young adults. Efforts to combat nicotine addiction should be intensified in order to also curb tobacco consumption among people in middle and old age.

Einleitung

Das Rauchen ist in den Industrienationen das bedeutendste einzelne Gesundheitsrisiko und die führende Ursache vorzeitiger Sterblichkeit. Zu den Erkrankungen, die bei Rauchern und Raucherinnen vermehrt auftreten, gehören z.B. Herz-Kreislauf-, Atemwegs- und Krebserkrankungen. Außerdem wirkt sich das Rauchen negativ auf den Stoffwechsel, das Skelett, den Zahnhalteapparat, die Augen und die Fruchtbarkeit aus (U.S. Department of Health and Human Services, 2004; International Agency for Research on Cancer, 2004). An den Folgen des Rauchens sterben allein in Deutschland jedes Jahres zwischen 100.000 und 120.000 Menschen (Deutsches

Krebsforschungszentrum, 2009; Mons, 2011). Zu berücksichtigen sind auch Erkrankungen und Gesundheitsbeschwerden sowie vorzeitige Todesfälle, die durch eine regelmäßige Passivrauchexposition verursacht werden (Deutsches Krebsforschungszentrum, 2010a). Die Kosten für die Versorgung von Krankheiten und Gesundheitsproblemen, die auf das Rauchen zurückgehen, belaufen sich Schätzungen zufolge auf 7,5 Mrd. Euro jährlich. Unter Einbeziehung von Erwerbsunfähigkeit, Frühberentung und Todesfällen ist sogar von gesamtwirtschaftlichen Kosten in Höhe von 21 Mrd. Euro pro Jahr auszugehen (Neubauer et al., 2006).

Vor diesem Hintergrund stellt die nachhaltige Verringerung des Tabakkonsums ein wichtiges Ziel der Gesundheitspolitik dar. Dies spiegelt sich unter anderem in den Empfehlungen des Drogen- und Suchtrates, den Jahresberichten der Drogenbeauftragten der Bundesregierung und dem nationalen Gesundheitszieleprozess wider (Drogenbeauftragte der Bundesregierung 2011; Gesellschaft für Versicherungswissenschaft und -gestaltung, 2011). Eine wesentliche Voraussetzung für die Planung und Umsetzung von Maßnahmen zur Eindämmung des Tabakkonsums und Verbesserung des Nichtraucherschutzes ist eine regelmäßige Berichterstattung, die aktuelle Entwicklungen und Trends frühzeitig kenntlich macht. Neben der Gesundheitsberichterstattung des Bundes, die vom Robert Koch-Institut (RKI) gemeinsam mit dem Statistischen Bundesamt (DESTATIS) durchgeführt wird, und den Veröffentlichungen des WHO-Kolloborationszentrums am Deutschen Krebsforschungszentrum (DKFZ) wird dies auch durch das regelmäßig zu Jahresbeginn erscheinende Jahrbuch Sucht der Deutschen Hauptstelle für Suchtfragen (DHS) gewährleistet.

Für den vorliegenden Beitrag wird zum einen auf amtliche Verbrauchsstatistiken zurückgegriffen, die unter anderem Auskunft über den Absatz und die Preise der verschiedenen Tabakprodukte sowie die Konsumentenausgaben und Steuereinnahmen geben. Zum anderen werden Daten repräsentativer Bevölkerungsbefragungen genutzt, um Aussagen über die Verbreitung des Rauchens und der Passivrauchbelastung bei Jugendlichen und Erwachsenen treffen zu können. Vorab wird kurz auf den aktuellen Stand der Tabakkontrollpolitik und des Nichtraucherschutzes in Deutschland eingegangen.

Tabakkontrollpolitik und Nichtraucherschutz in Deutschland

In den Jahren 2002 bis 2008 hat die Bundesregierung zahlreiche Maßnahmen ergriffen, um den Tabakkonsum in der Bevölkerung zu verringern und Nichtraucher und Nichtraucherinnen vor Passivrauchbelastungen zu schützen. Zu verweisen ist unter anderem auf die mehrstufige Tabaksteuererhöhung in den Jahren 2002 bis 2005, die Novellierung der Arbeitsstättenverordnung im Jahr 2002, die Heraufsetzung der Altersgrenze für den Kauf und Konsum von Tabakprodukten im Jahr 2008, die Einschränkung bzw. das weitgehende Verbot von Tabakwerbung entsprechend des geltenden EU-Rechts sowie die seit 2007 erlassenen Nichtraucherschutzgesetze des Bundes und der Länder, die sich auf öffentliche Gebäude und Verkehrsmittel, Schulen und Krankenhäuser sowie auf gastronomische Betriebe beziehen.

In den letzten drei Jahren konnten nur in einzelnen Bereichen der Tabakkontrolle weitere Fortschritte erzielt werden. Am 1. Mai 2011 wurde eine neuerliche Anhebung der Tabaksteuer umgesetzt, die sich sowohl auf Zigaretten als auch auf Feinschnitt bezieht. Für die Jahre 2012 bis 2015 sind jeweils zum 1. Januar weitere Tabaksteuererhöhungen geplant, und zwar um jährlich vier bis acht Cent pro Packung Zigaretten. Als Erfolg ist die große Zustimmung zum bayrischen Volksentscheid über die Einführung strikter Rauchverbote in der Gastronomie im Juli 2010 anzusehen. Bayern war damit das erste Bundesland mit nahezu lückenlosen Rauchverbotsregelungen. Im Saarland trat am 28. März 2011 ein ähnlich fortschrittliches Nichtraucherschutzgesetz in Kraft. Auch in Nordrhein-Westfalen gibt es Anstrengungen, die Gesetze zum Nichtraucherschutz zu verschärfen. In vielen anderen Bundesländern werden jedoch die bestehenden Regelungen für ausreichend erachtet. Die Folge ist eine heterogene länderspezifische Gesetzgebung zum Nichtraucherschutz, die letztlich wohl nur durch einheitliches Bundesgesetz behoben werden kann (Deutsches Krebsforschungszentrum, 2010b).

Mit Bezug auf die Vorgaben des internationalen Rahmenabkommens zur Tabakkontrolle (Framework Convention Alliance on Tobacco Control, FCTC), die in Deutschland seit Dezember 2004 rechtlich bindend sind, können eine Reihe weiterer Handlungsbedarfe identifiziert werden. So wurde die EU-Richtlinie 2007/65/EG, die sich unter anderem auf Verbote für Schleichwerbung, unterschwellige Beeinflussung, Produktplazierung und Sponsoring für Tabakprodukte im Fernsehen bezieht, noch nicht in nationales Recht umgesetzt. Im Rahmen des dazu nötigen Gesetzgebungsverfahrens könnten auch andere Lücken der deutschen Tabakwerbeverbote, z.B. Werbung auf Außenflächen und im Kino nach 18 Uhr sowie Sponsoring regionaler Veranstaltungen, geschlossen werden. Bislang sind in Deutschland auch noch keine bildlichen Warnhinweise auf Zigarettenpackungen vorgesehen, wie dies die EU-Richtlinie 2003/641/EG verlangt. Belgien führte entsprechende visuelle Hinweise bereits 2006 ein, Großbritannien folgte im Jahr 2008 (DKFZ, 2009). Zudem gibt es detailliertere, in Deutschland aber noch nicht hinreichend umgesetzte Vorschläge, wie auf dem Wege der Produktregulierung Gesundheitsgefahren durch Tabakzusatzstoffe reduziert werden können (Deutsches Krebsforschungszentrum, 2010c).

Verbrauch von Tabakprodukten

Der Konsum von in Deutschland versteuerten Fertigzigaretten ist seit dem Jahr 2003 rückläufig. Im Gesamtjahr 2010 nahm der Verbrauch im Vergleich zum Vorjahr um 3,5% auf 83,6 Mrd. Stück ab (Tab. 1). Der Pro-Kopf-Verbrauch betrug 1.021 Zigaretten (2009: 1.058 Zigaretten) (Statistisches Bundesamt, 2011).

Bezüglich des Absatzes von Feinschnitt ist eine gegenläufige Entwicklung zu beobachten. Der Verbrauch erhöhte sich im Jahr 2010 um 4,4% auf 25.486 Tonnen. Diese Menge entspricht schätzungsweise 38,2 Mrd. Zigaretten (Annahme: 1kg Feinschnitt ergibt 1.500 selbstgedrehte Zigaretten; vgl. Deutsches Krebsforschungszentrum, 2003). Ebenfalls zugenommen hat der Verbrauch von Zigarren und Zigarillos (+5,0% auf 4,0 Mrd. Stück), nachdem in den Vorjahren – vermutlich infolge der seit 2008 geltenden Besteuerung von Eco-Zigarillos (Zigaretten mit einem Deckblatt aus Tabak) mit dem Steuersatz normaler Fertigzigaretten – deutliche Rückgänge zu verzeichnen waren. Der Verbrauch von Pfeifentabak ist dagegen weiter rückläufig. Im Jahr 2010 sank er um 6,3% auf 756 Tonnen. Die rückläufige Entwicklung in den letzten Jahren ist vor dem Hintergrund zu sehen, dass die sogenannten Pseudo-Pfeifentabake, die sich zum Drehen von Zigaretten eignen, seit Mitte 2008 wie Feinschnitt besteuert werden.

2.2 Tabak – Zahlen und Fakten zum Konsum

Tab. 1: Tabakwarenverbrauch 1996 bis 2010 in Millionen Stück bzw. Tonnen (entsprechend Nettobezug von Steuerzeichen)

		1996	1997	1998	1999	2000	2001	2002	2003	2004	2005	2006	2007	2008	2009	2010
Zigaretten	Mio.	136.244	137.677	138.388	145.265	139.625	142.546	145.145	132.603	111.761	95.827	93.465	91.497	87.977	86.607	83.565
Zigarren/Zigarillos	Mio.	1.359	1.592	1.992	2.289	2.557	2.511	3.068	3.116	3.640	4.028	5.545	6.519	4.991	3.777	3.967
Feinschnitt	t	13.909	14.134	14.752	13.996	14.611	16.273	15.473	18.603	24.265	33.232	22.702	22.381	21.849	24.404	25.486
Pfeifentabak	t	1.040	1.039	1.003	983	909	925	847	870	884	804	922	1.608	1.883	806	756

Relative Veränderung gegenüber dem Vorjahr (in %)*

	1997	1998	1999	2000	2001	2002	2003	2004	2005	2006	2007	2008	2009	2010
Zigaretten	+1,1	+0,5	+5,0	-3,9	+2,1	+1,8	- 8,6	-15,8	-14,3	-2,5	-2,1	-3,8	-1,6	-3,5
Zigarren/Zigarillos	+17,1	+25,1	+14,9	+11,7	-1,8	+22,2	+ 1,6	+16,7	+10,7	+37,7	+17,6	-23,4	-24,6	+5,0
Feinschnitt	+1,5	+4,4	-5,1	+4,4	+11,4	-4,9	+20,2	+30,4	+37,0	-31,7	-1,4	-2,4	+11,7	+4,4
Pfeifentabak	-0,2	-3,4	-2,0	-7,5	+1,7	-8,4	- 2,7	+1,6	-9,1	14,7	+74,5	+17,0	-57,2	-6,3

* Prozentangaben beziehen sich auf die exakten Werte.
Quelle: Statistisches Bundesamt 2011a,b

69

Ein Teil der Verbraucher dürfte daraufhin wieder auf Feinschnitt umgestiegen sein.

Über die letzten Jahre betrachtet verdeutlichen die Verbrauchsdaten, wie preissensibel ein Teil der Tabakkonsumenten reagiert. Im Wechselspiel zwischen Produktneueinführungen der Tabakindustrie und konsekutiven Anpassungen der Besteuerung wählen sie das jeweils günstigste Produkt. Dabei konkurrieren im Niedrigpreissegment einerseits billige Fertigzigaretten von Markenherstellern mit den sogenannten Handelsmarken, die von Lebensmittelketten vertrieben werden. Andererseits stehen beide Produkte in Konkurrenz zu Tabakerzeugnissen wie Feinschnitt, Pseudo-Pfeifentabak, Tabaksträngen oder Eco-Zigarillos (Deutscher Zigarettenverband, 2011; vgl. Lampert, List, 2011).

Der Bedarf an Tabakwaren wird auch und in nicht unerheblichem Umfang durch legale Einfuhr aus Ländern mit niedrigeren Zigarettenpreisen oder aus illegalen Quellen gedeckt. Nach einer Verlaufsstudie der Tabakindustrie, für die leere Zigarettenschachteln über Entsorgungsstationen eingesammelt und ausgewertet werden, wurden im Jahr 2011 im Bundesdurchschnitt 22% der verbrauchten Fertigzigaretten nicht in Deutschland versteuert. In den grenznahen Regionen der neuen Bundesländer wiesen sogar bis zu 60% der eingesammelten Zigarettenschachteln keine deutsche Steuerbanderole auf (Deutscher Zigarettenverband, 2011). Neben den fehlenden Steuereinnahmen sind auch die zusätzlichen Gesundheitsgefahren durch gefälschte Tabakerzeugnisse zu berücksichtigen. Wiederholt ergaben Analysen von sichergestellten Zigaretten Verunreinigungen beispielsweise durch Blei, Cadmium oder Arsen sowie durch Kot und Milben. Zudem werden häufig die zulässigen Grenzwerte für Nikotin und Teer überschritten (Deutsches Krebsforschungszentrum, 2002). Die Daten der Verlaufsstudie sind aufgrund des selektiven Erhebungsverfahrens allerdings nicht als repräsentativ zu erachten und dürften eine Überschätzung des Konsums unversteuerter, geschmuggelter oder gefälschter Zigaretten zum Ausdruck bringen (Deutsches Krebsforschungszentrum, 2010d).

Preisentwicklung bei Fertigzigaretten

Im Jahr 2010 kostete eine Fertigzigarette durchschnittlich 22,98 Eurocent. Für die am häufigsten verkauften Markenzigaretten mussten pro Stück

2.2 Tabak – Zahlen und Fakten zum Konsum

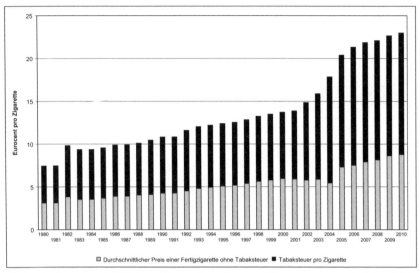

Abb. 1: Durchschnittlicher Verkaufspreis von Zigaretten pro Stück 1980-2010. Quelle: Statistisches Bundesamt 2011

25,79 Eurocent bezahlt werden. Zwischen 1980 und 2010 hat sich der Preis für Zigaretten in etwa verdreifacht. Staatlicherseits hat neben der mehrstufigen Tabaksteuererhebung in den Jahren 2002 bis 2005 und der neuerlichen Anhebung im Mai 2011 auch die im Jahr 2007 umgesetzte Mehrwertsteuererhöhung von 16% auf 19% zur Verteuerung von Fertigzigaretten beigetragen (Statistisches Bundesamt, 2011). Der Anteil der Tabaksteuer am durchschnittlichen Verkaufspreis von Fertigzigaretten betrug 2010 ca. 62% (Abb. 1). Im Jahr 2004 lag der Anteil noch bei 69%. Inklusive der Mehrwertsteuer ergibt sich für 2010 insgesamt ein Steueranteil von rund drei Viertel des Verkaufspreises. Durchschnittlich ca. zwei Drittel des restlichen Viertels gehen an die Hersteller und ein Drittel an den Handel.

Ausgaben für Tabakwaren

Die Konsumentenausgaben für Tabakwaren sind im Jahr 2010 im Vergleich zum Vorjahr um 1,1% auf 22,5 Mrd. Euro gesunken (Tab. 2). Dieser Rückgang ist vor allem auf geringere Ausgaben für Fertigzigaretten zu-

Tab. 2: Ausgaben für Tabakwaren 1996 bis 2010 (Kleinverkaufswerte)

	1996 Mio. €	1997 Mio. €	1998 Mio. €	1999 Mio. €	2000 Mio. €	2001 Mio. €	2002 Mio. €	2003 Mio. €	2004 Mio. €	2005 Mio. €	2006 Mio. €	2007 Mio. €	2008 Mio. €	2009 Mio. €	2010 Mio. €
Zigaretten	17.069	17.665	18.327	19.579	19.176	19.861	21.578	21.078	19.963	19.533	19.913	19.992	19.425	19.625	19.200
Zigarren/Zigarillos	291	343	406	469	507	499	566	569	653	664	783	823	720	630	656
Feinschnitt	1.023	1.004	1.062	923	990	1.140	1.058	1.472	2.218	3.708	2.339	2.162	2.170	2.436	2.583
Pfeifentabak	97	99	97	98	92	95	86	91	94	85	95	132	145	88	84
Summe	18.480	19.111	19.893	21.069	20.765	21.595	23.285	23.209	22.934	23.989	23.130	23.110	22.460	22.779	22.522

Relative Veränderung gegenüber dem Vorjahr (in %)*

	1997	1998	1999	2000	2001	2002	2003	2004	2005	2006	2007	2008	2009	2010
Zigaretten	+3,5	+3,8	+6,8	-2,1	-1,5	+8,6	-2,3	-5,3	-2,2	+1,9	+0,4	-2,8	+1,0	-2,2
Zigarren/Zigarillos	+17,8	+18,6	+15,4	+8,2	+3,6	+13,3	+0,6	+14,6	+1,6	+18,0	+5,1	-13,0	-13,0	+4,0
Feinschnitt	-1,9	+5,8	-13,1	+7,2	+15,2	-7,2	+39,1	+50,7	+67,2	-36,9	-7,5	+0,4	+12,2	+6,0
Pfeifentabak	+2,2	-1,7	+0,3	-5,5	+2,5	-8,7	+4,8	+4,0	-10,1	+11,8	+39,3	+9,9	-39,4	-4,8
Summe	+3,4	+4,1	+5,9	-1,4	+4,0	+7,8	-0,3	-1,2	+4,6	-3,6	-0,1	-2,8	+1,4	-1,1

* Prozentangaben beziehen sich auf die exakten Werte.
Quelle: Statistisches Bundesamt 2011a,b

rückzuführen (-2,2% auf 19,2 Mrd. Euro). Die Verbraucher haben außerdem weniger Geld für Pfeifentabak ausgegeben (-4,8% auf 84 Mio. Euro). Die Ausgaben für Zigarren/Zigarillos sind hingegen gestiegen (+4,0% auf 656 Mio. Euro), nachdem sie in den beiden vorausgegangen Jahren rückläufig waren (jeweils -13%). Auch für Feinschnitt ist, wie bereits im Jahr 2009, ein Anstieg der Ausgaben festzustellen (+6,0% auf 2,6 Mrd. Euro).

Tabaksteuereinnahmen

Die Nettoeinnahmen aus der Tabaksteuer sanken 2010 im Vergleich zum Vorjahr um 1,5% auf 13,4 Mrd. Euro (Tab. 3). Die Einnahmeverluste sind insbesondere auf den geringeren Verbrauch von Zigaretten und Pfeifentabak zurückzuführen, wobei für das Steueraufkommen die Veränderungen beim Zigarettenkonsum (-2,2% auf 11,8 Mrd. Euro) deutlich stärker zu Buche schlagen als beim Konsum von Pfeifentabak (-5,5% auf 23 Mio. Euro). Bezüglich des Tabaksteuereinkommens, das sich aus dem Verbrauch von Zigarren/Zigarillos und Feinschnitt ergibt, ist hingegen ein Anstieg zu beobachten (+4,9% auf 65 Mio. Euro bzw. +4,7% auf 1,4 Mrd. Euro). Von den gesamten Tabaksteuereinnahmen entfielen im Jahr 2010 rund 88,9% auf Fertigzigaretten, gefolgt von Feinschnitt mit 10,4%. Zigarren/Zigarillos und Pfeifentabak sind zusammen nur für 0,7% des Tabaksteueraufkommens verantwortlich.

Ausgaben für Tabakwerbung

Gemäß einer im Jahr 2005 getroffenen Vereinbarung teilt der Deutsche Zigarettenverband (DZV) der Drogenbeauftragten der Bundesregierung jährlich die Aufwendungen für Tabakwerbung mit. Diese Angaben werden im Drogen- und Suchtbericht der Drogenbeauftragten veröffentlicht. Im Jahr 2009 beliefen sich die Werbeausgaben der Tabakindustrie auf 222 Mio. Euro. Im Vergleich zum Vorjahr bedeutet dies einen Zuwachs von 15%. Auch in den Jahren 2007 und 2008 sind die Werbeausgaben im Vergleich zu den Vorjahren gestiegen. Mit dem Inkrafttreten des Tabakwerbeverbots in Printmedien und im Internet Ende des Jahres 2006 haben sich die Werbeausgaben der Tabakindustrie allerdings zunehmend in die nicht

Tab. 3: Netto-Tabaksteuereinnahmen 1996 bis 2010

	1996 Mio. €	1997 Mio. €	1998 Mio. €	1999 Mio. €	2000 Mio. €	2001 Mio. €	2002 Mio. €	2003 Mio. €	2004 Mio. €	2005 Mio. €	2006 Mio. €	2007 Mio. €	2008 Mio. €	2009 Mio. €	2010 Mio. €
Zigaretten	9.988	10.237	10.467	11.154	10.886	11.432	13.205	13.353	12.545	12.387	12.974	12.862	12.261	12.141	11.876
Zigarren/Zigarillos	23	28	32	35	37	39	46	45	56	65	83	111	86	62	65
Feinschnitt	529	512	538	440	489	570	499	676	1.008	1.772	1.291	1.232	1.167	1.329	1.391
Pfeifentabak	25	25	24	24	23	22	21	21	23	24	26	43	50	24	23
Summe	**10.563**	**10.801**	**11.060**	**11.653**	**11.436**	**12.063**	**13.771**	**14.095**	**13.631**	**14.247**	**14.375**	**14.248**	**13.563**	**13.556**	**13.355**

Relative Veränderung gegenüber dem Vorjahr (in %)*

	1997	1998	1999	2000	2001	2002	2003	2004	2005	2006	2007	2008	2009	2010
Zigaretten	+2,5	+2,3	+6,6	-2,4	+5,0	+15,5	+1,1	-6,1	-1,3	+4,7	-0,9	-4,7	-2,5	-2,2
Zigarren/Zigarillos	+21,9	+11,6	+11,3	+6,8	+3,9	+17,3	-1,3	+23,3	+16,4	+28,4	+33,6	-23,0	-30,8	+4,9
Feinschnitt	-3,2	+5,1	-18,2	+11,1	+11,1	-12,5	+39,2	+49,1	+75,8	-27,1	-4,6	-5,3	+13,4	+4,7
Pfeifentabak	+1,6	-3,1	-2,6	-2,2	-1,7	-4,9	-1,1	+10,6	+2,0	+10,3	+62,5	+16,0	-52,1	-5,5
Summe	**+2,3**	**+2,4**	**+5,4**	**-1,9**	**+5,5**	**+14,2**	**+2,5**	**-3,3**	**+4,5**	**+0,9**	**-0,9**	**-4,8**	**-1,5**	**-1,5**

* Prozentangaben beziehen sich auf die exakten Werte.
Quelle: Statistisches Bundesamt 2011a,b

Tab. 4: Ausgaben der Tabakindustrie für Werbung, Promotion und Sponsoring 2005-2009 (in €)

	2005	2006	2007	2008	2009
Werbeausgaben insgesamt	182.328.435	79.898.888	128.941.300	192.768.608	222.263.153
Direkte Werbung	93.646.243	34.280.418	53.088.196	86.295.878	81.345.793
Werbung in Printmedien	21.660.897	8.611.583	435.595	503.810	1.535.929
Außenwerbung	51.995.340	20.019.962	49.189.851	78.009.936	70.982.825
Werbung im Kino	9.693.583	2.149.724	2.064.600	1.511.910	2.300
Werbung im Internet	2.890.818	2.756.123	295.319	188.000	277.480
Sonstige Werbung	4.979.829	712.239	1.102.830	6.005.485	8.494.372
Keine Zuordnung	2.425,777	30.788	435.595	76.736	52.886
Promotion	85.995.774	41.929.535	72.646.065	102.792.094	137.495.499
Sponsoring	2.686.418	3.688.723	3.207.039	3.680.636	3.421.861

Quellen: Deutscher Zigarettenverband (DZV), Drogenbeauftragte 2011

regulierten Marketingbereiche wie Außenwerbung und Promotion verlagert. Im Fernsehen und Hörfunk ist die Werbung für Tabakprodukte schon seit Längerem untersagt. Verboten ist außerdem das Sponsoring von Veranstaltungen mit grenzüberschreitender Wirkung, wie z.b. Formel-1-Rennen. Das Sponsoring von Veranstaltungen mit lediglich lokaler bzw. regionaler Bedeutung ist allerdings nach wie vor erlaubt.

Verbreitung des Rauchens in der Bevölkerung

Aussagen zur Verbreitung des Rauchens in der Bevölkerung sind anhand mehrerer bundesweit repräsentativer Datensätze möglich. Nach den Daten

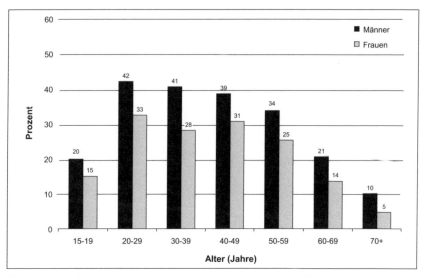

Abb. 2: Anteil der Raucher und Raucherinnen in verschiedenen Altersgruppen. Quelle: Mikrozensus 2009

des Mikrozensus 2009 rauchen 31% der 15-jährigen und älteren Männer und 21% der gleichaltrigen Frauen. Am stärksten verbreitet ist das Rauchen im jungen und mittleren Erwachsenenalter. Erst ab einem Alter von 60 Jahren lässt sich ein deutlicher Rückgang beobachten (Abb. 2), der auch vor dem Hintergrund der Zunahme tabakbedingter Erkrankungen und Todesfälle zu sehen ist. Bezüglich der vergleichsweise geringen Rauchquote in der Altersgruppe der 15- bis 19-Jährigen muss von einer Unterschätzung ausgegangen werden, da oftmals nicht die Jugendlichen selbst, sondern ihre Eltern den Fragebogen ausfüllen und zumindest einige Eltern nicht wissen, dass ihre Kinder rauchen (vgl. die Ergebnisse von Studien, in denen die Jugendlichen selbst befragt werden, in Tab. 5).

Nach den Daten der Studie „Gesundheit in Deutschland aktuell (GEDA)" 2009, die sich auf die 18-jährige und ältere Bevölkerung beziehen, rauchen 34% der Männer und 26% der Frauen (Lampert, 2011). Auch mit Daten des Epidemiologischen Suchtsurveys und des Sozio-oekonomischen Panels kann gezeigt werden, dass etwa ein Drittel der erwachsenen Männer und ein Viertel der erwachsenen Frauen rauchen (Tab. 5). Zu berücksichtigen ist dabei, dass ein direkter Vergleich der Prävalenzen nicht

Tab. 5: Aktuelle Daten zur Prävalenz des Rauchens in der Bevölkerung

Datenquelle	Jahr	Alter	Prävalenz (%)		
			Männer	Frauen	Gesamt
Mikrozensus (Statistisches Bundesamt)	2009	15+	30,5	21,2	25,7
GEDA-Studie (Robert Koch-Institut)	2009	18+	33,9	26,1	29,9
Sozio-oekonomisches Panel (Deutsches Institut für Wirtschaftsforschung)	2009	18+	31,6	24,7	28,0
Epidemiologischer Suchtsurvey (Institut für Therapieforschung)	2009	18-64	32,8	25,5	29,2
Repräsentativbefragung "Jugendliche, junge Erwachsene und Alkohol" (Bundeszentrale für gesundheitliche Aufklärung)	2010	12-25	30,5	26,2	28,4
Kinder- und Jugendgesundheitssurvey (Robert Koch-Institut)	2003-06	11-17	20,5	20,3	20,4
HBSC-Studie (Weltgesundheitsorganisation)	2006	11-15	8,4	9,9	9,2
ESPAD-Studie (Institut für Therapieforschung)	2007	15-16	35,0	37,4	36,3

GEDA=Gesundheit in Deutschland aktuell; HBSC=Health Behaviour in School-aged Children; ESPAD=Europäische Schülerstudie zu Alkohol und anderen Drogen

möglich ist, weil sich die Erhebungen auf unterschiedliche Altersspannen beziehen und unterschiedliche Befragungsinstrumente zum Einsatz kamen.

Besonders stark zum Tragen kommen die methodischen Unterschiede beim Vergleich der Studien zum Rauchverhalten von Jugendlichen. Nach den Daten einer Repräsentativerhebung der Bundeszentrale für gesundheitliche Aufklärung (BZgA) aus dem Jahr 2010 rauchen 31% der 12- bis 25-jährigen Jungen bzw. jungen Männer und 26% der gleichaltrigen Mädchen bzw. jungen Frauen (BZgA, 2011). Im Kinder- und Jugendgesundheitssurvey (KiGGS) wird für 11- bis 17-jährige Jungen und Mädchen ein Raucheranteil von etwa 20% berichtet (Lampert, Thamm, 2007). Dass die

Prävalenzen nach der Health Behaviour in School-aged Children-Studie (HBSC) weitaus niedriger ausfallen, hängt mit der jüngeren Studienpopulation und den Bezug auf den regelmäßigen Konsum (mindestens einmal pro Woche) zusammen (Richter, Leppin, 2008). Die vergleichsweise hohen Raucheranteile der Europäischen Schülerstudie zu Alkohol und anderen Drogen (ESPAD) rühren daher, dass die Alterspanne zwischen 11 und 14 Jahren, in denen nur ein geringer Anteil der Heranwachsenden raucht, nicht einbezogen wurde (Kraus et al., 2008). Außerdem ist zu berücksichtigen, dass die KiGGS-, HBSC- und ESPAD-Daten schon etwas älter sind. Aktuellere Daten aus diesen Studien werden erst im kommenden Jahr zur Verfügung stehen.

Ausmaß der Passivrauchbelastung

Die GEDA-Studie stellt auch Daten zur Abschätzung der Passivrauchbelastung bereit. Demnach waren im Jahr 2009 rund 33% der 18-jährigen und älteren Bevölkerung, die selbst nicht rauchten, mindestens an einem Tag in der Woche einer Passivrauchbelastung ausgesetzt. Auf Männer traf dies häufiger zu als auf Frauen (42% gegenüber 26%). Die höchste Exposition wurde bei jungen Erwachsenen im Alter von 18 bis 29 Jahren festgestellt, aber auch im mittleren Erwachsenenalter ist ein großer Teil der Nichtraucher und Nichtraucherinnen regelmäßig Tabakrauch konfrontiert. Erst ab dem 60. Lebensjahr nimmt die Passivrauchbelastung allmählich ab (Abb. 3; vgl. Lampert, List, 2010).

Dass sie täglich einer Passivrauchbelastung ausgesetzt sind, wird von 13% der Nichtraucher und 9% der Nichtraucherinnen angegeben. Weitere 6% der Nichtraucher und 3% der Nichtraucherinnen sind an vier bis sechs Tagen belastet. An einem bis drei Tagen in der Woche sind 22% der Männer und 14% der Frauen, die selbst nicht rauchen, mit Tabakrauch konfrontiert.

Die GEDA-Studie gibt außerdem Auskunft darüber, an welchen Orten eine Passivrauchbelastung auftritt. Dabei fällt auf, dass Männer weitaus häufiger als Frauen an ihrem Arbeitsplatz Tabakrauch ausgesetzt sind. Auch in Kneipen, Bars und Diskotheken sowie in Restaurants und bei Freunden und Bekannten sind mehr Männer als Frauen exponiert. Lediglich in Bezug auf die Passivrauchbelastung in der eigenen Wohnung sind keine be-

2.2 Tabak – Zahlen und Fakten zum Konsum

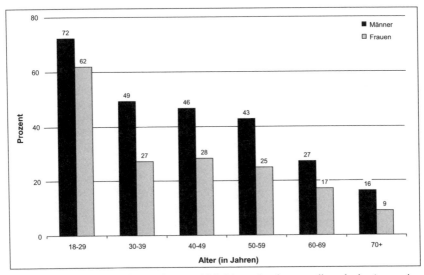

Abb. 3: Anteil der Nichtraucher und Nichtraucherinnen, die mindestens einmal pro Woche einer Passivrauchbelastung ausgesetzt sind, in verschiedenen Altersgruppen. Quelle: GEDA 2009

deutsamen geschlechtsspezifischen Unterschiede festzustellen. Die Passivrauchexposition am Arbeitsplatz wird unterschätzt, wenn wie in Abb. 4 die 18-jährige und ältere Bevölkerung betrachtet wird. Erfolgt eine Eingrenzung auf die erwerbstätige Bevölkerung im Alter von 18 bis 64 Jahren, betragen die Prävalenzen bei nicht rauchenden Männern und Frauen 31% bzw. 14%.

Aussagen zur Passivrauchbelastung von Kindern und Jugendlichen sind mit Daten der KiGGS-Studie des Robert Koch-Instituts möglich. Für die Jahre 2003 bis 2006 zeigt sich, dass 49% der Kinder und Jugendlichen im Alter bis 17 Jahren mit mindestens einem rauchenden Elternteil zusammenlebt. Bei 19% der Heranwachsenden rauchten sogar beide Elternteile. Dass sie in Gegenwart ihrer Kinder in der Wohnung rauchen, wurde von 30% der Eltern angegeben. Neben den Angaben der Eltern kann in der KiGGS-Studie auch auf Selbstauskünfte der Jugendlichen im Alter von 11 bis 17 Jahren zurückgegriffen werden. Danach halten sich rund 85% der Jugendlichen, die selbst nicht rauchen, zumindest gelegentlich in Räumen auf, in denen geraucht wird. Einer täglichen Passivrauchbelastung sind

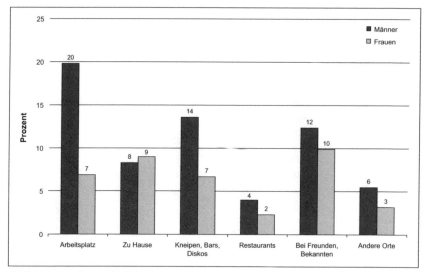

Abb. 4: Anteil der 18-jährigen und älteren Nichtraucher und Nichtraucherinnen, die mindestens einmal pro Woche einer Passivrauchbelastung ausgesetzt sind, nach Ort der Exposition. Quelle: GEDA 2009

rund 25% der Jugendlichen ausgesetzt, weitere 15% sind mehrmals in der Woche mit Tabakrauch konfrontiert (Lampert, 2008; Lampert, List, 2010).

Bevölkerungsgruppenspezifische Unterschiede

Für die Tabakprävention und Tabakkontrollpolitik ist von großer Bedeutung, in welchen Bevölkerungsgruppen das Rauchen und die Passivrauchbelastung am stärksten verbreitet sind. Anhaltspunkte hierzu liefern Analysen, die auf Zusammenhänge mit dem sozialen Status hinweisen. Der soziale Status wird dabei in der Regel anhand von Angaben zum Bildungsniveau, zur beruflichen Stellung und zur Einkommenssituation ermittelt (Lampert, Kroll, 2009).

Mit Daten der GEDA-Studie 2009 kann gezeigt werden, dass Männer und Frauen mit niedrigem sozialen Status häufiger rauchen als diejenigen mit mittlerem und insbesondere als diejenigen mit hohem Sozialstatus.

2.2 Tabak – Zahlen und Fakten zum Konsum

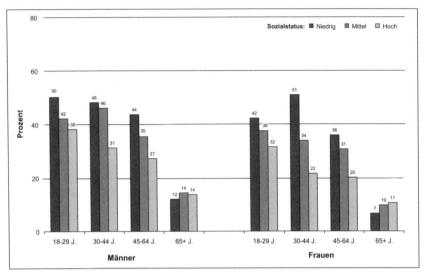

Abb. 5: Anteil der Raucher und Raucherinnen in verschiedenen Altersgruppen nach Sozialstatus. Quelle: GEDA 2009

Dies gilt zumindest für Erwachsene im jungen und mittleren Lebensalter (Abb. 5). Mit Bezug auf die gesamte Altersspanne ab 18 Jahren und Berücksichtigung der unterschiedlichen Alterszusammensetzung der Statusgruppen, kann die Aussage getroffen werden, dass das Risiko zu rauchen bei Männern und Frauen mit niedrigem Sozialstatus im Verhältnis zu denjenigen mit hohem Sozialstatus um fast das Zweifache erhöht ist.

Auch bei Jugendlichen zeichnen sich deutliche soziale Unterschiede im Rauchverhalten ab. Nach den Daten der KiGGS-Studie rauchen Jugendliche aus Familien mit niedrigem Sozialstatus etwa zweimal häufiger als die Gleichaltrigen aus Familien mit hohem Sozialstatus, wobei diese Unterschiede bei Mädchen noch stärker ausgeprägt sind als bei Jungen. Außerdem unterscheidet sich das Rauchverhalten nach der besuchten Schulform: Jungen und Mädchen, die eine Hauptschule besuchen, rauchen drei- bis viermal häufiger im Vergleich zu Gymnasiasten und Gymnasiastinnen. Auch Jungen und Mädchen auf Real- und Gesamtschulen rauchen häufiger als diejenigen auf Gymnasien, allerdings seltener als die Gleichaltrigen, die eine Hauptschule besuchen (Lampert, 2008).

Auch bezüglich der Passivrauchbelastung sind Unterschiede nach dem sozialen Status festzustellen. Nach den Daten der GEDA-Studie 2009 sind Männer und Frauen mit niedrigem und auch mit mittlerem Sozialstatus weitaus häufiger als diejenigen mit hohem Sozialstatus regelmäßig Passivrauch ausgesetzt. Wie für das Rauchen so gilt auch für die Passivrauchexposition, dass sich einzig im höheren Lebensalter keine bedeutsamen Unterschiede zwischen den Statusgruppen zeigen. Zurückzuführen sind die sozialen Unterschiede vor allem auf eine höhere Passivrauchbelastung in der eigenen Wohnung sowie bei Freunden und Bekannten. Für die Unterschiede bei Männern spielt außerdem der Arbeitsplatz eine Rolle. Bezüglich der Passivrauchbelastung in Cafes, Bars und Diskotheken sowie in Restaurants sind hingegen keine signifikanten Unterschiede zwischen den Statusgruppen festzustellen. Nach Berücksichtigung der unterschiedlichen Alterszusammensetzung ergab sich für Männer und Frauen mit niedrigem Sozialstatus im Verhältnis zu denjenigen mit hohem Sozialstatus ein um den Faktor zwei erhöhtes Risiko, einer Passivrauchexposition ausgesetzt zu sein.

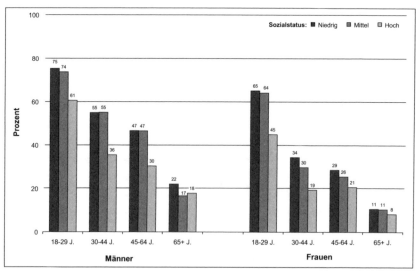

Abb. 6: Anteil der Nichtraucher und Nichtraucherinnen in verschiedenen Altersgruppen, die einer mindestens einmal pro Woche einer Passivrauchbelastung ausgesetzt sind, nach Sozialstatus. Quelle: GEDA 2009

Noch stärker fallen die statusspezifischen Unterschiede in der Passivrauchbelastung bei den Heranwachsenden aus. Nach den KiGGS-Daten leben Kinder und Jugendliche mit niedrigem Sozialstatus fast viermal häufiger als die Gleichaltrigen aus der hohen Statusgruppe mit Eltern zusammen, die rauchen. Dass sie in Gegenwart ihrer Kinder in der Wohnung rauchen, wurde in der Studie von Eltern mit niedrigem Sozialstatus sogar fünfmal so oft angegeben (Lampert, List, 2010).

Zeitliche Entwicklungen und Trends

Erkenntnisse über zeitliche Entwicklungen und Trends des Rauchverhaltens sind eine wichtige Voraussetzung für die Planung, Umsetzung und Evaluation von Maßnahmen der Tabakprävention und Tabakkontrolle. Mit den Daten des Mikrozensus lässt sich für 15-jährige und ältere Männer zeigen, dass der Anteil der Raucher im Zeitraum von 1992 bis 2009 von 37% auf 31% sukzessive abgenommen hat. Bei Frauen war lange Zeit eine gegenläufige Entwicklung festzustellen, die durch einen Anstieg des Anteils der Raucherinnen von 19% auf 23% bis zum Jahr 2005 gekennzeichnet war. In den letzten Jahren ist allerdings auch bei Frauen eine Verringerung der Rauchquote auf gegenwärtig 21% zu beobachten (Abb. 7).

Die Daten der Gesundheitssurveys des Robert Koch-Instituts sprechen ebenfalls dafür, dass sich das Rauchverhalten in den letzten Jahren verändert hat. Eine altersdifferenzierte Betrachtung der Daten macht deutlich, dass der Rückgang des Rauchens vor allem auf Verhaltensänderungen bei jungen Erwachsenen zurückzuführen ist. Bei 18- bis 29-jährigen Männern hat die Rauchquote im Zeitraum von 2003 bis 2009 von 55% auf 43% abgenommen, bei gleichaltrigen Frauen von 46% auf 38%. Im mittleren und höheren Lebensalter (ab 45 Jahre) fällt der Rückgang – wenn er überhaupt beobachtet werden kann – weitaus schwächer aus und ist statistisch nicht bedeutsam (Lampert, 2011).

Die langfristige Entwicklung der Rauchprävalenzen bei Jugendlichen kann anhand der Repräsentativerhebungen der BZgA nachgezeichnet werden (Abb. 8). Für den Zeitraum von 1979 bis 1993 ist ein Rückgang des Rauchens zu beobachten, dem Ende der 1990er Jahre ein neuerlicher Anstieg folgte. Seitdem sind die Prävalenzen wieder rückläufig. Im Jahr 2010

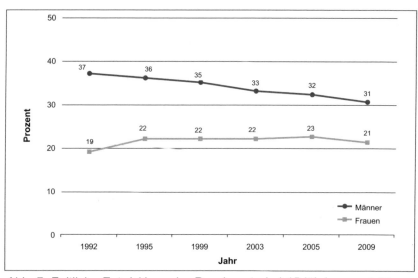

Abb. 7: Zeitliche Entwicklung der Rauchquote bei 15-jährigen und älteren Männern und Frauen. Quelle: Mikrozensen 1992-2009

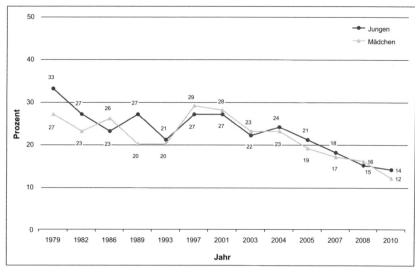

Abb. 8: Zeitliche Entwicklung der Rauchquote bei 12- bis 17-jährigen Jungen und Mädchen. Quelle: Repräsentativerhebungen der BZgA 1979-2010

betrugen sie bei 12- bis 17-jährigen Jungen 14% und bei gleichaltrigen Mädchen 12% (Bundeszentrale für gesundheitliche Aufklärung, 2011). Eine Beschreibung der zeitlichen Entwicklungen und Trends beim Passivrauchen sind nur für Erwachsene möglich, da für Kinder und Jugendliche keine Vergleichsdaten aus früheren Jahren zur Verfügung stehen. Mit den Daten der Gesundheitssurveys des Robert Koch-Instituts lässt sich für die 18- bis 79-jährige Bevölkerung zeigen, dass der Anteil der Nichtraucher und Nichtraucherinnen, die regelmäßig einer Passivrauchbelastung ausgesetzt sind, im Zeitraum von 1998 bis 2009 ausgehend von 57% auf 34% zurückgegangen ist. Auch die Daten des Epidemiologischen Suchtsurveys weisen auf eine Verringerung der Passivrauchbelastung hin. Während im Jahr 2006 noch 27% der nichtrauchenden Erwerbstätigen und Auszubildenden angaben, am Arbeitsplatz mit Tabakrauch konfrontiert zu sein, waren es im Jahr 2009 nur noch 15%. Der Anteil der Nichtraucher und Nichtraucherinnen, die in der Freizeit und in der eigenen Wohnung belastet waren, sank von 33% auf 14% bzw. von 14% auf 10% (Baumeister et al., 2006; Kraus et al., 2010).

Internationaler Vergleich

Mit Daten des „Eurobarometers", einer Meinungsumfrage in den Ländern der Europäischen Union, die zuletzt im Jahr 2009 durchgeführt wurde, sind Aussagen zur Verbreitung des Rauchens in den Mitgliedstaaten der Europäischen Union möglich. In Deutschland rauchen demnach rund 25% der 15-jährigen und älteren Männer und Frauen und damit ein geringerer Anteil als in den meisten anderen Ländern. Betrachtet man die EU-15, also die Länder, die bereits vor der Osterweiterung der Europäischen Union angehörten, dann finden sich nur in Schweden mit 16% und Finnland mit 21% deutlich geringere Rauchquoten. Am häufigsten wird in Griechenland mit 42%, Spanien mit 35% und Österreich mit 34% geraucht. Der Vergleich mit den Daten aus dem Jahr 2006 belegt für viele Länder einen Rückgang des Rauchens. Deutschland gehört nach den Eurobarometer-Daten zu den Ländern, in denen diese Dynamik am stärksten ist (European Commission, 2009). In einigen Ländern ist sogar ein neuerlicher Anstieg der Rauchquoten zu beobachten. Dies gilt z.B. für Belgien, Österreich und Irland (Tab. 6).

Tab. 6: Rauchquoten bei 15-jährigen und älteren Erwachsenen in ausgewählten europäischen Ländern (EU-15) (in %)

Land	2009	2006	Differenz 2009-2006
Griechenland	42	42	0
Spanien	35	34	1
Österreich	34	31	3
Frankreich	33	33	0
Irland	31	29	2
Belgien	30	26	4
Dänemark	29	32	-3
Großbritannien	28	33	-5
Italien	26	31	-5
Deutschland	25	30	-5
Luxemburg	25	26	1
Niederlande	24	29	-5
Portugal	23	24	-1
Finnland	21	26	-5
Schweden	16	18	-2

Quelle: Eurobarometer 2009 (European Commission 2010)

Für internationale Vergleiche zum Tabakkonsum von Jugendlichen kann auf die HBSC-Studie zurückgegriffen werden, die mittlerweile in über 40 Ländern durchgeführt wird (Currie et al., 2008). Nach der Erhebung aus dem Jahr 2006 rauchen in Deutschland 17% der 15-jährigen Jungen und 22% der gleichaltrigen Mädchen. Die Rauchquoten liegen damit insbesondere bei Mädchen höher als in vielen der Vergleichsländer. Noch stärker als in Deutschland ist das Rauchen bei Jugendlichen in Österreich, Finnland und Italien verbreitet. Die geringsten Rauchquoten finden sich bei Jugendlichen aus Portugal, Norwegen und Schweden, die nur noch zu 8-12% rauchen. Die Entwicklung in den letzten Jahren wird sich erst im kommenden Jahr nachzeichnen lassen, wenn die 2009/10 erhobenen HBSC-Daten publiziert werden.

Fazit

Vor diesem Hintergrund lässt sich schlussfolgern, dass die in den letzten Jahren umgesetzten Maßnahmen vor allem bei Jugendlichen und jungen Erwachsenen zu einer Verringerung des Tabakkonsums geführt haben. Mit einem deutlichen Rückgang der Rauchquoten im mittleren und höheren Erwachsenenalter ist wahrscheinlich erst zu rechnen, wenn die Geburtsjahrgänge, die zu einem geringeren Anteil mit dem Rauchen angefangen haben, in diese Altersphasen kommen. Voraussetzung für eine weitere Eindämmung des Rauchens ist einerseits, dass die Maßnahmen, die auf die Verhinderung des Einstiegs in den Tabakkonsum zielen, weiter fortgeführt und intensiviert werden. Andererseits machen die nach wie vor hohen Rauchquoten im mittleren Lebensalter deutlich, dass die Bemühungen im Bereich der Tabakentwöhnung erheblich verstärkt werden sollten.

Literatur

Baumeister, Sebastian E. et al. (2008): Tabakkonsum, Nikotinabhängigkeit und Trends. Ergebnisse des Epidemiologischen Suchtsurveys 2006. In: Sucht, 54 (Sonderheft 1), S26-S35.

Bundeszentrale für gesundheitliche Aufklärung (BZgA) (2011): Der Tabakkonsum Jugendlicher und junger Erwachsener in Deutschland. Ergebnisse einer aktuellen Repräsentativbefragung und Trends. Köln. Internet: http://www.bzga.de/forschung/studien-untersuchungen/studien/suchtpraevention/, Zugriff: 23.11.2011.

Currie, Candace et al. (2008): Child and adolescent health. Inequalities in young people's health. HBSC international report from the 2005/2006 survey. Internet: http://www.euro.who.int/en/what-we-do/health-topics/Life-stages/child-and-adolescent-health/publications2/2011/inequalities-in-young-peoples-health, Zugriff: 23.11.2011.

Deutscher Zigarettenverband (DZV) (2011): Zahlen und Fakten. Berlin. Internet: http://www.zigarettenverband.de/de/10/Zahlen_%26_Fakten, Zugriff: 23.11.2011.

Deutsches Krebsforschungszentrum (DKFZ) (Hrsg.) (2002): Bekämpfung des illegalen Handels mit Tabakprodukten. Auszug aus den Handlungsempfehlungen für eine wirksame Tabakkontrollpolitik in Deutschland. Heidelberg. Internet: http://www.tabakkontrolle.de/pdf/Bekaempfung_des_illegalen_Handels_mit_Tabakprodukten.pdf, Zugriff: 23.11.2011.

Deutsches Krebsforschungszentrum (DKFZ) (Hrsg.) (2003): Tabaksteuererhöhungen – Fakten und Argumente. Heidelberg. Internet: http://www.dkfz.de/de/tabakkon

trolle/download/Publikationen/Fakten/Factsheet_Tabaksteuererhoehung.pdf, Zugriff: 23.11.2011.
Deutsches Krebsforschungszentrum (DKFZ) (Hrsg.) (2009): Tabakatlas Deutschland 2009. Heidelberg. Internet: http://www.tabakkontrolle.de/pdf/Tabakatlas_2009.pdf, Zugriff: 23.11.2011.
Deutsches Krebsforschungszentrum (DKFZ) (Hrsg.) (2010a): Schutz der Familie vor Tabakrauch. Heidelberg. Internet: http://www.dkfz.de/de/tabakkontrolle/download/Publikationen/RoteReihe/Band_14_Schutz_der_Familie_vor_Tabakrauch.pdf, Zugriff: 23.11.2011.
Deutsches Krebsforschungszentrum (DKFZ) (Hrsg.) (2010b): Nichtraucherschutz wirkt – Eine Bestandsaufnahme der internationalen und deutschen Erfahrungen. Heidelberg. Internet: http://www.dkfz.de/de/tabakkontrolle/download/Publikationen/RoteReihe/Band_15_Nichtraucherschutz_wirkt.pdf, Zugriff: 23.11.2011.
Deutsches Krebsforschungszentrum (DKFZ) (Hrsg.) (2010c): Zusatzstoffe in Tabakprodukten 1, Regulierungsbedarf zum Schutz der Gesundheit: Empfehlungen für eine Prüfstrategie für Tabakzusatzstoffe. Heidelberg. Internet: http://www.dkfz.de/de/tabakkontrolle/download/Publikationen/Fakten/Factsheet_Pruefstrategie_fuer_Tabakzusatzstoffe.pdf, Zugriff: 23.11.2011.
Deutsches Krebsforschungszentrum (DKFZ) (Hrsg.) (2010d): Illegaler Zigarettenhandel und seine wirksame Bekämpfung zum Gesundheitsschutz der Bevölkerung. Heidelberg. Internet: http://www.dkfz.de/de/tabakkontrolle/download/Publikationen/RoteReihe/Illegaler_Zigarettenhandel_Band_12.pdf, Zugriff: 23.11.2011.
Die Drogenbeauftragte der Bundesregierung (2011): Drogen- und Suchtbericht 2011. Berlin. Internet: http://drogenbeauftragte.de/fileadmin/dateien-dba/Service/Publikationen/Drogen_und_Suchtbericht_2011_110517_Drogenbeauftragte.pdf, Zugriff: 23.11.2011.
European Commission (2010): Tobacco. Special Eurobarometer 332/Wave 72.3. Brussels. Internet: http://ec.europa.eu/public_opinion/archives/ebs/ebs_332_en.pdf, Zugriff: 23.11.2011.
Gesellschaft für Versicherungswissenschaft und -gestaltung (GVG) (2011): gesundheitsziele.de, Forum Gesundheitsziele Deutschland. Köln. Internet: http://www.gesundheitsziele.de/, Zugriff: 23.11.2011.
International Agency for Research on Cancer (IARC) (Hrsg.) (2004): IARC Monographs on the Evaluation of the Carcinogenic Risks to Humans. Tobacco Smoke and Involuntary Smoking. Lyon.
Kraus, Ludwig (et al.) (2008): Europäische Schülerstudie zu Alkohol und anderen Drogen 2007 (ESPAD). Befragung von Schülerinnen und Schülern der 9. und 10. Klasse in Bayern, Berlin, Brandenburg, Hessen, Mecklenburg-Vorpommern, Saarland und Thüringen. München.(IFT-Berichte; Bd. 65)
Kraus, Ludwig (et al.) (2010): Kurzbericht Epidemiologischer Suchtsurvey 2009. Tabellenband: Prävalenz von Tabakkonsum, Nikotinabhängigkeit und Passivrauchen nach Geschlecht und Alter im Jahr 2009. München. Internet: http://www.ift.de/index.php?id=408, Zugriff: 23.11.2011.

Lampert, Thomas (2008): Tabakkonsum und Passivrauchbelastung von Jugendlichen – Ergebnisse des Kinder- und Jugendgesundheitssurveys (KiGGS). In: Deutsches Ärzteblatt, 105(15), 265-271. Internet: http://www.aerzteblatt.de/int/article.asp?id=59781, Zugriff: 23.11.2011.

Lampert, Thomas (2010): Soziale Determinanten des Tabakkonsums von Erwachsenen in Deutschland. In: Bundesgesundheitsblatt – Gesundheitsforschung – Gesundheitsschutz, 53(2/3), 108-116.

Lampert, Thomas (2011): Rauchen – Aktuelle Entwicklungen und Trends bei Erwachsenen. Berlin: RKI. Internet: http://edoc.rki.de/series/gbe-kompakt/2011-9/PDF/9.pdf, Zugriff: 23.11.2011.

Lampert, Thomas; Kroll, Lars E. (2009): Messung des sozioökonomischen Status in sozialepidemiologischen Studien. In: Richter, Matthias; Hurrelmann, Klaus (Hrsg.): Gesundheitliche Ungleichheit – Theorien, Konzepte und Methoden. 2., überarbeitete Auflage. Wiesbaden: VS Verlag für Sozialwissenschaften. 309-334.

Lampert Thomas; List Sabine M. (2010): Gesundheitsrisiko Passivrauchen. Berlin: Robert Koch-Institut. Internet: http://edoc.rki.de/series/gbe-kompakt/sonstige/rer-Lyo5IjCB2/PDF/29qh3TcIUNOZVk.pdf, Zugriff: 23.11.2011.

Lampert, Thomas; List, Sabine M. (2011): Tabak – Zahlen und Fakten zum Konsum. In: Deutsche Hauptstelle für Suchtfragen (Hrsg.): Jahrbuch Sucht 2010. Geesthacht: Neuland. 51-72.

Lampert, Thomas; Thamm, Michael (2007): Tabak-, Alkohol- und Drogenkonsum von Jugendlichen in Deutschland. In: Bundesgesundheitsblatt – Gesundheitsforschung – Gesundheitsschutz, 50(5/6), 600-608.

Mons, Ute (2011): Tabakattributable Mortalität in Deutschland und in den deutschen Bundesländern – Berechnungen mit Daten des Mikrozensus und der Todesursachenstatistik. In: Gesundheitswesen, 73, 238-246.

Neubauer, Susanne (et al.) (2006): Mortality, morbidity and costs attributable to smoking in Germany: update and a 10-year comparison. In: Tobbaco Control, 15(6), 464-471.

Richter, Matthias; Leppin, Anja (2008): Trends im Tabak-, Alkohol- und Cannabiskonsum im frühen Jugendalter: Ein Vergleich der HBSC-Studien 1994 bis 2006. In: Deutsche Hauptstelle für Suchtfragen (Hrsg.): Jahrbuch Sucht 2008. Geesthacht: Neuland. 152-170.

Statistisches Bundesamt (Hrsg.) (2011): Absatz von Tabakwaren 2010. Wiesbaden. (Fachserie 14: Finanzen und Steuern, Reihe 9.1.1). Internet: http://www.destatis.de/jetspeed/portal/cms/Sites/destatis/Internet/DE/Content/Publikationen/Fachveroeffentlichungen/FinanzenSteuern/Steuern/Verbrauchsteuer/AbsatzTabakJ2140911107004,property=file.pdf, Zugriff: 23.11.2011.

U.S. Department of Health and Human Services (USDHHS) (Hrsg.) (2006): The health consequences of involuntary exposure to tobacco smoke: a report of the Surgeon General. Washington. Internet: http://www.surgeongeneral.gov/library/secondhandsmoke/report/index.html, Zugriff: 23.11.2011.

2.3 Medikamente 2010 – Psychotrope und andere Arzneimittel mit Missbrauchs- und Abhängigkeitspotenzial

Gerd Glaeske

Zusammenfassung

Im Jahre 2010 wurden in der Bundesrepublik Deutschland knapp 1,5 Milliarden Arzneimittelpackungen verkauft (-1% gegenüber dem Vorjahr). Etwa 46% der Arzneimittel, die in den Apotheken abgegeben werden, nämlich 689 Mio. Packungen, sind nicht rezeptpflichtig. Ein kleiner Teil davon wird verordnet (123 Mio. Packg.), der größte Teil (566 Mio. Packg.) wird im Rahmen der Selbstmedikation vor allem in Apotheken verkauft. 49% oder 690 Arzneimittelpackungen sind nur gegen Vorlage eines Rezeptes zu bekommen. Der Gesamtumsatz der pharmazeutischen Hersteller betrug etwa 25,9 Mrd. € (+1% gegenüber dem Vorjahr), der Umsatz in Apotheken etwa 39,19 Mrd. Euro (incl. MwSt). Größter Einzelmarkt ist der Markt der gesetzlichen Krankenversicherungen (GKV). Hier wurden 29,7 Mrd. € für rund 626 Mio. verordnete Arzneimittel ausgegeben. 4 - 5% aller verordneten Arzneimittel besitzen ein Missbrauchs- und Abhängigkeitspotenzial, darunter vor allem die Schlaf- und Beruhigungsmittel mit Wirkstoffen aus der Familie der Benzodiazepine und der Benzodiazepinrezeptoragonisten. In den letzten Jahren sind die Verordnungen dieser Mittel im Rahmen der Gesetzlichen Krankenversicherung zwar zurückgegangen, der Anteil der privat verordneten Mittel hat allerdings zugenommen. Die verkauften Benzodiazepine reichen immer noch aus, um etwa 1,1 - 1,2 Millionen Abhängige von diesen Arzneimitteln zu versorgen. Die Gesamtzahl der Arzneimittelabhängigen wird auf 1,4 - 1,5 Millionen, von manchen sogar auf 1,9 Millionen geschätzt. Kritik ist im Bereich der Benzodiazepinverordnungen für Alkoholabhängige angebracht. Der Missbrauch von Tramadol und Tilidin sollte stärker beachtet werden.

Abstract

In the pharmacies of the Federal Republic of Germany (FRG) were sold about 1.5 billion packages of branded name drugs in 2010 (-1% compared to 2009), 46% of this total amount are non-prescription drugs (OTC-Drugs). The total turnover of drugs in pharmacies amounted to 39,19 billion EUR (incl. 19%VAT). The by far largest single market was that one of the statutory health insurance companies. They had to pay 29.7 billion EUR for about 626 million prescribed drugs. 4 - 5% of all prescribed drugs have potential for misuse and addiction, especially the hypnotics, sedatives and tranquilizers of the benzodiazepine-family and the benzodiazepine receptor agonists. During the last years the amount of prescribed benzodiazepines decreased within the statutory health insurance companies, but the self paid prescriptions increased significantly. The number of prescribed packages is still sufficient to treat 1.1 – 1.2 millions of benzodiazepine addicted people p.a., the total number of addicted persons in the FRG is estimated to about 1.4 - 1.5 million, some talk even of 1.9 million people. Attention should be paid to the prescribing of benzodiazepines to people with an alcohol abuse problem. Tramadol and Tilidine might be abused, an evaluation of the prescription characteristics is urgently needed.

1. Allgemeine Daten zum Arzneimittelmarkt 2010

Insgesamt waren im Jahre 2010 nach Angaben des Bundesinstitutes für Arzneimittel und Medizinprodukte (BfArM) 53.418 Arzneimittel zugelassen oder registriert, darunter 43.069 rezeptpflichtige und 8.023 nicht rezeptpflichtige, wovon 7.413 nur in Apotheken verkauft werden dürfen (sog. apothekenpflichtige Mittel). 69 Mio Packg. der nicht rezeptpflichtigen Mittel waren freiverkäuflich, durften also auch in Supermärkten oder Drogerien verkauft werden (z.B. bestimmte Vitamin- und Mineralstoffpräparate). Daneben gibt es noch 2.326 registrierte rezeptfreie Mittel, vor allem aus dem Bereich der Homöopathie (BAH, 2011).

1.1 Arzneimittelausgaben allgemein und in der GKV

Die Ausgaben für alle Arzneimittel, berechnet nach den Verkaufspreisen in den Apotheken, die in der ambulanten Versorgung verbraucht wurden, lagen bei etwa 39,2 Mrd. Euro (incl. 19% Mehrwertsteuer). Für die gesetzliche Krankenversicherung (GKV) als größtem „Nachfrager" im Arzneimittelmarkt, kamen für „Fertigarzneimittel" (also z.b. ausgenommen Rezepturen) insgesamt 29,7 Mrd. Euro zusammen (+4,3%) (Schwabe, Paffrath, 2011). Der Umsatz zu Lasten der GKV ist allein während der vergangenen 10 Jahre um mehr als 50% angestiegen, im Schnitt also +5% pro Jahr. Der hohe Zuwachs der vergangenen Jahre ist vor allem auf die steigenden Verordnungsanteile von teuren sog. Spezialpräparaten (z.b. Mittel bei Krebserkrankungen, rheumatoider Arthritis oder MS) zurückzuführen. Die Jahrestherapiekosten liegen bei 20.000 bis 30.000 Euro, bei Krebsmitteln reichen sie derzeit bis zu 100.000 Euro – ein therapeutischer Fortschritt ist mit diesen Mitteln allerdings nicht immer festzustellen.

Im gesamten Arzneimittelmarkt mit Ausgaben in Höhe von 39,2 Mrd. Euro (Endverbraucherpreis) entfielen 85% des Umsatzes auf rezeptpflichtige Arzneimittel, 15% auf nicht rezeptpflichtige. Ein Teil dieser nicht rezeptpflichtigen, aber apothekenpflichtigen Mittel wird noch immer für Kinder verordnet. Für GKV-Versicherte ab dem 12. Lebensjahr dürfen solche Präparate (v.a. Erkältungs-, Allergie- oder Hautmittel) seit dem 1.1.2004 nicht mehr verordnet werden.

Die Werte in den Tabellen 1 und 2 zeigen ein interessantes „inverses" Verhältnis von Umsatz und Mengen: Die verkaufte Menge der nicht rezeptpflichtigen Arzneimittel liegt bei insgesamt 689 Mio. Packungen und damit bei 46% des Gesamtabsatzes, der Umsatz beträgt allerdings „nur" 15 %. Ganz anders die Verhältnisse bei den rezeptpflichtigen Mitteln: Der 49%ige Absatzanteil führt zu einem 85%igen Umsatzanteil. Die Durchschnittspreise der Mittel aus den einzelnen Gruppen unterscheiden sich demnach erheblich:
– Die rezeptpflichtigen Mittel kosten im Schnitt   48,27 Euro
– Die rezeptfreien Mittel für die Selbstmedikation
  kosten im Schnitt   7,69 Euro

Für nicht rezeptpflichtige Mittel (z.B. Schmerzmittel, Erkältungspräparate oder Geriatrika) darf auch geworben werden. Die Ausgaben für diese

Tab. 1: Der Arzneimittelmarkt im Jahre 2010 nach Packungsmengen auf Apothekenebene (Quelle: BAH 2011)

Status der Arzneimittel	Mio. Packg.	+/- % zu 2009	Anteil in %
Rezeptpflichtige Arzneimittel	690	-1	49
Nicht rezeptpflichtige Arzneimittel davon Verordnete Selbstmedikation	689 121 566	-2 -7 -1	46 9 37
Freiverkäufliche Arzneimittel	69	-1	5
Gesamt	**1.448**	**-1**	**100**

Tab. 2: Der Arzneimittelmarkt im Jahre 2010 nach Umsatz auf Apothekenebene (Quelle: BAH 2011)

Status der Arzneimittel	Mrd. €	+/- % zu 2009	Anteil in %
Rezeptpflichtige Arzneimittel	33,31	+3	85
Nicht rezeptpflichtige Arzneimittel davon Verordnete Selbstmedikation	5,66 1,23 4,42	-2 -5 -2	14 3,0 11
Gesamt	**39,19**	**+2**	**100**

Werbung betrugen im Jahre 2010 rund 603 Mio. Euro (+10,5% gegenüber 2009). Davon entfiel der größte Anteil, nämlich 61%, auf Fernsehwerbung, die auch während der Nachmittags- und Frühabendsendungen ausgestrahlt wird, wenn viele Kinder und Jugendliche zuschauen. Damit wird das „Konsumgut" Arzneimittel auch bereits dem „jüngeren Publikum" als Problemlöser im Alltag nahegebracht. Das betrifft insbesondere die nicht verschreibungspflichtigen Schmerzmittel, die besonders häufig in der Werbung vorgestellt werden. Dass solche TV-Spots den Missbrauch begünstigen, kann nicht ausgeschlossen werden. Das Gleiche gilt für alkoholhaltige Erkältungspräparate wie WickMedinait – auch ein Mittel, für das immer wieder in „Grippezeiten" geworben wird. 34% der Werbeausgaben entfallen auf Publikumszeitschriften, 2,5% auf den Hörfunk und 1% auf Tageszeitungen. Die online-Werbung zeigt erhebliche Zuwachsraten – ihr Anteil liegt bereits bei 1,8% (+50,4% gegenüber dem Jahr 2009). Rund 20% des Industrieumsatzes von etwa 3 – 3,5 Mrd. Euro im Bereich der Selbstmedikation entfallen demnach allein auf die Werbung in Fernsehen, Radio und Zeitschriften. Nicht eingeschlossen sind in diesem Betrag Prospekte, Proben oder andere Marketingaktivitäten (alle hier genannten Daten nach BAH 2011).

Die verkauften Arzneimittelmengen sind stark alters- und geschlechtsabhängig – ältere Menschen (und darunter vor allem Frauen) konsumieren gegenüber diesen durchschnittlichen Mengen 2- bis 3-mal so viele Arzneimittel, vor allem im Bereich der verschriebenen Medikamente. So bekommen z.B. die über 65-Jährigen zu rund 40% 8 Wirkstoffe und mehr nebeneinander verordnet, rund 20% mehr als 13 (Sachverständigenrat zur Begutachtung im Gesundheitswesen, 2009).

Daher soll weiter unten auch speziell der Schlafmittelkonsum älterer Menschen beschrieben werden.

1.2 Die 2010 meistverkauften Arzneimittel – Thomapyrin als Dauerproblem

Die Auflistung der meistverkauften Arzneimittel (Tabelle 3) zeigt im Jahre 2010 nahezu das gleiche Bild wie schon im Jahre 2009. Insgesamt dominieren Schmerz- und Erkältungsmittel die Tabelle der meistverkauften Präparate.

Im Jahre 2010 wurden rund 156 Mio. Packungen Schmerzmittel verkauft, davon 126 Mio. ohne Rezept (rund 81%). Die Schmerzbehandlung in Deutschland ist damit vor allem eine Behandlung im Rahmen der Selbstmedikation – allein rund 90 Mio. Packungen entfallen auf die in der Tabelle 3 genannten Mittel. Nur wenige dieser nicht rezeptpflichtigen Mittel werden auch verordnet, z.B. Mittel mit Parazetamol zur Fiebersenkung bei Kindern. Die Rangfolge der Mittel ist seit vielen Jahren ähnlich, auch Thomapyrin, eine Schmerzmittelkombination aus Azetylsalizylsäure, Para-

Tab. 3: *Industrieabsätze der führenden 20 Arzneimittel in Deutschland (2010; ohne Diabetes-Teststreifen) (nach IMS Health, 2010)*

Rang	Präparat (Hersteller) (Wirkstoff)	Anwendungsgebiet	Absatz 2010 in Mio. Packg.	+ / - 2009 in Prozent
1	Nasenspray-ratiopharm (Xylometazolin)	Schnupfen	22,34 (OTC)	-3,1
2	Paracetamol-ratiopharm	Schmerzen, Fieber	20,98 (OTC)	-8,9
3	Voltaren Salbe (Novartis) (Diclofenac)	Rheumat. Schmerzen	15,85 (OTC)	+7,2
4	Bepanthen (Bayer) (Dexpanthenol)	Schürfwunden	14,44 (OTC)	-4,8
5	ACC (Hexal) (Acetylcystein)	Hustenlöser	12,32 (OTC)	-16,9
6	Thomapyrin (Boehr.-Ingelh.) (Kombi)	Kopfschmerzen	11,50 (OTC)	-1,5
7	ASS-ratiopharm (Acetylsalicylsäure)	Schmerzen, Fieber	10,34 (OTC)	-3,6
8	Aspirin (Bayer) (Acetylsalicylsäure)	Schmerzen, Fieber	9,46 (OTC)	-13,2
9	Sinupret (Bionorica) (Kombi)	Bronchitis, Sinusitis	8,91 (OTC)	+1,2
10	L-Thyroxin Henning (Sanofi-Aventis)	Schilddrüsenunterfunktion	8,23 (Rx)	+10,2
11	Ibu-ratiopharm (Ibuprofen)	Schmerzen	8,07 (OTC)	-11,1
12	Ibuflam (Winthrop) (Ibuprofen)	Schmerzen	8,00 (OTC)	+134,4
13	Dolormin (Ibuprofen)	Schmerzen	7,96 (OTC)	-14,3
14	Nasic (MCM Klosterfrau) (Kombi)	Schnupfen	7,85 (OTC)	+1,0
15	Novaminsulfon-ratiopharm (Metamizol)	Schmerzen	7,84 (Rx)	40,9
16	Olynth (Johnson&Johnson) (Xylometazolin)	Schnupfen	7,39 (OTC)	-12,8

Tab. 3: Fortsetzung

Rang	Präparat (Hersteller) (Wirkstoff)	Anwendungsgebiet	Absatz 2010 in Mio. Packg.	+ / - 2009 in Prozent
17	Prospan (Engelhard) (Efeublätterextrakt)	Husten	7,27 (OTC)	-2,1
18	Ibu 1A PHARMA (Ibuprofen)	Schmerzen	7,25 (OTC)	-3,7
19	Ibuhexal (Hexal) (Ibuprofen)	Schmerzen	7,09 (OTC)	-16,7
20	Iberogast (Steigerwald) (pflanzl.Kombi)	Magen-Darm-Beschwerden	7,00 (OTC)	+8,5
	Gesamtabsatz 2010		1,52 Mrd. Packungen	-4,2

Quelle: nach IMS, 2010; OTC = Selbstmedikation, nicht rezeptpflichtig, Rx = rezeptpflichtig

zetamol und Koffein (Stiftung Warentest: „Wenig geeignet, nicht sinnvolle Kombination"), rangiert immer unter den 10 meistverkauften, 2010 auf Platz 6.

In einem 2007 erschienenen Leitfaden der Bundesärztekammer mit dem Titel „Medikamente – schädlicher Gebrauch und Abhängigkeit" (BÄK, 2007) wird (auf den Seiten 33 und 34 in der online-Version) in diesem Zusammenhang Folgendes ausgeführt: „Prädisponiert für einen Analgetika-Abusus sind Patienten, die ursprünglich an Migräne und/oder Spannungskopfschmerz litten. [...] Bei häufiger Einnahme von Analgetika – d.h. an mehr als der Hälfte aller Tage eines Monats – kann es schon nach wenigen Wochen, meistens aber erst nach Jahren, zu einem medikamenteninduzierten Dauerkopfschmerz kommen (Dauer bis zum Auftreten bei frei verkäuflichen Schmerzmitteln im Mittel 4,7 Jahre, bei Triptanen 1,7 Jahre). [...]

Besonders problematisch sind analgetische Mischpräparate. Mischanalgetika sind Arzneimittel, die ein oder mehrere peripher wirksame Schmerzmittel sowie zusätzlich einen oder mehrere Kombinationspartner mit Wirkung auf das ZNS, z.B. Koffein oder Codein, enthalten. Es gibt keinen wissenschaftlichen Nachweis dafür, dass die Wirkung von Azetylsalizylsäure oder von Parazetamol durch die Kombination mit Koffein oder Codein verstärkt wird. [...]

Neben dem Dauerkopfschmerz können Analgetika, insbesondere Mischanalgetika, eine Fülle von Nebenwirkungen im Bereich des Gastrointestinaltraktes, des hämatopoetischen Systems sowie der Nieren und ableitenden Harnwege hervorrufen, die sich oft erst nach Jahren manifestieren. Als klassisches Beispiel für Nebenwirkungen im Bereich des Nierensystems gilt die Analgetikaniere mit Papillennekrose und interstitieller Nephritis. Diese ist nach dem Verbot von Phenazetin seltener geworden, kann aber auch als Folge von chronischem Parazetamol-Gebrauch – insbesondere in Kombinationspräparaten – auftreten."

Ein einziger sinnvoller Wirkstoff reicht in der Selbstmedikation für ein Schmerzmittel (z.B. wie in Parazetamol-ratiopharm, Aspirin, ASS-ratiopharm oder Dolormin) – daran ändern auch neu publizierte Studien nichts (Diener et al., 2008)

In der Tabelle 3 werden auch Schnupfenmittel wie Nasenspray-ratiopharm (Platz 1), Nasic (14) und Olynth (16) genannt, die aufgrund ihres Wirkstoffes aus der Reihe der alpha-Sympathomimetika auf Dauer zur Gewöhnung der Nasenschleimhaut führen können – damit kann es nach 5- bis 7-tägiger Anwendung zu einem „medikamentenbedingten" Anschwellen der Nasenschleimhaut kommen, die zu einer fortgesetzten Behandlung führt und zu Schädigungen der Nasenschleimhäute führen kann. Daher muss dringend auf die Zeitbegrenzung bei der Anwendung solcher schleimhautabschwellenden Mittel geachtet werden. Bei solchen Arzneimitteln kann es auch zu einer Form von Abhängigkeit kommen. Es ist also Vorsicht angebracht und nur eine kurzfristige Anwendung vertretbar – hierauf sollte in der Apotheke mit Nachdruck im Rahmen der Beratung hingewiesen werden (siehe auch BAK, 2008).

1.3 Die umsatzstärksten Mittel – in der Regel rezeptpflichtig

Die umsatzstärksten Arzneimittel (Tabelle 4) kommen dagegen aus Indikationsgruppen, die in der Verordnung und Versorgung vor allem chronischer Krankheiten wie Bluthochdruck, Diabetes oder Hypercholesterinämie Bedeutung haben. Sie sind in Tabelle 4 aufgelistet.

Auf diese zwanzig „Blockbuster"-Produkte (Hochumsatzprodukte) entfallen mit 3,49 Mrd. Euro bereits rund 14% des gesamten Umsatzes, eine auffällige Konzentration auf wenige Produkte und wenige Firmen. Außer-

Tab. 4: Industrieumsätze der führenden 20 Arzneimittel in Deutschland (2009; ohne Diabetes-Teststreifen) (nach IMS Health 2010)

Rang	Präparat (Wirkstoff)	Umsatz 2010 in Mio. Euro	+ / - 2009 in Prozent
1	Humira (Adalimumab)	360	+16,0
2	Enbrel (Etanercept)	287	+8,5
3	Glivec (Imatinib)	228	+9,9
4	Spiriva (Tiotropium)	216	+7,3
5	Rebif (Interferon β-1a)	213	+10,5
6	Symbicort (β-2 + Corticoid)	208	+2,5
7	Copaxone (Glatiramer)	189	+11,8
8	Lyrica (Pregabalin)	187	+18,6
9	Viani (β-2 + Corticoid)	175	+3,9
10	Seroquel (Quetiapin)	174	+10,6
11	Avonex (Interferon β-1a)	154	+2,7
12	Inegy (Simvastatin + Ezetimib)	150	+0,8
13	Sifrol (Pramipexol)	136	+15,9
14	Keppra (Levetiracetam)	132	+76,1
15	Lantus (Analog-Insulin)	131	+3,4
16	Betaferon (Interferon β-1b)	125	-13,2
17	Clexane (Enoxaparin)	117	+1,1
18	Atacand (Candesartan)	104	+10,9
19	Herceptin (Trastuzumab)	101	+26,8
20	Targin (Oxycodon + Naloxon)	98	+48,8
	Gesamtmarkt Industrieumsatz 2010	25.941	+2,6
	Gesamtpackungsmarkt 2010	1,52 Mrd. Packungen	-4,2

Quelle: nach IMS, 2010

dem sind bei vielen der aufgeführten TOP-20-Arzneimittel erhebliche Umsatzsteigerungen seit dem vergangenen Jahr erkennbar, wie z. B. für Humira (+33,3%) oder Enbrel (+29,7%). Aber auch für Mittel wie Lyrica (+24,4%) oder Seroquel (+8,9%) gibt es auffällige Steigerungsraten, obwohl es für diese Produkte kostengünstigere Alternativen gibt. Das Kostenbewusstsein vieler Ärztinnen und Ärzte scheint in diesen Fällen nur ungenügend ausgeprägt zu sein, vielleicht auch unterstützt durch die absatz- und umsatzfördernde Tätigkeit von 16.000 Pharmareferenten, die pro Jahr 25 Mio. „Verkaufsbesuche" in Arztpraxen machen – das zeigt offensichtlich Wirkung! (Glaeske, 2010).

2. Arzneimittelabhängigkeit – eine unerwünschte Wirkung vor allem von Benzodiazepinen

Arzneimittel aus der Familie der Benzodiazepine sind nach wie vor am häufigsten beteiligt, wenn es um die Arzneimittelabhängigkeit geht. Noch immer muss davon ausgegangen werden, dass rund 1,1 bis 1,2 Millionen Menschen von Benzodiazepinderivaten abhängig sind, weitere etwa 300.000 bis 400.000 von anderen Arzneimitteln. Einige Autoren schätzen die Gesamtzahl sogar auf 1,9 Millionen (Soyka et al., 2005).

Dabei geht es sowohl um Schlafmittel als auch um Tranquilizer. Die Mittel sind seit 1960 im Markt. Zunächst wurde Librium angeboten (Wirkstoff Chordiazepoxid), dem 1963 Valium (Wirkstoff Diazepam) folgte – das bekannteste Mittel dieser Benzodiazepin-Familie. Danach kamen viele „Verwandte" dieser beiden Mittel auf den Markt (Adumbran, Tavor, Tranxilium u.v.a.), die nach dem Auslaufen der Patente als Generika, meist unter dem Wirkstoffnamen angeboten werden. Benzodiazepine werden als Tranquilizer und als Schlafmittel angeboten. Als Schlafmittel werden allerdings mehr und mehr sog. Z-Drugs eingesetzt – so genannt wegen der Wirkstoffnamen, die allesamt mit „Z" beginnen (v.a. Zopiclon und Zolpidem). Diese Wirkstoffe gehören in die Gruppe der sog. Benzodiazepinagonisten, sind also Mittel, die ganz ähnlich wie die Benzodiazepine wirken und auch an denselben Rezeptoren binden. Zu Beginn der Vermarktung der Z-Drugs wurde gemutmaßt, dass diese Mittel deutlich seltener zur Abhängigkeit führen. In der Zwischenzeit liegen allerdings Studien vor, die diese unerwünschte Wirkung als ähnlich groß wie bei den Benzodiazepinen einstufen. Die langdauernde und ununterbrochene Einnahme von Benzodiazepinen und Z-Drugs (> 2 Monate) ist daher bei beiden Substanzgruppen mit dem hohen Risiko einer Abhängigkeitsentwicklung verbunden. Die am häufigsten verkauften Schlafmittel und Tranquilizer sind in den Tabellen 5 und 6 genannt.

Tab. 5: Die 20 meistverkauften Schlafmittel nach Packungsmengen im Jahre 2010 (rp=rezeptpflichtig) (Gesamtabsatz 28 Mio. Packungen, Gesamtindustrieumsatz 122 Mio. Euro)

Rang	Präparat	Wirkstoff	Absatz 2010 in Tsd. Packg.	Missbrauchs-/ Abhängigkeitspotenzial
1	Hoggar N	Doxylamin	2.138,0	Eher nicht*)
2	Vivinox Sleep	Diphenhydramin	1.166,2	Eher nicht*)
3	Zolpidem ratiopharm (rp)	Zolpidem	1.028,9	++ (bis +++)
4	Zopiclon CT (rp)	Zopiclon	978,6	++ (bis +++)
5	Zopiclon ratiopharm (rp)	Zopiclon	854,5	++ (bis +++)
6	Zopiclon AL (rp)	Zopiclon	849,9	++ (bis +++)
7	Schlafsterne	Doxylamin	637,7	Eher nicht*)
8	Zolpidem AL (rp)	Zolpidem	624,3	++ (bis +++)
9	Stilnox (rp)	Zolpidem	523,8	++ (bis +++)
10	Betadorm	Diphenhydramin	519,8	Eher nicht*)
11	Lendormin (rp)	Brotizolam	449,9	+++
12	Zolpidem 1A Pharma (rp)	Zolpidem	444,9	++ (bis +++)
13	Zolpidem Stada (rp)	Zolpidem	397,3	++ (bis +++)
14	Noctamid (rp)	Lormetazepam	393,2	+++
15	Radedorm (rp)	Nitrazepam	344,7	+++
16	Flunitrazepam ratiopharm (rp)	Flunitrazepam	339,3	+++
17	Zopiclon Stada (rp)	Zopiclon	321,4	++ (bis +++)
18	Rohypnol (rp)	Flunitrazepam	289,6	+++
19	Planum (rp)	Temazepam	285,4	+++
20	Zopiclodura (rp)	Zopiclon	277,7	++ (bis +++)

*) Diese "eher-nicht-Einschätzung" bezieht sich auf den "bestimmungsgemäßen Gebrauch". Bei missbräuchlich hoch dosiertem Dauerkonsum von Diphenhydramin und Doxylamin (z.B. > 200mg) kann es aber zu Toleranzentwicklung und Entzugssyndromen kommen.
Quelle: nach IMS Health, 2011

Tab. 6: Die 15 meistverkauften Tranquilizer nach Packungsmengen im Jahre 2010 (Gesamtabsatz 9,9 Mio. Packungen, Gesamtindustrieumsatz 29,5 Mio. Euro)

Rang	Präparat	Wirkstoff	Absatz 2010 in Tsd. Packg.	Missbrauchs-/ Abhängig- keitspotenzial
1	Diazepam ratiopharm	Diazepam	1.334,8	+++
2	Tavor	Lorazepam	1.238,6	+++
3	Lorazepam ratiopharm	Lorazepam	722,8	+++
4	Bromazanil Hexal	Bromazepam	714,7	+++
5	Oxazepam ratiopharm	Oxazepam	613,2	+++
6	Adumbran	Oxazepam	435,5	+++
7	Lorazepam neuraxpharm	Lorazepam	339,4	+++
8	Oxazepam AL	Oxazepam	282,6	+++
9	Lorazepam dura	Lorazepam	269,1	+++
10	Bromazep CT	Bromazepam	242,4	+++
11	Tranxilium	Dikaliumclorazepat	193,9	+++
12	Lexotanil 6	Bromazepam	190,2	+++
13	Normoc	Bromazepam	177,1	+++
14	Faustan	Diazepam	170,6	+++
15	Diazepam Stada	Diazepam	164,2	+++

Langwirksame Schlafmittel (z.B. Flurazepam, Flunitrazepam, Nitrazepam u.a., z.B. in Flunitrazepam-Generika oder Radedorm®) können noch am nächsten Tag zu Hang-Over-Effekten und insbesondere bei älteren Menschen zu Stürzen und schlecht heilenden Knochenbrüchen führen. Es ist daher dringend zu empfehlen, auf diese Schlafmittel bei älteren Menschen zu verzichten und andere Arzneimittel (z.B. sedierende Antidepressiva oder niedrig potente Neuroleptika wie Melperon®) in Erwägung zu ziehen, wenn keine der bekannten unerwünschten Wirkungen dagegen sprechen.

Die wirksamste Prävention einer Medikamentenabhängigkeit ist letztlich die Vermeidung von Nebenwirkungen durch die richtige Anwendung und

Empfehlung von Arzneimitteln. Fachleute wie Ärztinnen, Ärzte, Apothekerinnen und Apotheker haben daher eine besondere Verantwortung, um die Patientinnen und Patienten vor Missbrauch und Abhängigkeit zu schützen. Die entsprechenden Empfehlungen, zusammengefasst in der **4K-Regel**, sollten daher immer beachtet werden:
- Klare Indikation (das Medikament nur einnehmen, wenn eine medizinische Notwendigkeit besteht)
- Klare notwendige Dosis
- Kurze Anwendung (maximal 14 Tage)
- Kein abruptes Absetzen

3. Verordnungen von Benzodiazepinen bei Alkoholabhängigkeit (unter teilweiser Übernahme des Beitrags von Sieberer, 2011)

Dass Benzodiazepine an Alkoholabhängige verordnet werden, muss in den meisten Fällen als „Kunstfehler" kritisiert werden. Seit Jahren wird nämlich immer wieder darauf hingewiesen, dass Arzneimittel mit bekanntem Abhängigkeitspotenzial nicht an Menschen verordnet werden sollten, bei denen bereits eine Abhängigkeit vorliegt – die additiven Wirkungen z.B. von Alkohol und Schlaf- und Beruhigungsmitteln sind längst bekannt, sie schaden den Betroffenen (siehe auch den Auszug aus der „Roten Liste" 2011).

Die Wirkungen und die unerwünschten Wirkungen werden verstärkt, die Abhängigkeit verfestigt sich, insbesondere auch bei älteren Menschen,

Benzodiazepine		
Gegenanzeigen*	a	Bekannte Überempfindlichkeit gegen Benzodiazepine
	b	**Medikamenten-, Drogen-, Alkoholabhängigkeit**
	c	Kinder u. Jugendliche (Ausnahme: Prämedikation vor chirurgischen Eingriffen, Krampfanfälle, Status epilepticus)
	d	Akutes Engwinkelglaukom
* Gegenanzeigen sind Hinweise für Ärztinnen und Ärzte, in welchen Fällen die Verordnung der genannten Mittel unterbleiben sollte		

es kommt zu Unaufmerksamkeit, zur Einschränkung der kognitiven Fähigkeiten und der sozialen Kompetenzen, zu Gangunsicherheit mit der Folge von z.T. schweren und schlecht heilenden Brüchen an Hüfte und Oberschenkel, die zu Krankenhausaufenthalten und zur Pflegebedürftigkeit führen.

Die Zahl der alkoholabhängigen Menschen in Deutschland wird konservativen Schätzungen zufolge mit über 1,3 Millionen Menschen veranschlagt, was bezogen auf die erwachsene Gesamtbevölkerung in etwa 5 Prozent der Männer und ca. 2 Prozent der Frauen ausmacht. Die Zahl derer, die einen problematischen Alkoholkonsum betreiben, liegt allerdings noch um ein Vielfaches höher und dürfte sich auf ca. 9,3 Millionen Betroffene belaufen. In der Therapie der Alkoholabhängigkeit sind unterschiedliche Behandlungsphasen zu unterscheiden: Als erstes Therapieziel steht die Herstellung einer ausreichenden Behandlungsmotivation im Vordergrund. Erst dann können eine Entzugsbehandlung („Entgiftung") und eine längerfristige Entwöhnungsbehandlung bzw. rehabilitative Maßnahmen zur Erreichung einer langfristigen Alkoholabstinenz eingeleitet werden. Die medikamentöse Behandlung hat in den einzelnen Behandlungsphasen ein unterschiedliches Gewicht. Benzodiazepine haben neben anderen Substanzen, wie beispielsweise Clomethiazol, vor allem in der stationären Behandlung von mittelschweren oder schweren Alkoholentzugssymptomen einen Stellenwert. Für einen längerfristigen Einsatz bei Alkoholabhängigkeit gelten Benzodiazepine u. a. wegen des eigenen Suchtpotentials und wegen der Verstärkung der sedierenden Effekte von Alkohol als nicht indiziert. Gleichwohl erfolgt in der klinischen Praxis bei Patienten im Alkoholentzug häufig eine Therapie mit Benzodiazepinen, die dann anschließend zur Behandlung von Schlafstörungen oder von Angstsymptomen, die häufig auch sekundär im Rahmen der Alkoholsucht auftreten, fortgeführt wird (Lejoyeux et al., 1998).

In der folgenden Abbildung ist dargestellt, zu welchem prozentualen Anteil bei allen Versicherten mit bzw. ohne Alkoholsucht-Diagnose im Berichtszeitraum mindestens eine ambulante Verordnung über ein Benzodiazepin oder einen Benzodiazepin-Rezeptoragonisten erfolgte. Für die Gruppe der nicht-alkoholabhängigen Versicherten ergibt sich dabei ein nahezu linearer Zusammenhang von Alter und Häufigkeit einer Benzodiazepin-Verordnung: Der Anteil derer, die mindestens einmal im Jahre 2009 ein Benzodiazepin verordnet bekamen, nimmt in den höheren Altersklassen

Tab. 7: Anzahl durchgängig Versicherter aufgeteilt nach Geschlecht, Alkoholabhängigkeit und Benzodiazepin-Verordnung (Datenbasis GEK-Versicherte)

	Anzahl Versicherte	Anzahl Versicherte mit Benzodiazepin-Verordnung	in %
Gesamt			
Männer	864.649	34.557	4,00
Frauen	778.203	46.677	6,00
Gesamt	1.642.852	81.234	4,94
ohne Alkoholabhängigkeit			
Männer	852.551	33.129	3,89
Frauen	774.704	46.035	5,94
Gesamt	1.627.255	79.164	4,86
mit Alkoholabhängigkeit (ICD-10: F10.2)			
Männer	12.098	1.428	11,80
Frauen	3.499	642	18,35
Gesamt	15.597	2.070	13,27

Quelle: Eigene Berechnung

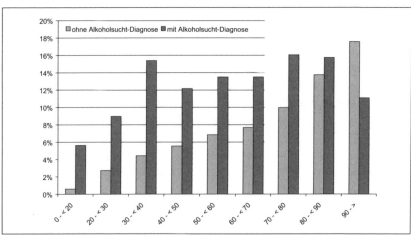

Abbildung 1: Anteil Versicherte mit und ohne Diagnose einer Alkoholsucht und mindestens einer BZD-Verordnung in 2009 nach Alter. Quelle: Eigene Berechnung

2.3 Medikamente 2010

stetig zu, von 0,6% (N = 2.032) in der Gruppe der unter 20-Jährigen bis 17,6% (N = 373) bei den über 90-Jährigen. Bei den Patienten mit Diagnose einer Alkoholabhängigkeit stellt sich dieser altersassoziierte Anstieg nicht in gleicher Weise dar, sondern hier erhielten bereits in der Altersgruppe der 30- bis 39-Jährigen 15,4% (N = 202) der Patienten mindestens einmal in 2009 ein Benzodiazepin verordnet (siehe Abbildung 1).

Generell wird von einem Einsatz von Benzodiazepinen bei alkoholabhängigen Patienten außerhalb einer Entgiftungsbehandlung abgeraten und allenfalls bei Patienten mit komorbiden Angststörungen eine relative Indikation gesehen (APA, 2002; Lejoyeux et al., 1998). Ein therapeutisches Dilemma ergibt sich in der Behandlungspraxis aus der häufigen Komorbidität von Angststörungen und Alkoholabhängigkeit. Eine komorbide Angststörung besteht bei ca. 19% der Alkoholabhängigen, und umgekehrt wird die Lebenszeitprävalenz für eine Alkoholabhängigkeit bei Patienten mit einer Angststörung mit etwa 18% veranschlagt (Regier, 1990, zitiert nach Mueller et al., 2005). Die Unterscheidung zwischen Angstsymptomen, die im Rahmen der Alkoholsucht auftreten können, und Symptomen einer eigenständigen Angsterkrankung stellt zweifellos eine differentialdiagnostische Herausforderung dar. Dabei ist die korrekte nosologische Einordnung auftretender Angstsymptome bei alkoholabhängigen Patienten unverzichtbar, um nachhaltig erfolgreiche therapeutische Maßnahmen einleiten zu können.

Patienten, die neben einer Alkohol- oder anderen Drogenabhängigkeit zusätzlich an einer anderen schweren psychischen Störung (z.B. einer Schizophrenie oder einer Bipolaren Störung) erkrankt sind, scheinen besonders häufig auch Benzodiazepine verordnet zu werden, trotz eher ungünstiger Behandlungsergebnisse: Brunette et al. (2003) berichteten über eine naturalistische, prospektive Längsschnittstudie mit jährlichen Verlaufsuntersuchungen. Annähernd die Hälfte der untersuchten Patienten (N=203) erhielten im Untersuchungszeitraum mindestens einmal eine BZD-Verordnung. Außer einem Anstieg des Risikos für eine missbräuchliche Einnahme der Benzodiazepine konnten keine weiteren Effekte auf die klinischen Outcome-Parameter festgestellt werden, weshalb die Autoren grundsätzlich von der Behandlung bestehender Ängste durch Benzodiazepine bei diesen Patienten abrieten (Brunette et al., 2003). Zudem erhielten Personen mit schwerer psychischer Erkrankung im Falle eines komorbiden Substanzabsus (d.h. eines Alkohol- oder anderen Drogenmissbrauchs bzw. einer

-abhängigkeit) auch signifikant höhere Diazepam-Äquivalenzdosen als Patienten ohne komorbide Suchterkrankung (Clark et al., 2004). Die beobachtete Verordnungspraxis von Benzodiazepinen steht damit in einem Widerspruch zu den Leitlinienempfehlungen der American Psychiatric Association (APA), wonach vor allem eine längere oder höher dosierte Verordnung, ein höheres Alter oder eine stoffgebundene Abhängigkeit, namentlich auch eine Alkoholabhängigkeit, das Risiko für eine „chronische Toxizität" oder eine körperliche Abhängigkeit erhöhen (APA, 1990, zitiert nach Clark et al., 2004).

Ein weiteres Risiko, das durch die Verordnung von Benzodiazepinen bei Menschen mit Alkoholabhängigkeit oder schädlichem Alkoholgebrauch besteht, ist die Kreuztoleranz von Alkohol und Benzodiazepinen, die zu erhöhten Alkohol-Rückfallquoten führen kann (Graham et al., 1992). Und ein weiteres, auch unter forensischen Gesichtspunkten bedeutsames Problem stellen die additiven Effekte von Alkohol und Benzodiazepinen hinsichtlich der Beeinträchtigungen der Fahrtüchtigkeit dar. So fielen in einer kanadischen Untersuchung alkoholisierte Autofahrer bei gleichzeitigem Einfluss von Benzodiazepinen im Straßenverkehr eher durch riskante Fahrmanöver auf, vor allem bei einer Begleitintoxikation mit BZDen von mittlerer oder längerer Halbwertszeit (Maxwell et al., 2010).

4. Analyse der Verordnungszahlen von Tramadol und Tilidin-Kombinationen

In den letzten Jahren wird immer wieder auf den Missbrauch von Tramadol- und Tilidin-haltigen Arzneimitteln hingewiesen. In eigenen Untersuchungen (Tholen, Glaeske, 2011) konnte gezeigt werden, dass etwa ein Drittel der Präparate auf Tropfen oder Pumplösungen entfiel, die möglicherweise relativ einfach als Injektionslösungen missbraucht werden können (siehe Tabelle 8).

Für einen möglichen Missbrauch sprechen auch auffällig hohe Anteile von privat verordneten Mitteln. In Deutschland sind etwa 85,4% der Bevölkerung in einer gesetzlichen Krankenkasse (GKV) versichert. Unter diesen Bedingungen könnte bei einer Gleichverteilung der Verordnungsmengen davon ausgegangen werden, dass etwa 14,5% der Verordnungen auf den privaten Bereich entfallen (Mitglieder von privaten Krankenversiche-

Tab. 8: Verordnungsanteile nach Darreichungsform für Tramadol und Tilidin-Kombinationen

Darreichungsform	Tramadol-Packungen		Tilidin-Kombinationen		Summe	
	n	%	n	%	n	%
Retard-Tabletten	22.879	32,0	35.911	58,8	58.790	44,4
Tropfen	10.344	14,5	9.726	15,9	20.070	15,1
Pumplösung	7.732	10,8	12.126	19,9	19.858	15,0
Retard-Kapseln	13.971	19,6	-	-	13.971	10,5
Lösung	4.934	6,9	2.532	4,2	7.466	5,6
Kapseln	5.559	7,8	671	1,1	6.230	4,7
Filmtablette	3.040	4,3	-	-	3.040	2,3
Ampulle	1.072	1,5	-	-	1.072	0,8
Brausetablette	879	1,2	-	-	879	0,7
Tablette	504	0,7	-	-	504	0,4
Suppositorien	446	0,6	-	-	879	0,3
Injektionslösung	94	0,1	-	-	94	0,1
Dosierspray	-	-	91	0,2	91	0,1
Trinktablette	2	0,0	-	-	2	0,0
Summe	71.456	100,0	61.057	100,1	132.513	100,0

rungen oder Behilfeberechtigte, z.B. Beamte). Wenn also privat verordnete Arzneimittelmengen diesen Anteil deutlich überschreiten, liegt zumindest der Verdacht nahe, dass ein größerer Anteil von GKV-Versicherten Privatrezepte erhält, die möglicherweise nicht mit einem indikationsgerechten Gebrauch zusammenhängen, sondern auf einen Missbrauch hindeuten. Dieser Verdacht ergibt sich sowohl für Tramadol- wie für Tilidinhaltige Arzneimittel, wie die Tabellen zeigen, in denen die GKV-Verordnungen (AVR, 2009) mit den Verkaufsstatistiken der Hersteller (IMS Health, 2009) aus demselben Jahr verglichen werden. Abweichungen von rund 20% und mehr bei den verkauften Mengen (**IMS**) zu den GKV-Verordnungen lt. **AVR** könnten auf eine Verordnung hinweisen, die nicht unbedingt indikationsgerecht ist (siehe Tabellen 9 und 10). Da die Krankenkassen in der Zwischenzeit die Verordnungsdaten mit hoher Transparenz und Genauigkeit den verordnenden Ärztinnen und Ärzten unter Berücksichtigung der Dauer, der Dosierung und der zugrundeliegenden Diagnose zuordnen können, versuchen manche Ärzte offensichtlich, dieser Kontrolle dadurch auszuweichen, dass sie Privatverordnungen auch für GKV-Patienten ausstellen. Solche Privatverordnungen werden nicht im Rahmen der GKV-Statistiken ausgewertet, weil die Kosten für die Arzneimittel nicht zulasten der GKV abgerechnet werden. (Zu Methodik und Auswertungen bei Schlafmitteln s. Hoffmann, Glaeske, 2006; Hoffmann et al., 2006, 2009, 2010).

Bei sechs von zehn Tramadol-Monopräparaten liegen die prozentualen Unterschiede in der Anzahl der Packungen über den erwarteten 14,6%. Das Präparat „Tramadol-ratiopharm" wurde sogar zu mehr als 35% häufiger in den öffentlichen Apotheken eingekauft, als innerhalb der GKV abgerechnet. Die Tramadol-Kombinationen „Zaldiar" und „Dolevar" (Tramadol mit Paracetamol) werden seltener auf Privatrezept verordnet, als anzunehmen wäre. Der Durchschnitt bei den Tramadol-Präparaten liegt mit 25,6% erwartet hoch. Es kann durchaus von einem „Missbrauch auf Privatrezept" ausgegangen werden. Bei den Tilidin-Kombinationen liegen die Unterschiede ebenfalls bei sechs von zehn Präparaten über dem anzunehmenden Wert. Teilweise ist dies mit 40,4% und 37,8% sogar sehr deutlich zu erkennen. Der durchschnittliche Unterschied liegt auch bei diesem Wirkstoff, zwar nicht ganz so deutlich, wie beim Tramadol, aber doch nennenswert mit 20,6% über den erwarteten 14,6%. Auch hier ist ein Hinweis auf Missbrauch erkennbar.

Eine weitere intensive Beobachtung des Marktes von Tramadol- und Tilidin-haltigen Arzneimitteln erscheint daher dringend erforderlich. Ein Missbrauch dieser beiden Schmerzwirkstoffe, insbesondere in den flüssigen Zubereitungen, ist zumindest auch auf Basis der vorstehenden Daten nicht auszuschließen.

Tab. 9: Vergleich zwischen den AVR-Daten und den IMS Health-Daten (Angaben in Packungen) für Tramadol im Jahre 2009

Arzneimittel	AVR (Arzneiverordnungs-Report)	IMS (Intercontinental Marketing Services)	Unterschied in %
Tramadolor	789.200	978.700	+24,0
Tramadol STADA	693.400	768.800	+10,9
Tramadol AL	610.100	722.000	+18,3
Tramadol-ratiopharm	563.300	773.000	+37,3
Tramabeta	281.400	315.000	+12
Tramadol-1 A Pharma	266.600	327.400	+22,8
Tramagit	189.000	238.900	+26,4
Tramal	216.400	488.100	+25,6
Tramadura	159.400	177.500	+11,4
Tramadol Sandoz	103.300	117.600	+13,8
Zaldiar	201.000	217.000	+8
Dolevar	45.900	49.400	+7,6
Summe	4.119.000	5.174.100	+25,6

Tab. 10: Vergleich zwischen den AVR-Daten und den IMS Health-Daten (Angaben in Packungen) für Tilidin-Kombinationen in 2009

Arzneimittel	AVR (Arzneiverordnungs-Report)	IMS (Intercontinental Marketing Services)	Unterschied in %
Tilidin-ratiopharm PLUS	1.211.200	1.526.700	+26,0
Tilidin comp STADA	676.800	713.200	+5,4
Valoron N	554.500	778.300	+40,4
Tilidin AL comp	439.000	507.800	+15,7
Tilidin comp Hexal	369.200	434.000	+17,6
Tili comp/ Tilidin-1 A Pharma	278.000	325.700	+17,2
Tilidura/Tilidin N dura	97.300	105.600	+8,5
Tili comp beta	90.000	94.800	+5,3
Tilidin N Sandoz	71.600	77.000	+7,5
Tilidin AbZ	37.800	52.100	+37,8
Summe	3.825.400	4.615.200	+20,6

Literatur

American Psychiatric Association (APA) (2002): American Psychiatric Association practice guidelines for the treatment of psychiatric disorders: Compendium 2002. Washington.

Bundesapothekerkammer (BAK) (Hrsg.) (2008): Medikamente: Abhängigkeit und Missbrauch. Leitfaden für die apothekerliche Praxis. Berlin.

Bundesärztekammer (BÄK) (Hrsg.) (2007): Medikamente – schädlicher Gebrauch und Abhängigkeit. Leitfaden für die ärztliche Praxis. Köln.

Bundesverband der Arzneimittel-Hersteller (B.A.H.) (2011): Der Arzneimittelmarkt in Deutschland in Zahlen. Bonn.

Brunette, Mary F. et al. (2003): Benzodiazepine use and abuse among patients with severe mental illness and co-occuring substance use disorders. In: Psychiatric Services, 54(10), 1395-1401.

Clark, R.E.; Xie, H.; Brunette, M.F. (2004): Benzodiazepine prescription parctices and substance abuse in persons with severe mental illness. In: Journal of Clinical Psychiatry, 65(2), 151-155.

Diener, H.-C.; Schneider, R.; Aicher, B. (2008): Per-capita consumption of analgesics: a nine-country survey over 20 years. In: The Journal of Headache and Pain, 9(4), 225–231.

Graham, A.V.; Parran, T.V. Jr.; Jaén, C.R. (1992): Physician failure to record alcohol use history when prescribing benzodiazepines. In: Journal of Substance Abuse Treatment, 4(2), 179-185.

Hoffmann, Falk; Glaeske, Gerd (2006): Neugebrauch von Benzodiazepinen und das Risiko einer proximaler Femurfrakturen. Eine Case-crossover Studie. In: Zeitschrift für Gerontologie und Geriatrie, 39(2), 143-148.

Hoffmann, Falk; Glaeske, Gerd; Scharffetter, Wiebke (2006): Zunehmender Hypnotikagebrauch auf Privatrezepten in Deutschland. In: Sucht, 52(6), 360-366.

Hoffmann, Falk; Scharffetter, Wiebke; Glaeske, Gerd (2009): Verbrauch von Zolpidem und Zopiclon auf Privatrezepten zwischen 1993 und 2007. In: Der Nervenarzt, 80(5), 578-583.

Hoffmann, F.; Hies, M.; Glaeske, G: (2010): Regional variations of private prescriptions for non-benzodiazepine hypnotics zolpidem and zopiclone in Germany. In: Pharmacoepidemiology and Drug Safety, 19(10), 1071-1077.

IMS Health (2010): DPM – Der Pharmazeutische Markt Deutschland. Statistik über Human-Arzneimittel-Einkäufe öffentlicher Apotheken. Frankfurt am Main.

Kaboth, K.; Glaeske, G. (2011): Analyse der Verordnungszahlen von Tramadol und Tilidin-Kombinationen. Projektbericht Zentrum für Sozialpolitik. Bremen.

Lejoyeux, M.; Solomon, J.; Adès, J. (1998): Benzodiazepine treatment for alcohol-dependent patients. In: Alcohol and Alcoholism, 33(6), 563-575.

Mueller, T.I. et al. (2005): Long-term use of benzodiazepines in participants with comorbid anxiety and alcohol use disorders. In: Alcoholism: Clinical & Experimental Research, 29(8), 1411-1418.

Schwabe, Ulrich; Paffrath, Dieter (Hrsg.) (2011): Arzneiverordnungs-Report 2011 [AVR]. Berlin: Springer.

Schwabe, Ulrich; Paffrath, Dieter (Hrsg.) (2010): Arzneiverordnungs-Report 2010 [AVR]. Berlin: Springer.

Sieberer, Marcel (2011): Verordnungen von Benzodiazepinen bei Alkoholabhängigkeit. In: Glaeske, Gerd; Schicktanz, Christel: BARMER GEK Arzneimittelreport 2011. St. Augustin: Asgard. 59-72.

Soyka, Michael et al. (2005): Wo verstecken sich 1,9 Millionen Medikamentenabhängige? In: Der Nervenarzt, 76(1), 72-77.

2.4 Illegale Drogen – Zahlen und Fakten zum Konsum

Boris Orth, Ludwig Kraus und Daniela Piontek

Zusammenfassung

Weltweit werden dem Konsum illegaler Drogen 0,4% der gesamten Sterblichkeit zugeschrieben. Bezogen auf die durch den Gebrauch verursachte Krankheitsbelastung belegen im Vergleich zu anderen gesundheitlichen Risikofaktoren illegale Drogen in den Hoch-Einkommens-Ländern den achten Rangplatz. Hinsichtlich des problematischen Drogenkonsums – Injektion von Drogen oder lang andauernder bzw. regelmäßiger Konsum von Opioiden, Kokain und/oder Amphetaminen – gehört Deutschland zu einer Gruppe von Ländern mit europaweit vergleichsweise niedrigerer Prävalenz (4,0 Personen mit problematischem Drogenkonsum pro 1.000 Einwohner im Alter von 15 bis 64 Jahren).

Im Vergleich zu den anderen westeuropäischen Ländern liegt in Deutschland der Anteil junger Erwachsener, die im letzten Jahr Cannabis, Kokain oder Ecstasy konsumiert haben, im Mittelfeld. Derzeit haben 4,9% der 12- bis 17-jährigen Jugendlichen und 5,1% der 18- bis 64-jährigen Erwachsenen, die in Deutschland wohnen, im letzten Jahr irgendeine illegale Droge konsumiert. Die Konsumprävalenz ist bei Männern höher als bei Frauen und der Konsum ist bei 18- bis 20-Jährigen mit einer 12-Monats-Prävalenz von 16,8% am weitesten verbreitet. Dabei steht der Konsum von Cannabis deutlich im Vordergrund. Nach einer Zunahme des Konsums illegaler Drogen in den 1990er Jahren sind derzeit wegen der sinkenden Popularität von Cannabis bei Jugendlichen und jüngeren Erwachsenen insgesamt wieder geringere Konsumprävalenzen illegaler Drogen zu beobachten.

Abstract

Globally, 0.4% of all deaths are attributed to illicit drug use. Compared to other risk factors, the burden of disease attributable to illicit drug use is ranked 8th most common in developed countries. With regard to problematic drug use defined as injecting drug use or long duration/regular use of opioids, cocaine, and/or amphetamines, Germany is part of a class of European countries with comparatively low prevalence rates (4.0 individuals with problem drug use per 1,000 inhabitants, aged 15 to 64). German 12-month prevalence rates for cannabis, cocaine and ecstasy use are at an average level, as compared to rates in other western European countries. 4.9% of youths, aged 12 to 17, and 5.1% of adults, aged 18 to 64 reported using some type of illicit drugs within the past year. Prevalence rates for males are higher than those for females and highest among young adults aged 18 to 20. The use of cannabis is clearly dominating. After more than a decade of increasing drug use, the use of illicit drugs has recently declined. This is mainly due to cannabis being less popular among youths and young adults.

1 Internationale und europäische Perspektive

1.1 Illegale Drogen, Mortalität und Krankheitsbelastung

Der Konsum illegaler Drogen kann schwerwiegende soziale und gesundheitliche Folgen haben. Die Weltgesundheitsorganisation (World Health Organization, WHO) schätzt den Anteil illegaler Drogen an der Gesamtmortalität weltweit auf 0,4% (WHO, 2009a). Dies entspricht einer Gesamtzahl von 2,5 Mio. Fällen im Jahr 2004. Der Konsum illegaler Substanzen verursacht darüber hinaus 0,9% der globalen Krankheitsbelastung (burden of disease) gemessen am Anteil gesunder Lebensjahre, die durch Krankheit oder frühzeitigen Tod verloren gehen.

In den Hoch-Einkommens-Ländern gehört der Gebrauch illegaler Drogen zu den zehn bedeutendsten Risikofaktoren für die Gesundheit und belegt bei Männern und Frauen jeweils den achten Rangplatz. Bei Männern gehen etwa 3% und bei Frauen etwa 1% aller durch Krankheit verlorenen gesunden Lebensjahre auf den Konsum illegaler Substanzen zurück. Ein im Vergleich zu Tabak und Alkohol zwar kleinerer, trotzdem aber bedeutender Anteil gesundheitlicher Schäden könnte ohne den Konsum illegaler Drogen vermieden werden (Abbildung 1).

Diese Risikoabschätzung der WHO basiert auf Studien, die sich auf die Injektion von Opioiden, Kokain und Amphetaminen konzentrieren. Can-

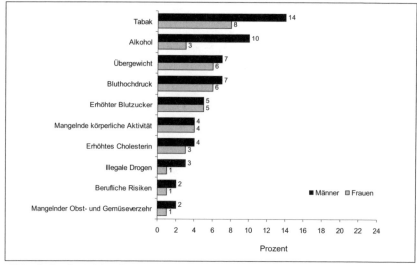

Abb. 1: Attributabler Anteil verschiedener Risikofaktoren an durch Krankheit verlorenen Lebensjahren (DALYs) in Hoch-Einkommens-Ländern für Männer und Frauen in Prozent für das Jahr 2004 (Quelle: WHO, 2009b)

nabis und Ecstasy werden nicht berücksichtigt. Außerdem bleiben durch die Fokussierung auf gesundheitliche Schäden soziale und rechtliche Folgen unbeachtet, so dass das Ausmaß der durch illegale Drogen verursachten gesellschaftlichen Gesamtschäden noch unterschätzt werden dürfte (Rehm et al., 2005).

1.2 Problematischer Drogenkonsum

Das Mortalitätsrisiko steigt mit der Häufigkeit und der Menge des Konsums illegaler Drogen. Das gefährlichste Muster findet sich bei Abhängigen, die über eine Periode von Jahren täglich oder fast täglich injizieren. Problematischer Drogengebrauch wird in den Statistiken der Europäischen Beobachtungsstelle für Drogen und Drogensucht (European Monitoring Centre for Drugs and Drug Addiction EMCDDA, 2011) als Drogenkonsum durch Injektion oder lang andauernden bzw. regelmäßigen Konsum von Opioiden, Kokain und/oder Amphetaminen verstanden.

2.4 Illegale Drogen – Zahlen und Fakten zum Konsum

Schätzungen zum Ausmaß des problematischen Drogenkonsums sind für eine evidenz-basierte Drogenpolitik unerlässlich. Die Daten können der Beurteilung des Behandlungsbedarfs oder der sozialen Kosten dienen. Wegen unterschiedlicher Definitionen, unterschiedlicher Datenquellen sowie statistischer Schätzverfahren und weil problematischer Drogenkonsum wegen der Illegalität häufig im Verborgenen stattfindet, können Vergleiche zwischen europäischen Ländern nur vorsichtig vorgenommen werden. Trotzdem finden sich zwei Gruppen von Ländern, die durch eine vergleichsweise hohe bzw. eine vergleichsweise niedrige Prävalenz des problematischen Drogenkonsums gekennzeichnet sind. Deutschland gehört mit geschätzten 4,0 problematischen Drogenkonsumenten pro 1.000 Einwohner im Alter von 15 bis 64 Jahren zu den Ländern mit niedrigerer Prävalenz (Abbildung 2). Als Erklärungen für die Unterschiede werden die jeweilige nationale Drogenpolitik, die Altersstruktur der Bevölkerung, unterschiedliche Anteile städtischer und ländlicher Gebiete, Arbeitslosigkeit und Armut diskutiert. Klare kausale Zusammenhänge konnten bislang aber noch nicht empirisch belegt werden (Kraus et al., 2003).

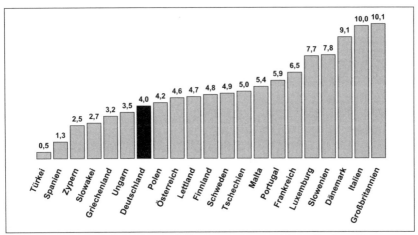

Abb. 2: Aktuellste Prävalenzschätzungen des problematischen Drogengebrauchs (PDU) bei 15- bis 64-Jährigen in ausgewählten Ländern der EU (Anzahl PDU's pro 1.000 Einwohner) (Quelle: EMCDDA, 2011)

1.3 Substanzbezogene Störungen

Substanzbezogene Störungen umfassen den Substanzmissbrauch bzw. den schädlichen Gebrauch und die Substanzabhängigkeit, wie sie in internationalen, diagnostischen Klassifikationssystemen (DSM-III-R, DSM-IV, ICD-10) beschrieben und definiert werden. Diese Definitionen unterscheiden sich von der Definition des problematischen Drogenkonsums. Die in Tabelle 1 dargestellten Prävalenz- und Gesamtwerte beinhalten die Diagnosen Opioid- und Kokainabhängigkeit und schädlicher Gebrauch nach ICD-10 und erfassen die WHO-Regionen (WHO, 2008). Der Anteil von opioid- und kokainbezogenen Störungen wird weltweit auf 0,04% geschätzt, was einer Anzahl von knapp 2,5 Millionen Personen entspricht. Im Vergleich zu den restlichen Regionen der Welt fallen die Werte in Europa mit 0,05% und Amerika mit 0,04% höher aus.

Tab. 1: Prävalenz und Anzahl drogenbezogener Störungen in WHO-Regionen für das Jahr 2004 (Quelle: WHO, 2008)

	Drogenbezogene Störungen[1]	
Weltweit	0,04	2 476 000
Europa	0,05	460 000
Amerika	0,04	372 000
Afrika	0,02	182 000
Östliches Mittelmeer	0,03	164 000
Südostasien	0,03	579 000
Westpazifik	0,004	714 000

[1] ICD-10 Diagnosen Opioid- und Kokainabhängigkeit und schädlicher Gebrauch.

1.4 Cannabis, Kokain und Ecstasy: 12-Monats-Konsumprävalenz

Die Europäische Beobachtungsstelle für Drogen und Drogensucht (EMCDDA, 2011) schätzt, dass im letzten Jahr etwa 23 Mio. Europäer im Alter von 15 bis 64 Jahren Cannabis, 4 Mio. Personen Kokain und 2,5 Mio. Menschen Ecstasy konsumiert haben. Das entspricht einer 12-Monats-Prävalenz von 6,8% für Cannabis, von 1,3% für Kokain und von 0,8% für Ecstasy. Bei jungen Erwachsenen im Alter von 15 bis 34 Jahren ist der Anteil der Personen, die eine dieser Substanzen im letzten Jahr konsumiert haben, höher. In dieser Altersgruppe beträgt die 12-Monats-Prävalenz des Cannabiskonsums in Europa durchschnittlich 12,6%, des Kokainkonsums 2,3% und des Ecstasykonsums 1,7%. Diese Schätzungen basieren auf den jeweils aktuellsten Repräsentativbefragungen der einzelnen Länder.

Im Vergleich zu den anderen westeuropäischen Ländern liegt in Deutschland der Anteil junger Erwachsener, die im letzten Jahr Cannabis, Kokain oder Ecstasy konsumiert haben, im Mittelfeld. In Spanien oder Großbritannien ist der Konsum dieser Substanzen vergleichsweise stärker verbreitet (Abbildung 3).

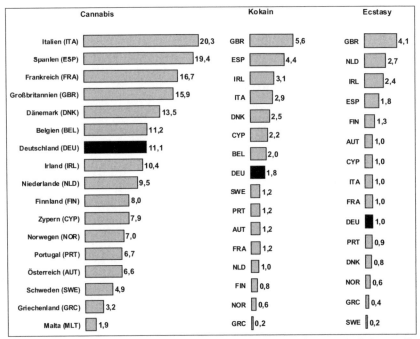

Abb. 3: 12-Monats-Prävalenz des Konsums illegaler Drogen bei Jugendlichen und jungen Erwachsenen (15-34 Jahre) in westlichen, europäischen Ländern (Angaben in Prozent; Quelle: EMCDDA, 2011)

In ihrem jüngsten Jahresbericht stellt die Europäische Drogenbeobachtungsstelle (EMCDDA, 2010) unterschiedliche Entwicklungen des Cannabiskonsums in den europäischen Ländern fest. So ist die 12-Monats-Prävalenz des Cannabiskonsums bei 15- bis 34-Jährigen in Estland, Italien, der Slowakei und der Tschechischen Republik in den letzten Jahren angestiegen. Die anderen Länder mit ausreichenden Daten berichten stabile oder rückläufige Prävalenzwerte. Auch die Konsumprävalenzen von Ecstasy und Kokain verlaufen in den europäischen Ländern uneinheitlich. Im Zeitraum von 1998 bis 2008 werden sowohl Rückgänge, Stagnationen als auch Anstiege berichtet.

2 Deutschland

2.1 Konsumprävalenz illegaler Drogen

In Deutschland sind zwei Monitoringstudien etabliert, die in regelmäßigen Abständen (derzeit etwa alle drei bis vier Jahre) durch wiederholte, bundesweit repräsentative Querschnittserhebungen Daten zum Konsum illegaler Drogen in der Allgemeinbevölkerung bereitstellen. Die Drogenaffinitätsstudie (DAS) (Bundeszentrale für gesundheitliche Aufklärung, 2012) untersucht das Konsumverhalten Jugendlicher und junger Erwachsener. Zielgruppe des Epidemiologischen Suchtsurveys (Pabst et al., 2010) sind Erwachsene im Alter von 18 bis 64 Jahren.

Der Anteil derjenigen, die mindestens einmal in den letzten zwölf Monaten eine Droge konsumiert haben, beträgt derzeit bei 12- bis 17-jährigen Jugendlichen 4,9% (Bundeszentrale für gesundheitliche Aufklärung, 2012) und bei 18- bis 64-jährigen Erwachsenen 5,1% (Epidemiologischer Suchtsurvey ESA) (Pabst et al., 2010). Der Anteil der Konsumenten ist höher als jener der Konsumentinnen (männliche Jugendliche: 6,6%; weibliche Jugendliche: 3,1%; Männer: 6,7%; Frauen: 3,4%). Im Vergleich zu anderen Substanzen steht der Konsum von Cannabis deutlich im Vordergrund (Jugendliche: 4,6%, Erwachsene: 4,8%). Sowohl bei Jugendlichen als auch Erwachsenen liegt die 12-Monats-Prävalenz aller anderen erfassten Substanzen unter einem Prozent (Tabelle 2).

Die Konsumprävalenz wird deutlich vom Lebensalter bestimmt. Etwa jeder sechste Befragte im Alter von 18 bis 20 Jahren hat in den letzten zwölf

2.4 Illegale Drogen – Zahlen und Fakten zum Konsum

Tab. 2: 12-Monats-Prävalenz des Konsums verschiedener illegaler Drogen bei Jugendlichen von 12 bis 17 Jahren (Drogenaffinitätsstudie 2011, BZgA, 2012) und bei Erwachsenen von 18 bis 64 Jahren (Epidemiologischer Suchtsurvey 2009, Pabst et al., 2010) nach Geschlecht

	Drogenaffinitätsstudie 2011 (12 bis 17 Jahre)			Epidemiologischer Suchtsurvey 2009 (18 bis 64 Jahre)		
	Gesamt	Männlich	Weiblich	Gesamt	Männlich	Weiblich
Irgendeine illegale Droge	4,9	6,6	3,1	5,1	6,7	3,4
Cannabis	4,6	6,2	2,8	4,8	6,4	3,1
Andere Drogen als Cannabis	1,0	1,6	0,4	1,3	1,9	0,8
Amphetamine	0,4	0,5	0,3	0,7	1,1	0,4
Ecstasy	0,2	0,3	0,1	0,4	0,6	0,2
LSD	0,1	0,2	0,1	0,1	0,2	0,1
Heroin	0,0	0,1	0,0	0,1	0,2	0,1
Andere Opiate	–	–	–	0,2	0,2	0,1
Kokain	0,2	0,1	0,3	0,8	1,2	0,4
Crack	0,0	0,1	0,0	0,1	0,2	0,0
Schnüffelstoffe	0,1	0,3	0,0	–	–	–
Pilze	0,4	0,7	0,0	0,2	0,4	0,1
Spice	–	–	–	0,4	0,6	0,2

Monaten mindestens einmal eine illegale Substanz konsumiert. Bei 12- und 13-Jährigen sowie Personen ab dem fünfzigsten Lebensjahr liegt die 12-Monats-Prävalenz unter bzw. bei einem Prozent (Abbildung 4).

2.2 Aktuelle Veränderungen der Verbreitung des Konsums illegaler Drogen

Die Ergebnisse der letzten beiden Erhebungen des Epidemiologischen Suchtsurveys in den Jahren 2006 und 2009 zeigen für Erwachsene im Alter von 18 bis 64 Jahren im Wesentlichen keine Veränderungen in der Ver-

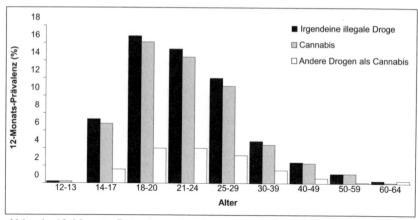

Abb. 4: 12-Monats-Prävalenz des Konsums irgendeiner illegalen Droge, von Cannabis oder anderen Drogen als Cannabis bei Jugendlichen von 12 bis 17 Jahren (Drogenaffinitätsstudie 2011, BZgA, 2012) und Erwachsenen von 18 bis 64 Jahren (Epidemiologischer Suchtsurvey 2009, Pabst et al., 2010)

breitung des Konsums illegaler Drogen (Tabelle 3). Zwar steigt die Lebenszeitprävalenz von 23,7% (2006) auf 26,7% (2009), doch bildet dieser Indikator bei Erwachsenen auch den Drogengebrauch ab, der schon lange zurückliegt. Die Indikatoren der 12-Monats- und 30-Tage-Prävalenz, die das aktuelle Konsumverhalten beschreiben, sind bei Erwachsenen mit 5,0% und 5,1% (12-Monats-Prävalenz) bzw. 2,5% und 2,6% (30-Tage-Prävalenz) unverändert.

Bei Jugendlichen im Alter von 12 bis 17 Jahren hat sich der Drogenkonsum nach Befunden der Drogenaffinitätsstudien 2008 und 2011 zuletzt verringert. Die Lebenszeitprävalenz, die in dieser Altersgruppe noch enger mit den Indikatoren des aktuellen Konsums übereinstimmt, hat sich von 10,0% auf 7,2% und die 12-Monats-Prävalenz von 7,4% auf 4,9% reduziert.

Nach Hochrechnung der jeweils aktuellsten Zahlen haben von den Erwachsenen im Alter von 18 bis 64 Jahren (ESA, 2009) etwa 13,0 bis 14,5 Mio. Menschen in Deutschland zumindest einmal in ihrem Leben eine illegale Droge genommen. 2,4 bis 2,9 Mio. haben in den letzten zwölf Monten und 1,17 bis 1,56 Mio. in den letzten 30 Tagen illegale Drogen konsumiert. Bei 12- bis 17-Jährigen (DAS, 2011) ist von 294 bis 400 Tsd. Ju-

2.4 Illegale Drogen – Zahlen und Fakten zum Konsum

Tab. 3: Aktuelle Veränderungen der Prävalenzen illegaler Drogen in Deutschland bei Jugendlichen von 12 bis 17 Jahren (Drogenaffinitätsstudie) und bei Erwachsenen von 18 bis 64 Jahren (Epidemiologischer Suchtsurvey

	Quelle	Alter	Prävalenz (95% KI)	Absolut (95% KI)[1]
Lebenszeit	ESA 2009	18-64	26,7% (25,3-28,1)	13.750.000 (13.000.000-14.500.000)
	ESA 2006	18-64	23,7% (22,3-25,2)	12.300.000 (11.600.000-13.100.000)
	DAS 2011	12-17	7,2% (6,1-8,3)	347.000 (294.000-400.000)
	DAS 2008	12-17	10,0% (8,3-11,7)	508.000 (422.000-594.000)
12 Monate	ESA 2009	18-64	5,1% (4,6-5,6)	2.640.000 (2.400.000-2.900.000)
	ESA 2006	18-64	5,0% (4,5-5,5)	2.580.000 (2.320.000-2.870.000)
	DAS 2011	12-17	4,9% (4,0-5,8)	236.000 (193.000-279.000)
	DAS 2008	12-17	7,4% (5,9-8,9)	376.000 (300.000-452.000)
30 Tage	ESA 2009	18-64	2,6% (2,3-3,0)	1.350.000 (1.170.000-1.560.000)
	ESA 2006	18-64	2,5% (2,2-2,9)	1.295.000 (1.120.000-1.500.000)
	DAS 2011	12-17	2,0% (1,4-2,6)	96.000 (67.000-125.000)
	DAS 2008	12-17	2,8% (1,9-3,8)	142.000 (96.000-193.000)

[1] Zahlen gerundet. Zugrunde gelegte Bevölkerungszahlen:
ESA 2009: 51.589.786 Personen (18-64 Jahre, Stand 31.12.2008, Statistisches Bundesamt); Pabst et al. 2010
ESA 2006: 52.010.517 Personen (18-64 Jahre, Stand 31.12.2005, Statistisches Bundesamt); Kraus et al. 2007
DAS 2011: 4.814.706 Personen (12-17 Jahre, Stand 31.12.2010, Statistisches Bundesamt) BZgA 2012
DAS 2008: 5.078.540 Personen (12-17 Jahre, Stand 31.12.2007, Statistisches Bundesamt) BZgA 2010

gendlichen auszugehen, die bisher wenigstens einmal eine illegale Droge probiert haben. In den letzten zwölf Monaten haben 193 bis 279 Tsd. und in den letzten 30 Tagen 67 bis 125 Tsd. Jugendliche illegale Drogen konsumiert.

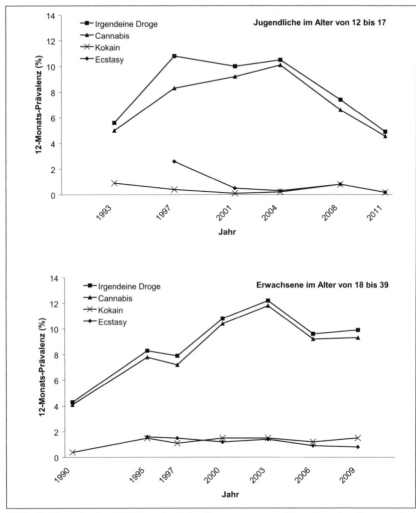

Abb. 5: Trends der 12-Monats-Prävalenz ausgesuchter illegaler Drogen bei Jugendlichen von 12 bis 17 Jahren (Drogenaffinitätsstudie 2011; BZgA, 2012) und bei Erwachsenen von 18 bis 39 Jahren (Epidemiologischer Suchtsurvey 2009, Kraus et al., 2010)

2.3 Trends seit 1990

Sowohl bei Jugendlichen im Alter von 12 bis 17 Jahren als auch bei jungen Erwachsenen im Alter von 18 bis 39 Jahren hat die Konsumprävalenz irgendeiner Droge in den 1990er Jahren deutlich zugenommen (BZgA, 2012; Kraus et al., 2010). Die 12-Monats-Prävalenz ist bei Jugendlichen von 5,6% im Jahr 1993 auf 10,5% im Jahr 2004 und bei Erwachsenen von 4,3% im Jahr 1990 auf 12,2% im Jahr 2003 angestiegen. Im Wesentlichen ist dieser Anstieg auf eine Zunahme des Cannabiskonsums zurückzuführen. Eine Ausnahme ist der Drogenkonsum Jugendlicher im Jahr 1997. Über den Cannabiskonsum hinaus spielte in diesem Jahr mit 2,6% auch Ecstasy eine bedeutendere Rolle. In den letzten Erhebungen zeigt sich bei Jugendlichen ein Rückgang des Cannabiskonsums auf zuletzt 4,9% im Jahr 2011 (BZgA, 2012). Bei 18- bis 39-jährigen Erwachsenen war zwischen 2003 und 2006 ein Rückgang der Konsumprävalenz von Cannabis zu beobachten. Im Jahr 2009 beträgt die 12-Monats-Prävalenz des Cannabiskonsums in dieser Altersgruppe 9,3% (Abbildung 5).

Literatur

Bundeszentrale für gesundheitliche Aufklärung (BZgA) (2012): Die Drogenaffinität Jugendlicher in der Bundesrepublik Deutschland 2011. Der Konsum von Alkohol, Tabak und illegalen Drogen: aktuelle Verbreitung und Trends. Köln.

European Monitoring Centre for Drugs and Drug Addiction (EMCDDA) (2010): Jahresbericht 2010. Stand der Drogenproblematik in Europa. Lissabon. Internet: http://www.emcdda.europa.eu/publications/annual-report/2010, Zugriff: 4.11.2011.

European Monitoring Centre for Drugs and Drug Addiction (EMCDDA) (2011): Statistical bulletin 2011. Internet: http://www.emcdda.europa.eu/stats11, Zugriff: 4.11.2011.

Kraus, Ludwig et al. (2010): Trends des Substanzenkonsums und substanzbezogener Störungen. Ergebnisse des Epidemiologischen Suchtsurveys 2009. In: Sucht, 56(5), 337-347.

Kraus, Ludwig et al. (2003): Estimating prevalence of problem drug use at national level in countries of the European Union and Norway. In: Addiction, 98(4), 471-485.

Pabst, Alexander et al. (2010): Substanzkonsum und substanzbezogene Störungen. Ergebnisse des Epidemiologischen Suchtsurveys 2009. In: Sucht, 56(5), 327-336.

Rehm, Jürgen et al. (2005): Problematic drug use and drug use disorders in EU countries and Norway: an overview of the epidemiology. In: European Neuropsychopharmacology, 15 (4), 389-397.

World Health Organization (WHO) (2008): Global burden of disease (GBD) summary tables. Geneva.

World Health Organization (WHO) (2009a). Global health risks. Mortality and burden of disease attributable to selected major risks. Geneva.

World Health Organization (WHO) (2009b): Global health risks summary tables. Geneva.

2.5 Glücksspiel – Zahlen und Fakten

Gerhard Meyer

Zusammenfassung

Die Umsätze auf dem (legalen) deutschen Glücksspiel-Markt sind in 2010 im Vergleich zum Vorjahr um 0,8% auf 31,51 Mrd. Euro gesunken. Erneute Umsatzsteigerungen auf 17,21 Mrd. Euro (plus 6,5%) konnten die Aufsteller von inzwischen rund 236.000 gewerblichen Geldspielautomaten verzeichnen. Der erwirtschaftete Bruttospielertrag ist seit der Novellierung der Spielverordnung in 2006 um 67,7% auf 3,94 Mrd. Euro gestiegen. Die glücksspielbezogenen Einnahmen des Staates lagen bei 2,989 Mrd. Euro (minus 6,8 %).
Der Zuwachs in der ambulanten Beratungsnachfrage von süchtigen Spielern setzt sich fort. Ihr Anteil in den Suchtberatungsstellen hat sich von 4,7% auf 5,6% (Einzeldiagnosen) bzw. von 4,2% auf 5% (Hauptdiagnosen) erhöht. Die hochgerechnete Gesamtzahl der betreuten Spieler in den bundesweit 1.320 ambulanten Suchtberatungsstellen betrug 15.800 Glücksspieler, nach 13.400 in 2009. Spieler an Geldspielautomaten bilden mit 74,3% nach wie vor mit Abstand die größte Gruppe. In stationären Einrichtungen ist der Anteil pathologischer Spieler an der Gesamtzahl der Patienten ebenfalls angestiegen (Einzeldiagnosen: von 3,6% auf 4,1%; Hauptdiagnosen: von 1,6% auf 2,5%).
Nach der aktuellsten Prävalenzstudie (Erhebungszeitraum: 2011) ist bei 0,51% der bundesdeutschen Bevölkerung (275.000 Personen) ein problematisches Spielverhalten und bei 0,49% (264.000 Personen) ein pathologisches Spielverhalten erkennbar.

Abstract

The turnover of the legal German gambling market has decreased in 2010 by 0.8% to 31.51 billion Euros compared to the previous year. Providers of meanwhile 236,000 private amusement with prizes (AWP) machines were once

again able to increase their turnover by 6.5% to 17.21 billion Euros. Since the amendment of the Gambling Ordinance in 2006 the achieved gross gambling revenue increased by 67.7% to 3.94 billion Euros. The state gambling revenue reached 2.989 billion Euros (minus 6.8%).
The increase in outpatient treatment of pathological gamblers continues. Their proportion in addiction treatment centers has risen from 4.7% to 5.6% (single diagnoses), resp. from 4.2% to 5% (main diagnoses). A projected 15,800 gamblers contacted nationwide 1,320 outpatient treatment centers, after 13,400 in 2009. The biggest group by far is still represented by AWP machine gamblers with 74.3%. Related to the patient total the proportion of pathological gamblers in inpatient treatment centers has increased as well (single diagnoses: from 3.6% to 4.1%; main diagnoses: from 1.6% to 2.5%).
According to the latest prevalence survey (survey period: 2011) 0.51% of German citizens (275,000 people) are problem gamblers and 0.49% (264,000 people) are pathological gamblers.

Umsätze auf dem Glücksspiel-Markt

Die Umsätze auf dem deutschen Glücksspiel-Markt (ohne Soziallotterien, Telefon-Gewinnspiele, Sportwetten und Online-Glücksspiele von privaten und ausländischen Anbietern) beliefen sich in 2010 auf 31,51 Mrd. Euro, nach 31,77 Mrd. Euro (korrigierter Wert) in 2009 (Tab. 1). Der Rückgang um 0,8% fiel, bedingt durch den deutlichen Anstieg von 6,5% beim größten Umsatzträger „Geldspielautomaten", relativ gering aus. Das Brutto-Inlandsprodukt stieg dagegen im Vergleich zum Vorjahr um 3,6%.

Während die Umsatzrückgänge der Spielbanken und des Deutschen Lotto- und Toto-Blocks bei 9,8% bzw. 7,2% lagen, verzeichneten die Klassenlotterien zweistellige Rückgänge, ebenso wie die ARD-Fernsehlotterie und Pferdewetten (Galopper).

Eindeutiger Gewinner auf dem Glücksspiel-Markt waren die Geldspielautomaten. Ihr Umsatz erhöhte sich zum fünften Mal in Folge nach der Novellierung der Spielverordnung (SpielV) auf 17,21[1] Mrd. Euro. Bei

---

[1] Die Umsatzberechnung wurde verändert. Neue Berechnungsgrundlage ist der in der SpielV (§12, Abs. 2) festgelegte maximale, auf langfristiger Betrachtung beruhende Stundenverlust von 33 Euro, der auf einer Auszahlungsquote von 77,1% basiert.

2.5 Glücksspiel – Zahlen und Fakten

Tab. 1: Umsätze auf dem Glücksspiel-Markt (in Mio. Euro)

Glücksspiel	1974	1982	Erhebungsjahr 1992[2]	2002	2008	2009	2010	Veränderung in 2010 gegenüber Vorjahr in %
Spielbank[3]: - Glücksspielautomaten, - Roulette, Black Jack etc.	1.023	3.426	6.854	10.900	8.030	6.862	6.187	- 9,8
Spielhalle/Gaststätte[3] - Geldspielautomaten mit Gewinnmöglichkeit	-	-	-	5.710	14.720	16.160	17.210	+ 6,5
Deutscher Lotto- und Toto-Block:								
- Zahlenlotto	1.407	2.634	4.144	5.309	4.387	4.499,7	4.017,3	- 10,7
- Extralotto	-	-	-	-	-	36,3	0,0	- 100,0
- Fußballtoto	143	166	168	95	50	52,3	48,4	- 7,4
- Oddset	-	-	-	541	208	184,5	174,1	- 5,7
- Spiel 77	-	438	802	1.044	877	891,5	971,5	+ 9,0
- Super 6[4]	-	13	229	733	621	636,3	561,5	- 11,8
- Glücksspirale	55	42	159	245	201	248,2	245,7	- 1,0
- Sofort-Lotterien	-	-	287	269	210	227,2	242,9	+ 6,9
- Bingo	-	-	-	75	49	52,2	70,2	+ 34,5
- Keno	-	-	-	-	171	157,9	152,5	- 3,4
- Plus 5	-	-	-	-	18	16,6	15,9	- 3,8
Gesamt	**1.605**	**3.239**	**5.788**	**8.311**	**6.792**	**7.002,6**	**6.500**	**- 7,2**
Klassenlotterie:								
- Nordwestdeutsche	46	93	419	558	318	269,7	237,2	- 12,1
- Süddeutsche	-	139	522	778	470	312,0	245,2	- 21,1

127

Tab. 1: Umsätze auf dem Glücksspiel-Markt (in Mio. Euro) (Fortsetzung)

Glücksspiel	Erhebungsjahr							Veränderung in 2010 gegenüber Vorjahr in %
	1974	1982	1992[2]	2002	2008	2009	2010	
Fernsehlotterie								
- ARD Fernsehlotterie	-	29	65	107	178	182,6	156,1	- 14,5
- ZDF Aktion Mensch	-	100	107	320	451	447,6	440,7	- 1,5
Sparkasse/Bank								
- PS-Sparen	-	162	255	296	281	273,5	270,9	- 1,0
- Gewinnsparen	-	32	129	147	189	195,8	204,9	+ 4,7
Pferdewetten								
- Galopper (Totalisator)	53	99	130	103	39	37,4	31,7	- 15,2
- Traber (Totalisator)	121	192	211	121	25	28,6	26,2	- 8,3
- Buchmacher[5]	71	59	104	7	0,0	0,0	0,0	0,0
Gesamtumsatz				27.359	31.493	31.771,8	31.509,9	- 0,8

Quelle: Archiv- und Informationsstelle der deutschen Lotto- und Toto-Unternehmen, Institut für Wirtschaftsforschung, eigene Erhebung

[2] Ab 1992 einschließlich neue Bundesländer
[3] Hochrechnung auf der Basis des Bruttospielertrages und einer durchschnittlichen Auszahlungsquote von 91%
[3] Hochrechnung auf der Basis des Bruttospielertrages und einer durchschnittlichen Auszahlungsquote von 77,1% (vor 2006: 60%)
[4] Seit 1991, vorher Landeslotterien
[5] Hochrechnung/Steueraufkommen der Buchmacher

Spielergewinnen von 77,1% (vor 2006: mindestens 60%) verblieb den Aufstellern der Geldspielgeräte ein Brutto-Spielertrag (Kasseninhalt) von 3,94 Mrd. Euro, nach 3,70 Mrd. Euro in 2009. Im Vergleich mit dem Ertrag vor der Novellierung der SpielV (2005: 2,35 Mrd. Euro) beträgt die Zuwachsrate stolze 67,7%.

Die Anzahl der aufgestellten Automaten in Gaststätten und Spielhallen verzeichnet im Jahresvergleich einen Zuwachs von 3,9% auf 235.750 Geräte (2009: 227.000, korrigierter Wert). 12.240 Konzessionen für Spielhallen haben Trümper und Heimann (2010) in Kommunen mit mehr als 10.000 Einwohnern in 2010 registriert.

In 2011 haben die ersten Bundesländer (Berlin, Bremen) neue Spielhallengesetze beschlossen, um die Flut der Spielhallen einzudämmen und den Spielerschutz zu stärken. Weitere Länder haben entsprechende Initiativen angekündigt. So müssen in den Stadtstaaten in Zukunft (nach einer Übergangszeit von 5 bzw. 5,5 Jahren) Mindestabstände von 500 m bzw. 250 m zwischen den Spielhallen eingehalten werden, um Mehrfachkonzessionen zu unterbinden. Vom Spielverhalten her auffällige Personen sind ebenso vom Spiel auszuschließen (Berlin) wie Personen, die eine Selbstsperre verlangen.

Die strengeren Gesetze folgen der Erkenntnis, dass die bisherigen Präventionsaktivitäten der Automatenwirtschaft völlig unzureichend sind. In einer aktuellen Untersuchung von bislang 150 Spielern aus ambulanten Beratungseinrichtungen (vornehmlich aus Niedersachsen und Bremen) gab z. B. kein einziger Untersuchungsteilnehmer an, aufgrund von Warnhinweisen auf den Frontscheiben der Geldspielautomaten den Weg zu professionellen Versorgungsangeboten gefunden zu haben. Vielmehr wurden die Betroffenen primär durch Bezugspersonen (z. B. Partner, Bekannte: 48,7%), über Medien (z. B. Presse, Internet: 29,3%) sowie Selbsthilfegruppen (18,7%) auf die entsprechenden Hilfe-Möglichkeiten aufmerksam. Dieser Befund widerlegt die immer wiederkehrende (und empirisch nicht belegte) Propaganda der Automatenwirtschaft, die große Anzahl der beratungssuchenden Automatenspieler sei auf derartige Aufklärungsmaßnahmen zurückzuführen bzw. dokumentiere den Nutzen der eigenen Spielerschutzmaßnahmen.

Die neuen Landesspielhallengesetze sind ein Schritt in die richtige Richtung. Notwendig ist aber in erster Linie eine Novellierung der Spielverordnung (SpielV), eine Korrektur der eigentlichen Ursachen der Fehlentwicklungen: der Aufrüstung der Spielgeräte zu Glücksspielautomaten. Die unterbreiteten Vorschläge der zuständigen Bundesministerien, wie die Senkung des Durchschnittsverlustes von 33 Euro auf 20 Euro je Betriebsstunde, des Maximalverlustes von 80 Euro auf 60 Euro und des Maximalgewinns von 500 Euro auf 400 Euro je Stunde sowie die Nullstellung der Geräte nach 3 Stunden Spielzeit und die Begrenzung der angezeigten „Gewinnanmutungen" auf künftig 800 Euro (statt 1.000 Euro), sind kaum zielführend. Der Glücksspielcharakter des Automatenspiels bliebe unangetastet, da weiterhin Vermögenswerte auf dem Spiel stehen. Erneute Umgehungen der gesetzlichen Vorgaben sind außerdem vorprogrammiert, da Merkmalsübertragungen (Punktetransfer, Sonder- und Freispiele etc.) zulässig blieben. Auch die von Dürr (2011) skizzierten Vorschläge, wie die Begrenzung des Höchstgewinns auf 300 Euro pro Stunde und 500 Euro am Tag, die Tagesverlustbegrenzung auf 200 Euro und die vollständige Speicherlöschung nach einer Stunde sind nicht auf eine grundlegende Korrektur der Spielstruktur ausgerichtet. Die vorgeschlagene Verpflichtung zum Einsatz individueller Speicherkarten, auf denen Einsatz- und Verlustbegrenzungen sowie Sperrverfügungen erfasst werden können, ist erst dann als Ergänzung in Erwägung zu ziehen, wenn keine tiefgreifenden Strukturveränderungen per Gesetz möglich sind. Der Einsatz derartiger Karten setzt zudem voraus, dass die Nutzung mehrerer Spielerkarten durch geeignete Maßnahmen, wie die biometrische Identifizierung des Spielers, verhindert wird.

Aus suchtpolitischer Perspektive ist vorrangig eine Reduzierung der Spielanreize durch die Senkung des Höchstgewinns auf unter 60 Euro pro Stunde und das Verbot von Merkmalsübertragungen zu fordern. Die optimalen Grenzwerte für eine risikoarme Teilnahme an Glücksspielen liegen nach Bevölkerungsstudien bei 360 Euro bis 720 Euro im Jahr bzw. bei höchstens 1% des familiären Bruttoeinkommens (bei zwei- bis dreimaliger Betätigung pro Monat).

Die Spielbanken landeten mit einem Umsatz von 6,19 Mrd. Euro auf Platz 3 der Umsatzträger legaler Spielangebote (Abb. 1). Der Anteil am Gesamtumsatz betrug 19,6% (Vorjahr: 21,6%). Der Bruttospielertrag (ohne Kostenanrechnung) ging im Jahresvergleich um 61 Mio. Euro auf 557 Mio. Euro zurück (Tab. 2). Bei den Tischspielen des „Klassischen Spiels" war ein Rückgang von 7,8% zu verzeichnen, bei den Glücksspielautomaten in Spielbanken um 10,6%. Der Anteil des Automatenspiels am Ge-

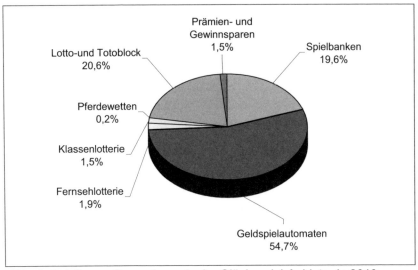

Abb. 1: Anteile am Gesamtumsatz der Glücksspiel-Anbieter in 2010

Tab. 2: Bruttospielertrag der Glücksspiele in Spielbanken (in Mio. Euro)

Glücksspiel	1993	1995	1997	1999	2001	2003	2005	2007	2009	2010
Glücksspiel-automaten	326	363	421	559	702	799	740	713	451	403
Klassisches Spiel: Roulette, Black Jack, Poker	341	309	323	325	296	211	212	210	167	154

samtertrag lag bei 72,4% (nach 62,4% in 2009). 100,7 Mio. Euro (Klassisches Spiel: 77,3 Mio., Automatenspiel: 23,3 Mio. Euro) zahlten die 6,33 Mio. Besucher (Rückgang um 8,2% im Vergleich mit dem Vorjahr) nach zwischenzeitlichen Gewinnen in den Tronc ein, die Trinkgeldkasse der Spielbanken (2009: 106,6 Mio. Euro).

Angaben zu den Umsätzen und Bruttospielerträgen auf dem unregulierten deutschen Glücksspiel-Markt liegen für 2010 nicht vor. In 2009 sollen nach einer Analyse von Goldmedia (2010) rund 17% (1,73 Mrd. Euro) der Bruttospielerträge des Gesamtmarktes (10,3 Mrd. Euro) auf im Ausland ansässige Betreiber von Online-Glücksspielen sowie private Wettanbieter und den Schwarzmarkt für Sportwetten entfallen sein.

Die Einnahmen des Staates aus Glücksspielen (über Rennwett- und Lotteriesteuer, Gewinnablieferungen verschiedener Lotterien, Spielbankabgabe) betrugen 2,989 Mrd. Euro in 2010, nach 3,206 Mrd. Euro in 2009. Dies entspricht einem Rückgang von 6,8% im Vergleich zum Vorjahr (Abb. 2). Von den Gesamteinnahmen wurden 309 Mio. Euro in den neuen Bundesländern erwirtschaftet (2009: 342 Mio. Euro).

Da Geldspielautomaten zwar das mit Abstand höchste Problempotenzial aufweisen, im rechtlichen Sinne jedoch kein Glücksspiel darstellen, zah-

Jahr		Mrd. Euro
1970		0,658
1975		0,940
1980		1,522
1982		1,734
1985		1,905
1987		2,231
1989		2,368
1990		2,478
1991	inkl. neue Länder mit 117 Mio. Euro	2,831
1992	inkl. neue Länder mit 152 Mio. Euro	3,149
1993	inkl. neue Länder mit 146 Mio. Euro	3,171
1994	inkl. neue Länder mit 189 Mio. Euro	3,338
1995	inkl. neue Länder mit 225 Mio. Euro	3,479
1996	inkl. neue Länder mit 227 Mio. Euro	3,491
1997	inkl. neue Länder mit 238 Mio. Euro	3,489
1998	inkl. neue Länder mit 284 Mio. Euro	3,848
1999	inkl. neue Länder mit 379 Mio. Euro	4,204
2000	inkl. neue Länder mit 390 Mio. Euro	4,371
2001	inkl. neue Länder mit 410 Mio. Euro	4,597
2002	inkl. neue Länder mit 419 Mio. Euro	4,467
2003	inkl. neue Länder mit 424 Mio. Euro	4,393
2004	inkl. neue Länder mit 432 Mio. Euro	4,365
2005	inkl. neue Länder mit 454 Mio. Euro	4,254
2006	inkl. neue Länder mit 468 Mio. Euro	4,127
2007	inkl. neue Länder mit 394 Mio. Euro	3,905
2008	inkl. neue Länder mit 347 Mio. Euro	3,367
2009	inkl. neue Länder mit 342 Mio. Euro	3,206
2010	inkl. neue Länder mit 309 Mio. Euro	2,989

Abb. 2: Öffentliche Einnahmen aus Glücksspielen (Quelle: Statistisches Bundesamt)

len die Betreiber keine entsprechenden Glücksspielabgaben. Nach Angaben der Unterhaltungsautomatenwirtschaft (Industrie, Handel und Aufstellerbereich) beliefen sich die Gesamtzahlungen der Branche für Steuern und Sozialabgaben auf ca. 1,5 Mrd. Euro in 2010 (2009: 1,2 Mrd. Euro). Davon entfallen 376 Mio. Euro auf kommunale Vergnügungssteuern (2009: 300 Mio. Euro), die im Wesentlichen bezogen auf die wichtigste Produktgruppe, die Unterhaltungsautomaten mit Geld-Gewinnmöglichkeit, abgeführt wurden.

Pathologisches Spielverhalten

Nach der Deutschen Suchthilfestatistik 2010 für ambulante Beratungs- und/oder Behandlungsstellen, Fach- und Institutsambulanzen (Pfeiffer-Gerschel, Kipke, Steppan, 2011a) wurde in 533 Einrichtungen bei 6.373 Klienten die Einzeldiagnose „Pathologisches Spielverhalten" gestellt (Tab. 3). Die durchschnittliche Anzahl betreuter Spieler pro Einrichtung hat sich deutlich auf 12 Fälle erhöht (Vorjahr: 10,2 Fälle). Der auf die Gesamtzahl der Klienten bezogene Anteil (mit abgeschlossener Diagnosestellung) ist auf 5,6% gestiegen (Männer: 6,5%; Frauen: 2,6%). Die Diagnose betraf 4.962 Männer und 594 Frauen in den alten sowie 704 Männer und 112 Frauen in den neuen Bundesländern (Frauenanteil: 11,1%)

Die Anzahl der Hauptdiagnosen betrug 5.654 (West: 4.899; Ost: 755). Mit 10,6 Fällen pro Einrichtung ist im Vergleich zum Vorjahr (9,1 Fälle) ebenfalls ein deutlicher Anstieg zu beobachten. Der Anteil an der Gesamtzahl der Klienten (mit Diagnose) ist von 4,2% auf 5,0% gestiegen (Männer: 5,8%; Frauen: 2,4%).

Hochgerechnet auf die Gesamtzahl der betreuten Spieler in den bundesweit 1.320 ambulanten Suchtberatungsstellen haben sich in 2010 rund 15.800 Glücksspieler in ambulante Betreuung begeben, nach 13.400 (korrigierter Wert) in 2009.

Spieler an Geldspielautomaten bilden in den Einrichtungen nach wie vor mit Abstand die größte Gruppe. Bei 74,3% der Klienten wurde ein pathologisches Spielverhalten in Bezug auf Geldspielautomaten diagnostiziert (2009: 72,3%), in 25,7% der Fälle bezüglich Glücksspielen in Spielbanken (6,3%), Wetten (6,0%) und anderen Spielformen (13,4%) (Mehrfachnennungen möglich).

Tab. 3: Pathologisches Spielverhalten bei Klienten ambulanter Beratungs- und Behandlungsstellen, Zugänge: Einzeldiagnosen

Einzeldiagnose		1994	1996	1998	2000	2002	2004	2006	2007	2008	2009	2010
Anzahl der Beratungsstellen (N)		396	436	467	401	454	591	595	431	558	514	533
Pathologisches Spielverhalten	Ost	130	166	227	244	434	397	511	413	603	747	816
	West	1.091	1.354	1.161	1.058	1.293	2.568	2.407	2.226	3.726	4.473	5.556
Durchschnittliche Anzahl behandelter Spieler pro Einrichtung		3,1	3,5	3,0	3,2	3,8	5,0	4,9	6,1	7,8	10,2	12,0
Prozentsatz bezogen auf die Gesamtzahl der Klienten (%)		2,5	2,3	2,0	2,3	2,3	2,8	2,6	3,1	3,6	4,7	5,6
Gesamtzahl der Klienten (100%)		49.563	65.573	69.972	57.647	74.097	105.183	110.625	86.254	119.292	110.668	113.704

Quelle: Pfeiffer-Gerschel, Kipke & Steppan (2011a)

Tab. 4: Einzel- und Hauptdiagnose „Pathologisches Spielverhalten" in stationären Einrichtungen

Einrichtungen		2000 N=83		2002 N=85		2004 N=72/102		2006 N=40/157		2008 N=127		2009 N=121		2010 N=183	
		E	H	E	H	E	H	E	H	E	H	E	H	E	H
Einzel-/Hauptdiagnose															
Pathologisches Spielverhalten	n	264	33	131	136	288	337	37	358	833	367	769	336	1.563	965
	%	2,2	0,3	0,6	0,6	2,0	1,3	0,7	1,1	3,3	1,3	3,6	1,6	4,1	2,5
	Gesamtzahl (100 %)	12.195		23.201		14.711/25.854		5.310/31.269		25.426		21.521		38.001	

Quelle: Pfeiffer-Gerschel, Kipke & Steppan (2011b)

Die Deutsche Suchthilfestatistik 2010 für stationäre Einrichtungen (Pfeiffer-Gerschel, Kipke, Steppan, 2011b) weist 1.563 Einzeldiagnosen und 965 Hauptdiagnosen in 183 Einrichtungen aus (Tab. 4). Die Anzahl der Einzel- und Hauptdiagnosen pro Einrichtung ist mit 8,5 bzw. 5,3 Fällen im Vergleich zum Vorjahr deutlich angestiegen (2009: 6,4 bzw. 2,8 Fälle). Der Anteil pathologischer Spieler an der Gesamtzahl der Patienten verzeichnet mit 4,1% (Einzeldiagnosen) bzw. 2,5% (Hauptdiagnosen) ebenfalls Zuwächse.

Eine Auswahl stationärer Einrichtungen, die sowohl Suchtfachkliniken als auch psychosomatische Fachkliniken und entsprechende Abteilungen einbezieht, verweist auf 1.843 behandelte Spieler in 2010 (Hauptdiagnose: 1.443; Nebendiagnose: 400) nach 1.482 in 2009 (Tab. 5).

Die Adressenlisten der Selbsthilfegruppen der „Anonymen Spieler (GA)" in Hamburg und der „Fachstelle Glücksspielsucht" in Neuss verzeichnen in 2010 188 Spieler-Selbsthilfegruppen in 129 Städten (Abb. 3).

Anzahl problematischer und pathologischer Spieler

Daten zur Prävalenz des problematischen und pathologischen Spielverhaltens in Deutschland sind in sieben repräsentativen Bevölkerungsstudien erhoben worden (Tab. 6). Der Vergleich der ermittelten Prävalenzraten wird erschwert durch Unterschiede in den eingesetzten Erhebungsinstrumenten und diagnostischen Kriterien, der Methodik der Datenerhebung, der Einbeziehung von Filteritems und den Antwortraten. Der Referenzzeitraum bezieht sich jeweils auf die letzten 12 Monate.

Ein „problematisches Spielverhalten" wurde durch drei oder vier zutreffende DSM-IV-Kriterien (F 63.0) bzw. drei oder vier Punkte im South Oaks Gambling Screen (SOGS) erfasst. Es ist gekennzeichnet durch deutliche glücksspielbedingte Probleme, kurz vor der Schwelle einer klinischen Diagnose. In Analogie zu stoffgebundenen Abhängigkeiten lässt es sich auch als eine missbräuchliche Nutzung des Glücksspiels charakterisieren. In Abgrenzung dazu liegt ein „pathologisches Spielverhalten" vor, wenn fünf oder mehr Kriterien des DSM-IV erfüllt sind bzw. fünf oder mehr Punkte im SOGS erzielt werden und sich damit eine klinisch relevante Ausprägung des Verhaltens und Erlebens in Verbindung mit dem Glücksspiel zeigt.

2.5 Glücksspiel – Zahlen und Fakten

Tab. 5: Anzahl der behandelten Glücksspieler in ausgewählten stationären Versorgungseinrichtungen

Stationäre Einrichtungen	Erhebungsjahr										
	1985	1987	1991	1997	1999	2002	2004	2007	2008	2009	2010
Fachkliniken Nordfriesland, Bredstedt (S+P)	1	12	47	44	69	75	64	87	84	73	66
Asklepios Klinik Nord Ochsenzoll, Hamburg (S)	30/40	38	64	18	23	26	31	33	38	37	50
Bernhard-Salzmann-Klinik, Gütersloh (S)	1	18	16	41	51	57	82	62	65	105	127
Therapiezentrum Münzesheim, Kraichtal (S)	3	10	28	37	29	47	52	87	120	141	148
AHG Klinik Münchwies, Neunkirchen-Saar (S+P)	-	7	51	104	84	128	174	253	257	281	263
AHG Klinik Schweriner See, Lübstorf (S+P)	-	-	-	18	27	78	99	105	115	122	138
AHG Kliniken Daun, Daun (S+P)	-	-	-	-	-	-	-	28	22	63	125
salus Klinik Lindow (S+P)	-	-	-	-	-	-	-	-	-	48	77
Fachklinik St. Marienstift, Neuenkirchen (S)	-	-	-	-	6	27	39	56	65	33	74
Asklepios Fachklinikum, Wiesen (S)	-	-	-	21	27	96	147	158	166	85	108
AHG Klinik Wigbertshöhe, Bad Hersfeld (S)	-	-	-	26	35	47	54	80	70	210	257
AHG Klinik Berus, Überherrn-Berus (P)	-	-	-	18	25	45	57	39	41	67	91
Fachklinik Fredeburg, Bad Fredeburg (S)	-	-	-	29	61	78	105	79	110	55	49
Fachklinik Hochsauerland, Bad Fredeburg (P)	-	-	-	-	-	-	-	-	-	131	130
AHG Klinik Wilhelmsheim, Oppenweiler-Wilhelmsheim (S)	-	-	-	-	-	-	-	-	-	9	43
Fachklinik Römerhaus, Sulzberg (S)	-	-	-	-	-	-	-	-	-	22	97
Gesamt	-	-	-	356	437	704	904	1.067	1.153	1.482	1.843

S: Suchtfachklinik bzw. -abteilung
P: Psychosomatische Fachklinik bzw. Abteilung
Quelle: Eigene Erhebung

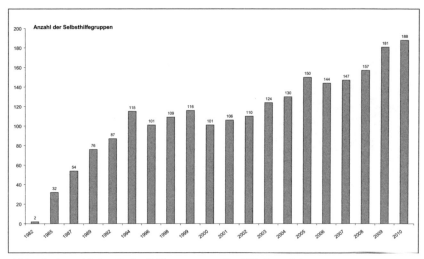

*Abb. 3: Anzahl der Selbsthilfegruppen für Glücksspieler
Quelle: Adressenlisten der „Anonymen Spieler" und der „Fachstelle Glücksspielsucht" in Neuss*

Nach den ermittelten Prävalenzraten der aktuellsten Studie (BZgA, 2012) zeigen 0,51% der bundesdeutschen Bevölkerung ein problematisches Spielverhalten bezogen auf die vergangenen 12 Monate. Hochgerechnet auf die Bevölkerung sind 275.000 Personen davon betroffen. Bei 0,49% der Bundesbürger ist ein pathologisches Spielverhalten erkennbar. Die Anzahl der pathologischen Spieler lässt sich entsprechend auf 264.000 beziffern. Im internationalen Vergleich liegen die bundesdeutschen Werte im unteren Bereich des Spektrums (vgl. Meyer, Hayer, 2010).

Weitere Hinweise auf die Größenordnung der Problematik liefert die Deutsche Sperrdatenbank, die Spielsperren im Spielbank- und Lotteriebereich (Oddset, Toto, Keno) erfasst. Ende 2010 enthielt die Datenbank insgesamt 21.065 Sperrsätze (2009: 19.041), davon entfielen 309 Sperren (2009: 213) auf den Lotteriebereich.

Die Zahl der Selbstsperren von Spielern ist von 2.130 in 2009 auf 1.783 in 2010 zurückgegangen (Tab. 7). Der Anteil der Fremdsperren aufgrund der Hinweise durch Dritte oder das Personal ist mit 14,6% bzw. 15,4% vergleichsweise gering. Die Anzahl der Anträge auf Entsperrung und der

Tab. 6: Pathologisches und problematisches Spielverhalten in Deutschland: Ergebnisse von Repräsentativbefragungen (12-Monats-Prävalenz)

	Bühringer et al. (2007)	Buth & Stöver (2008)	BZgA (2008)	BZgA (2010)	Sassen et al. (2011)	Meyer et al. (2011)	BZgA (212)
Erhebungsjahr	2006	2006	2007	2009	2009	2010/2011	2011
Stichprobe	7.817 (18-64 Jahre)	7.981 (18-65 Jahre)	10.001 (16-65 Jahre)	10.000 (16-65 Jahre)	8.006 (18-64 Jahre)	15.023 (14-64 Jahre)	10.002 (16-65 Jahre)
Methodik	Schriftliche und telefonische Befragung	Telefonische Befragung und Online-Access-Panel	Telefonische Befragung	Telefonische Befragung	Schriftliche, telefonische und Online-Befragung	Telefonische Befragung (Festnetz/Mobil)	Telefonische Befragung
Antwortrate	48%	56% / 68%	63%	62%	50%	52% / 57%	60%
Klassifikation	DSM-IV	DSM-IV	SOGS	SOGS	DSM-IV	DSM-IV	SOGS
Problematisches Spielverhalten	0,29% (149.000)	0,64% (340.000)	0,41% (225.000)	0,64% (347.000)	0,24% (133.000)	0,31% (172.000)	0,49% (264.000)
Pathologisches Spielverhalten	0,20% (103.000)	0,56% (300.000)	0,19% (104.000)	0,45% (242.000)	0,31% (172.000)	0,35% (193.000)	0,51% (275.000)

Tab. 7: Anzahl der Spielsperren, Anträge auf Entsperrung und Teilnahmeversuche gesperrter Spieler

Jahr	Selbstsperren	Fremdsperren		Anträge auf Entsperrung	Aufgehobene Sperren	Teilnahmeversuche gesperrter Spieler[1]
		Hinweise durch Dritte	Hinweise durch Personal			
2008	3.328	291	278	1.007	348	1.742
2009	2.130	184	205	696	316	753
2010	1.783	145	170	388	241	452

Quelle: Geschäftsstelle der obersten Glücksspielaufsichtsbehörden der Länder
[1] Angaben waren häufig nicht möglich

aufgehobenen Sperren haben sich ebenso wie die Teilnahmeversuche gesperrter Spieler in 2010 ebenfalls deutlich verringert.

Es sind aber nicht nur die Spieler selbst, die von der Suchterkrankung betroffen sind. Lobsinger und Beckett (1996, in Petry, 2005) schätzen, dass jeder pathologische Spieler das Leben von 8 bis 10 Personen (von der Ehefrau bis zum Arbeitgeber) schädlich beeinflusst. Nach einer Studie aus Norwegen (Wenzel, Øren, Bakken, 2008) leiden 2% der Bevölkerung als Familienangehörige unter dem süchtigen Spielverhalten eines Familienmitglieds (Prävalenzraten problematischen und pathologischen Spielverhaltens in Norwegen in 2007: 0,4% bzw. 0,3%).

Verschuldung

Ein Vergleich der ambulant betreuten Klienten mit unterschiedlichen Hauptdiagnosen hinsichtlich der Verschuldung zeigt auf (Tab. 8), dass pathologische Spieler die höchsten Schulden aufweisen. Der Anteil der Betroffenen, die keine Schulden haben, ist mit 32,3% vergleichsweise gering. Bei 18,2% beträgt die Verschuldung mehr als 25.000 Euro, während dies beispielsweise nur 4,4% der Alkoholabhängigen und 9,7% der Kokainabhängigen betrifft.

Tab. 8: *Hauptdiagnose und Verschuldung bei Klienten ambulanter Beratungs- und Behandlungsstellen (Zugänge 2010)*

Hauptdiagnose		Ausmaß der Verschuldung (in Euro)				
		keine Schulden in %	bis 10.000 in %	bis 25.000 in %	bis 50.000 in %	über 50.000 in %
Alkohol	(n=46.220)	72,3	18,3	5,0	2,4	2,0
Opioide	(n=13.537)	41,5	43,7	10,0	3,2	1,6
Cannabinoide	(n=11.385)	69,9	24,6	3,7	1,2	0,6
Sedativa/ Hypnotika	(n=744)	73,0	14,9	7,0	2,3	2,8
Kokain	(n=1.515)	46,5	34,3	9,5	5,7	4,0
Stimulanzien	(n=2.633)	59,1	32,6	5,6	1,4	1,3
Essstörungen	(n=769)	89,1	8,5	1,0	0,4	1,0
Pathologisches Spielverhalten	(n=3.897)	32,3	34,5	15,0	10,8	7,4

Quelle: Pfeiffer-Gerschel, Kipke & Steppan (2011a)

Betreuungsverlauf

Für die Klienten der Suchtberatungsstellen, die in 2010 eine Betreuung planmäßig beendet haben, konnte aus Sicht der Mitarbeiter am Tag nach Betreuungsende ein bemerkenswertes Ergebnis erzielt werden (Abb. 4). Bei 37,2% wurde die ambulante Betreuung als erfolgreich gewertet und bei 46,6% zeigte sich eine Besserung in der Symptomatik. Wurde die Betreuung allerdings vorzeitig beendet, war bei mehr als der Hälfte der Klienten (56,4%) keine Veränderung im Suchtverhalten erkennbar. Der Anteil der Abbrüche durch die spielsüchtigen Klienten ist bei den Männern mit 47,0% unter allen Suchtkranken (z. B. Alkohol: 30,9%; Kokain: 31,4%) weiterhin am höchsten (Abbruchquote bei den Frauen: 47,7%).

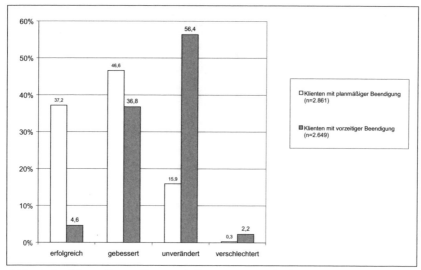

Abb. 4: Problematik am Tag nach Betreuungsende bei planmäßiger/vorzeitiger Beendigung ambulanter Betreuung
Quelle: Pfeiffer-Gerschel, Kipke & Steppan (2011a)

Literatur

Bühringer, Gerhard et al. (2007): Pathologisches Glücksspiel in Deutschland: Spiel- und Bevölkerungsrisiken. In: Sucht, 53(5), 296-307.

Bundeszentrale für gesundheitliche Aufklärung (BZgA) (2010): Glücksspielverhalten in Deutschland 2007 und 2009. Ergebnisse aus zwei repräsentativen Bevölkerungsbefragungen. Köln.

Bundeszentrale für gesundheitliche Aufklärung (BZgA) (2008): Glücksspielverhalten und problematisches Glücksspielen in Deutschland 2007. Ergebnisse einer Repräsentativerhebung. Köln.

Bundeszentrale für gesundheitliche AUfklärung (BZgA) (2012): Glücksspielverhalten und Glücksspielsucht in Deutschalnd. Ergebnisse aus drei repräsentativen Bevölkerungsbefragungen 2007, 2009 und 2011. Köln.

Buth, S.; Stöver, H. (2008): Glücksspielteilnahme und Glücksspielprobleme in Deutschland: Ergebnisse einer bundesweiten Repräsentativbefragung. In: Suchttherapie, 9(1), 3-11.

Dürr, W. (2011): Änderungsbedarf der Spielverordnung. In: Gewerbearchiv 3, 99 – 105, und 4, 142 – 151.

Goldmedia (2010): Glücksspielmarkt Deutschland 2015. Berlin.

Meyer, Christian et al. (2011): Pathologisches Glücksspielen und Epidemiologie (PA-GE): Entstehung, Komorbidität, Remission und Behandlung. Endbericht. Forschungsverbund EARLY Interventions in healthriskbehaviors. Greifswald; Lübeck.

Meyer, Gerhard; Hayer, Tobias (2010): Problematisches und pathologisches Spielverhalten bei Glücksspielen. Epidemiologie und Prävention. In: Bundesgesundheitsblatt, 53(4), 295-305.

Petry, N.M. (2005): Pathological gambling – etiology, comorbidity and treatment. Washington: American Psychological Association.

Pfeiffer-Gerschel, Tim; Kipke, Ingo; Steppan, Martin (2011a): Deutsche Suchthilfestatistik 2009. Alle Bundesländer. Tabellenband für ambulante Beratungsstellen. Bezugsgruppe: Zugänge/Beender ohne Einmalkontakte. München: IFT.

Pfeiffer-Gerschel, Tim; Kipke, Ingo; Steppan, Martin (2011b): Deutsche Suchthilfestatistik 2009. Alle Bundesländer. (Teil-)Stationäre Rehabilitationseinrichtungen und Adaptationseinrichtungen. Bezugsgruppe: Beender. München: IFT.

Sassen, Monika et al. (2011): Gamblingamongadults in Germany: prevalence, disorderandriskfactors. In: Sucht, 57(4), 249-257.

Trümper, J.; Heimann, C. (2010): Angebotsstruktur der Spielhallen und Geldspielgeräte in Deutschland. Stand: 1.1.2010. Unna: Arbeitskreis gegen Spielsucht.

Wenzel, H. G.; Øren, A.; Bakken, J. (2008): Gamblingproblems in thefamily. A stratifiedprobability sample studyofprevalenceandreportedconsequences. In: BMC Public Health, 8, 412. Internet: http://www.biomedcentral.com/content/pdf/14/1-2458-8-412.pdf, Zugriff: 29.09.2011

2.6 Essstörungen

Eva Wunderer, Sigrid Borse, Andreas Schnebel

Zusammenfassung

Essstörungen sind lebensbedrohliche psychosomatische Erkrankungen mit Suchtcharakter. Unterschieden werden die Anorexia nervosa (Magersucht), die Bulimia nervosa (Ess-Brech-Sucht) und die atypischen Essstörungen; unter diese Kategorie fällt bislang auch die Binge-Eating-Störung. Verlässliche Aussagen über die Verbreitung von Essstörungen sind schwierig, unter anderem aufgrund der hohen Dunkelziffer und Schwierigkeiten bei der diagnostischen Abgrenzung der verschiedenen Essstörungen. Repräsentative Daten liefert die KiGGS-Studie des Robert Koch-Institutes, allerdings werden dabei nur Anzeichen für gestörtes Essverhalten im Jugendalter mittels eines Screening-Instruments erfasst und keine klinischen Diagnosen. Hinweise auf Essstörungen fanden sich bei mehr als einem Fünftel der Befragten. Die Angaben zur Punkt- und Lebenszeitprävalenz klinischer Essstörungen differieren teilweise erheblich zwischen verschiedenen Studien, für Anorexia und Bulimia nervosa wird für Frauen in der Regel eine Lebenszeitprävalenz zwischen 0,5 und 2% berichtet. Männer sind deutlich seltener betroffen. Nur ein geringer Teil der Betroffenen sucht und erhält adäquate professionelle Hilfe.

Abstract

Eating disorders are life-threatening psychosomatic disorders which in many aspects are similar to addictive behaviour. Diagnostic categories comprise anorexia nervosa, bulimia nervosa and atypical eating disorders (e.g., binge eating disorder). It is difficult to give reliable epidemiological information, as patients try to keep the disorder secret and diagnostic classification is complicated. The representative KiGGS-Study of the German Robert Koch-Institute uses a screening instrument, thus not distinguishing clinical from subclinical eating disorders, and only considers adolescents. It comes to the result that more than one fifth of them show eating disordered behaviours. Estimations of point and lifetime prevalence vary significantly across different studies. The lifetime prevalence of anorexia and bulimia nervosa in females is mostly considered to be 0,5-2%. Eating disorders are much less frequent in males. Only a small part of individuals suffering from eating disorders seeks and receives adequate professional help.

Arten der Essstörungen

Essstörungen zählen nicht zu den Suchterkrankungen, es sind vielmehr psychosomatische Erkrankungen, die jedoch einen deutlichen Suchtcharakter aufweisen. Unterschieden werden in den gängigen Klassifikationssystemen ICD-10 und DSM-IV-TR drei Diagnosen: (1) Anorexia nervosa, (2) Bulimia nervosa und (3) die atypischen Essstörungen (ICD) bzw. nicht näher bezeichneten Essstörungen (DSM), unter die mindestens die Hälfte der Essstörungen fällt (Fairburn, Cooper, 2011). Auch die Binge-Eating-Störung wird bislang darunter subsumiert, das DSM-V wird sie jedoch voraussichtlich als eigenes Störungsbild aufnehmen. Auf eine genauere Darstellung der diagnostischen Kriterien, der Komorbidität und des Verlaufs von Essstörungen wird an dieser Stelle verzichtet; dazu sei auf das Jahrbuch Sucht 2011 verwiesen (Wunderer, Borse, Schnebel, 2011).

Epidemiologie

Ansätze bei der Ermittlung verlässlicher Zahlen

Die genaue Verbreitung von Essstörungen ist nicht leicht zu ermitteln. Erstens wird eine hohe Dunkelziffer vermutet, vor allem die Bulimie wird von den Betroffenen oft jahrelang verheimlicht. Zweitens sind viele Studien nicht repräsentativ für die Gesamtbevölkerung. Drittens hängen die ermittelten Prävalenzraten stark von der Altersspanne der Stichprobe ab. Der klare Häufigkeitsgipfel im Jugendalter rechtfertigt einen Fokus auf diese Altersgruppe, jedoch müssen auch Kinder und Menschen in der Lebensmitte berücksichtigt werden. Bei einer ausschließlichen Befragung Erwachsener ist mit einer niedrigeren Punktprävalenz und aufgrund der retrospektiven Erhebung auch mit einer ungenauen Erfassung der Lebenszeitprävalenz zu rechnen. Viertens gibt es erhebliche Unterschiede zwischen den epidemiologischen Studien, was jeweils als Essstörung gewertet wird und wie diese erhoben werden. Fünftens beziehen immer mehr Studien gestörtes Essverhalten in subklinischem Ausmaß mit ein. Dies ist sinnvoll, da subklinische Essstörungen nicht selten zu klinischen Essstörungen werden (vgl. z.B. Stice et al., 2009); allerdings stellt sich hierbei noch mehr die Frage, wie diese subklinischen Formen verlässlich erfasst werden können.

Die KiGGS-Studie: repräsentative Daten für gestörtes Essverhalten

Eine Operationalisierung liefern der Kinder- und Jugendgesundheitssurvey (KiGGS) des Robert Koch-Institutes und die daran angeschlossene BELLA-Studie zur psychischen Gesundheit (vgl. BZgA, RKI, 2008; Herpertz-Dahlmann et al., 2008; Hölling, Schlack, 2007). 6634 Jugendliche zwischen 11 und 17 Jahren füllten den SCOFF-Screening-Fragebogen aus, der fünf Fragen zu Kernsymptomen von Essstörungen enthält: Erbrechen bei Völlegefühl; Sorgen, nicht mit dem Essen aufhören zu können; deutliche Gewichtsabnahme; sich zu dick fühlen, obschon andere dies verneinen; großer Einfluss des Themas Essen auf das eigene Leben. Werden mindestens zwei Fragen bejaht, liegt ein Verdacht auf eine Essstörung vor.

Somit unterscheidet die KiGGS-Studie nicht zwischen klinischem und subklinischem Ausmaß und auch nicht nach der Art der Essstörung. Da es sich um ein Screening-Instrument handelt, wird die Häufigkeit von Essstörungen zudem überschätzt (Falsch-Positiv-Rate: 12,5%).

Hinweise auf ein gestörtes Essverhalten fanden sich bei 21,9% der Befragten. Dabei waren Mädchen deutlich stärker betroffen, insbesondere im Alter zwischen 14 und 17 Jahren (vgl. Abbildung 1). Signifikante Unterschiede für Stadt vs. Land ergaben sich nicht, wohl aber nach Migrations- und sozioökonomischem Status: Migrantinnen und Migranten waren deutlich häufiger betroffen, ebenso Jugendliche mit niedrigerem sozialen Status. Dies ist unter anderem darauf zurückzuführen, dass die KiGGS-Studie in vielen Fällen Hinweise auf gestörtes Essverhalten in Kombination mit Übergewicht erfasst, wie es beispielsweise bei einer Binge-Eating-Störung vorkommt (vgl. Herpertz-Dahlmann et al., 2008).

2.6 Essstörungen

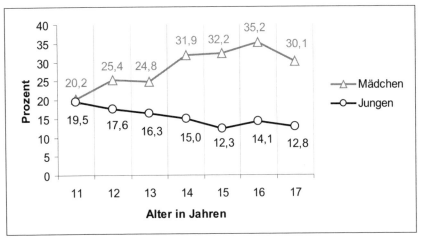

Abb. 1: *Hinweise auf Essstörungen in der KiGGS-Studie im Altersverlauf (nach Hölling, Schlack, 2007)*

Leider nehmen an der KiGGS-Studie erst Personen ab 11 Jahren teil. Neuere Untersuchungen sprechen dafür, dass immer mehr Kinder von Essstörungen betroffen sind (Halmi, 2009). Anzeichen dafür findet eine Studie von Berger et al. (2005) an deutschen Schülerinnen und Schülern der 3. und 4. Klasse: 17% der normalgewichtigen Kinder glaubten, sie seien zu dick, 32% wollten gerne dünner sein. Zudem hatten 32% der normalgewichtigen Kinder schon einmal versucht abzunehmen, bei den Übergewichtigen waren es 88%. Lamerz et al. (2005) untersuchten mehr als 2000 5- bis 6-jährige Kinder in Aachen und fanden bei immerhin 2% episodisch auftretendes Binge Eating, bei übergewichtigen Kindern (BMI ≥ 90. Perzentil) waren es gut 6%.

Zur Epidemiologie klinischer Essstörungen

Hoek (2006) berichtet in seinem Überblick für westliche Industrienationen eine **Punktprävalenz** von 0,3% für Anorexie und ca. 1% für Bulimie bei jungen Frauen. Eine repräsentative Studie an Schülerinnen und Studentinnen in Portugal erbrachte eine Punktprävalenz von 2,37% für atypische Essstörungen (Anorexie: 0,39%, Bulimie 0,3%) (Machado et al., 2007).

Die **Lebenszeitprävalenz** für Anorexia nervosa bei Frauen liegt in verschiedenen Studien in Nordeuropa bei 1-2%, für Bulimia nervosa werden ähnliche Werte berichtet (vgl. Hoek, 2006; Hoek, van Hoeken, 2003; Hach et al., 2005). Eine finnische Studie, die fast 2900 weibliche Zwillinge der Geburtskohorten 1975-1979 einbezieht, erbrachte eine Lebenszeitprävalenz von 2,2% für Anorexia nervosa (Keski-Rakonen et al., 2007) und 2,3% für Bulima nervosa (Keski-Rakonen et al., 2009). Favaro et al. (2003) fanden bei einer großen Stichprobe 18- bis 25-jähriger Frauen in Italien höhere Prävalenzraten: 2% für Anorexie, 4,6% für Bulimie und 4,7% für atypische Essstörungen (Binge-Eating-Störung: 0,6%).

Aktuelle Daten im Ländervergleich liefern die Erhebungen im Rahmen der World Mental Health Survey Initiative der WHO. Die European Study of the Epidemiology of Mental Disorders (ESEMeD) basiert auf Interviews mit mehr als 4000 Personen in Belgien, Deutschland, Frankreich, Italien, den Niederlanden und Spanien (Preti et al., 2009), allerdings wurden nur Erwachsene befragt. Insgesamt wurde eine Lebenszeitprävalenz von 0,48% für Anorexia nervosa, 0,51% für Bulimia nervosa und 1,12% für die Binge-Eating-Störung ermittelt. Frauen waren 3-8mal häufiger betroffen als Männer, das DSM-IV-TR geht von einem Verhältnis von 10:1 aus. Deutschland hatte im Ländervergleich jeweils eine der niedrigsten Lebenszeitprävalenzen für Bulimie und Anorexie. Die in der gleichen Forschungsinitiative angesiedelten Befragungen erwachsener Personen in den USA erbrachten höhere Werte, insbesondere für die Bulimie (Lebenszeitprävalenz 1%) und die Binge-Eating-Störung (2,8%) (Hudson et al., 2007) – somit ist vor einer unkritischen Verallgemeinerung epidemiologischer Zahlen auch für westliche Industrienationen zu warnen.

Jährlich erkranken schätzungsweise 8 von 100 000 Personen neu an Anorexie und 12 von 100 000 neu an Bulimie (Hoek, 2006; Hoek, van Hoeken, 2003). Die Studie an finnischen Zwillingen erbrachte für die Anorexia nervosa eine **Inzidenzrate** von 270 je 100 000 Personen für die Altersspanne von 15-19 Jahren, also die Hauptrisikogruppe (Keski-Rakonen et al., 2007). Für die Bulimie betrug die Inzidenzrate 300 je 100 000 für die Altersspanne von 16-20 Jahren (Keski-Rakonen et al., 2009). Die AutorInnen erklären den vergleichsweise hohen Wert damit, dass sie – im Gegensatz zu anderen Untersuchungen – nicht nur Fälle einbezogen, die im klinischen Setting vorstellig wurden. So nimmt die Auswahl der Stichprobe erheblichen Einfluss auf die Inzidenz- und auch die Prävalenzraten (vgl. Keel, 2010).

Inanspruchnahme professioneller Hilfe

Es ist davon auszugehen, dass nur ein geringer Teil der Betroffenen professionelle Hilfe erhält. Auswertungen im Rahmen des Bundesgesundheitssurveys (Jacobi et al., 2004) erbrachten, dass 47% der Erwachsenen mit einer Essstörung wenigstens einmal in ihrem Leben mindestens „minimale professionelle Hilfe" in Anspruch genommen hatten. Dies war operationalisiert als: jemals aufgrund jedweder psychischer, psychosomatischer oder Suchtprobleme eine Behandlung aufgesucht oder vom Arzt eine entsprechende Empfehlung bekommen haben.

In der European Study of the Epidemiology of Mental Disorders (ESEMeD) gaben 52% der Betroffenen mit Anorexia nervosa, 55% derjenigen mit Bulimia nervosa und 39% derjenigen mit Binge-Eating Störung an, schon einmal professionelle Hilfe wegen emotionaler Probleme in Anspruch genommen zu haben (Preti et al., 2009). Diese war oftmals jedoch nicht auf psychische Erkrankungen oder Essstörungen spezialisiert.

Ein Grund für die niedrige Inanspruchnahme ist sicherlich die mangelnde und schwankende Motivation vieler Betroffener, ein anderer, dass Essstörungen in der ärztlichen Versorgung nach wie vor oft unentdeckt bleiben. Dies galt auch für fast die Hälfte der Betroffenen mit Anorexia nervosa und mehr als zwei Drittel der Betroffenen mit Bulimia nervosa in der finnischen Zwillingsstudie (Keski-Rakonen et al., 2007; 2009). In einer Untersuchung einer repräsentativen Stichprobe von mehr als 1500 jungen Frauen in Deutschland wurde die Essstörung in der ärztlichen Primärversorgung nur in jedem fünften Fall diagnostiziert, obschon entsprechende physische und psychische Probleme bekannt waren (z.B. Depressionen, Gewichtsverlust, unregelmäßiger Menstruationszyklus) (Hach et al., 2005).

Literatur

Berger, Uwe; Schilke, Carolin; Strauss, Bernhard (2005): Gewichtssorgen und Diätverhalten bei Kindern in der 3. und 4. Klasse. In: Psychotherapie, Psychosomatik, Medizinische Psychologie, 55(7), 331-338.
Bundeszentrale für gesundheitliche Aufklärung (BZgA); Robert Koch-Institut (RKI) (Hrsg.) (2008): Erkennen – Bewerten – Handeln. Zur Gesundheit von Kindern und Jugendlichen in Deutschland. Berlin; Köln.
Dilling, H.; Mombour, W.; Schmidt, M.H. (1993): Internationale Klassifikation psychischer Störungen ICD-10 (1993) der WHO. Bern: Huber.
Fairburn, C.G.; Cooper, Z. (2011): Eating disorders, DSM-5 and clinical reality. In: British Journal of Psychiatry, 198(1), 8-10.
Favaro, A.; Ferrara, S.; Santonastaso, P. (2003): The spectrum of eating disorders in young women. A prevalence study in a general population sample. In: Psychosomatic Medicine, 65(4), 701-708.
Hach, Isabel et. al. (2005): Recognition and therapy of eating disorders in young women in primary care. In: Journal of Public Health, 13(3), 160-165.
Halmi, K. (2009): Anorexia nervosa: an increasing problem in children and adolescents. In: Dialogues in Clinical Neuroscience, 11(1), 100-103.
Herpertz-Dahlmann, Beate et al. (2008): Disordered eating behaviour and attitudes, associated psychopathology and health-related quality of life: results of the BELLA study. In: European Child and Adolescent Psychiatry, 17(Supplement 1), 82-91.
Hoek, H.W. (2006): Incidence, prevalence and mortality of anorexia nervosa and other eating disorders. In: Current Opinion in Psychiatry, 19, 389-394.
Hoek, H.W.; van Hoeken, D. (2003): Review of the prevalence and incidence of eating disorders. In: International Journal of Eating Disorders, 34(4), 383-396.
Hölling, Heike; Schlack, Robert (2007): Essstörungen im Kindes- und Jugendalter. Erste Ergebnisse aus dem Kinder- und Jugendgesundheitssurvey (KiGGS). In: Bundesgesundheitsblatt – Gesundheitsforschung – Gesundheitsschutz, 50, 794-799.
Hudson, J.I. et al. (2007): The prevalence and correlates of eating disorders in the National Comorbidity Survey Replication. In: Biological Psychiatry, 61(3), 348-358.
Jacobi, F. et al. (2004): Prevalence, co-morbidity and correlates of mental disorders in the general population: results from the German Health Interview and Examination Survey (GHS). In: Psychological Medicine, 34(4), 594-611.
Keel, P.K. (2010): Epidemiology and course of eating disorders. In: Agras, W.S. (Ed.): The Oxford handbook of eating disorders. New York: Oxford University Press, 25-32.
Keski-Rahkonen, A. (et al.) (2007): Epidemiology and course of anorexia nervosa in the community. In: American Journal of Psychiatry, 164(8), 1259-1265.
Keski-Rahkonen, A. et al. (2009): Incidence and outcomes of bulimia nervosa: a nationwide population-based study. In: Psychological Medicine, 39(5), 823-831.

Lamerz, A. et al. (2005): Prevalence of obesity, binge eating, and night eating in a cross-sectional field survey of 6-year-old children and their parents in a German urban population. In: Journal of Child Psychology and Psychiatry, 46(4), 385-393.

Machado, P.P. et al. (2007): The prevalence of Eating Disorders Not Otherwise Specified. In: International Journal of Eating Disorders, 40(3), 212-217.

Preti, A. (et al.) (2009): The epidemiology of eating disorders in six European countries: results of the ESEMeD-WMH project. In: Journal of Psychiatric Research, 43(14), 1125-1132.

Saß, H.-U. (et al.) (2003): DSM-IV-TR, Diagnostisches und Statistisches Manual psychischer Störungen. Textrevision (2003). Deutsche Bearbeitung Göttingen: Hogrefe. [Originalausgabe: American Psychiatric Association APA: Diagnostic and Statistical Manual of Mental Disorders DSM-IV].

Stice, E. (et al.) (2009): An 8-year longitudinal study of the natural history of threshold, subthreshold, and partial eating disorders from a community sample of adolescents. In: Journal of Abnormal Psychology, 118(3), 587-597.

Wunderer, Eva; Borse, Sigrid; Schnebel, Andreas (2011): Essstörungen. In: Deutsche Hauptstelle für Suchtfragen (DHS) (Hrsg.): Jahrbuch Sucht 2011. Geesthacht: Neuland. 128-139.

2.7 Rauschgiftlage 2010

Klaus Stempel

Zusammenfassung

Für das Jahr 2010 konnten aus polizeilicher Sicht folgende prägnante Entwicklungen der Drogenkriminalität in Deutschland festgestellt werden:
Die Zahl der in der Polizeilichen Kriminalstatistik (PKS) erfassten Rauschgiftdelikte war bei nahezu allen Drogenarten rückläufig. Auch die Zahl der Sicherstellungsfälle hat 2010 bei den meisten Drogenarten abgenommen. Ein beachtlicher Anstieg war jedoch bei den Sicherstellungsfällen von Amphetamin/Methamphetamin und insbesondere für kristallines Methamphetamin („Crystal") zu verzeichnen, was die anhaltend hohe Bedeutung von Amphetamin/Methamphetamin belegt. Wiederum wurden die Niederlande bei nahezu allen Drogenarten häufig als Beschaffungsstaat für Konsumenten und Kleinhändler aus Deutschland festgestellt.

In großem Umfang wurde erneut Cannabis insbesondere in Indoor-Plantagen kultiviert. Darüber hinaus wurde in Deutschland auf einem dem Vorjahr vergleichbaren Niveau synthetische Drogenproduktion, vor allem Methamphetamin, in Kleinlaboren festgestellt.

Die Zahl der polizeilich erstauffälligen Konsumenten harter Drogen (EKhD) ist im Jahr 2010 leicht angestiegen. Wie bereits seit mehreren Jahren bilden die erstauffälligen Konsumenten synthetischer Drogen des Amphetamintyps die weitaus größte Gruppe unter den EKhD. Weit überdurchschnittliche Steigerungsraten wurden bei den Erstkonsumenten von Amphetamin- bzw. Methamphetamin registriert, die 2010 ihren bisherigen Höchststand erreichten.

Wie bereits im Vorjahr sank die Zahl der Rauschgifttodesfälle auf den niedrigsten Stand seit 1989. Der seit Jahren feststellbare Trend des Anstiegs des Durchschnittsalters der Drogentoten setzte sich fort.

Abstract

From the police point of view, the following chief developments were identified in the area of drug crime in Germany with regard to 2010:

The number of drug offences recorded in the Police Crime Statistics declined for almost all types of drugs. The number of seizures of most types of drugs also decreased in 2010. However, a significant increase was observed in the number of seizures of amphetamine/methamphetamine and particularly of crystal methamphetamine ("crystal"), which proves that the importance of amphetamine/methamphetamine continues to be high. It was established once again that the Netherlands is the country where consumers and small-scale dealers from Germany frequently procure almost all kinds of drugs.

Cannabis was cultivated again on a large scale outdoors and particularly in indoor plantations. Furthermore, the production of synthetic drugs, particularly methamphetamine, in small laboratories in Germany remained on a similar level as in the previous year.

The number of hard drug users who came to police notice for the first time increased slightly in 2010. As in previous years, the users of synthetic drugs constitute by far the biggest group among the users of hard drugs who came to police notice for the first time. Increase rates, which are far above average, were recorded with regard to first-time users of amphetamine and methamphetamine and have reached their highest level so far in 2010.

As in the previous year, the number of drug-related deaths dropped to its lowest level since 1989. The trend towards an increase in the average age of those who die from drugs, which has been observed for several years now, continued.

Deliktentwicklung

Die Zahl der in der PKS erfassten Rauschgiftdelikte sank im Jahr 2010 mit 231.007 Straftaten (- 2%) zum sechsten Mal in Folge. Wie im Vorjahr betrug der Anteil an der registrierten Gesamtkriminalität 4%.

Die Zahl der konsumnahen Delikte lag mit 165.880 Straftaten (- 2%) ebenso unter dem Vorjahresniveau wie die der Handelsdelikte mit 49.622 Straftaten (- 3%). Die Zahl der ermittelten Delikte der direkten Beschaffungskriminalität, die überwiegend von Rauschgift- bzw. Medikamenten-

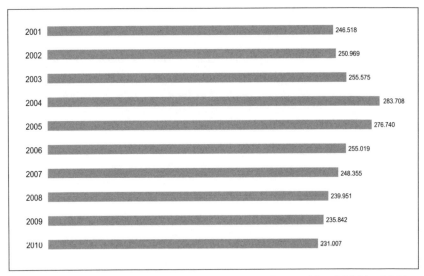

Abb.1: Rauschgiftdelikte in der Bundesrepublik Deutschland 2001 - 2010

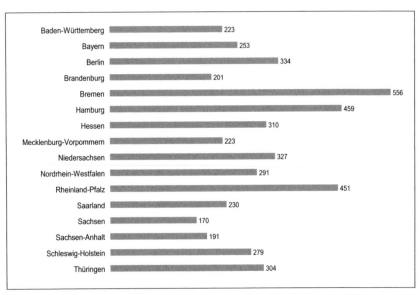

Abb. 2: Rauschgiftdelikte in den Ländern 2010 (Häufigkeitszahl*)
* Delikte pro 100.000 Einwohner
Quelle: Polizeiliche Kriminalstatistik

abhängigen zur Beschaffung von Drogen und Ersatzstoffen begangen werden, stieg im Jahr 2010 um 3% auf 2.556 Straftaten.

Im Zusammenhang mit Rauschgiftdelikten wurden insgesamt 191.310 Tatverdächtige (- 1%) registriert. Der Anteil der männlichen Tatverdächtigen belief sich auf 88%.

Es wurden 38.803 nichtdeutsche Tatverdächtige ermittelt.

Rauschgiftsicherstellungen

Heroin

Im Jahr 2010 wurden in 5.645 Fällen insgesamt 474 kg Heroin beschlagnahmt. Dies entspricht einem Rückgang sowohl der Sicherstellungsfälle (-9%) als auch der Sicherstellungsmenge (- 38%). Die gesunkene Gesamtmenge resultiert vor allem aus einem deutlichen Rückgang beschlagnahmter Großmengen.

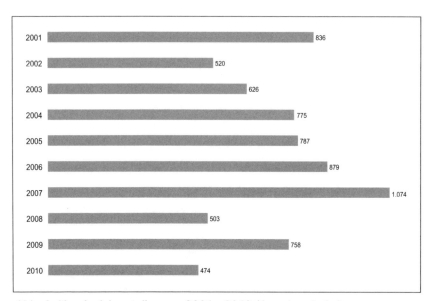

Abb. 3: Heroinsicherstellungen 2001 - 2010 (Angaben in kg)
Quelle: Falldatei Rauschgift

Vergleichsweise selten konnten zur Herkunft größerer, in Deutschland sichergestellter Heroinmengen Nachweise geführt werden, die über die Niederlande als Einfuhrland hinausgehen. Beim Schmuggel auf dem Landweg sind hier u. a. Belgien, Österreich, Polen, Staaten des Balkans oder die Türkei zu nennen.

Der Anteil der nichtdeutschen Tatverdächtigen, die im Jahr 2010 im Zusammenhang mit Heroindelikten ermittelt wurden, lag bei 20%. Unter den nichtdeutschen Tatverdächtigen dominierten türkische (24%) vor italienischen (8%) sowie russischen und libanesischen (je 4%) Staatsangehörigen.

Kokain/Crack

Im Jahr 2010 wurden in 3.350 Fällen insgesamt 3.031 kg Kokain sichergestellt. Gegenüber dem Vorjahr entsprach dies einem Rückgang der Fallzahl um 13% bei einem Anstieg der Gesamtmenge um 78%. Der Anstieg der Sicherstellungsmenge auf den bisherigen Höchstwert in Deutschland ist in erster Linie auf die mit 1.330 kg bislang größte beschlagnahmte Einzelmenge in einem Schiffscontainer aus Paraguay zurückzuführen.

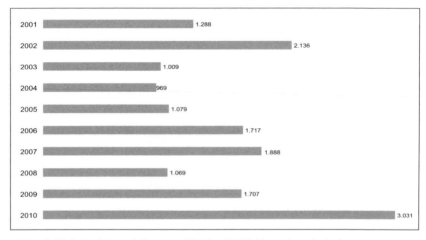

Abb. 4: Kokainsicherstellungen 2001 - 2010 (Angaben in kg)
Quelle: Falldatei Rauschgift

Bei Crack wurden 2010 deutlich rückläufige Tendenzen festgestellt. Sowohl die Zahl der Sicherstellungen sank um 9% auf 1.013 Fälle als auch die sichergestellte Menge um 30% auf rund 3 kg. Der größte Teil der Gesamtmenge wurde wie in den Vorjahren in Hamburg sichergestellt.

Der Anteil der nichtdeutschen Tatverdächtigen an der Gesamtzahl der ermittelten Tatverdächtigen bei Kokain- und Crackdelikten lag 2010 bei 36% und damit wiederholt deutlich höher als bei anderen Rauschgiftarten. Unter den nichtdeutschen Tatverdächtigen dominierten türkische (24%) vor italienischen (10%) Staatsangehörigen.

Synthetische Drogen

Amphetamin/Methamphetamin
Im Jahr 2010 wurden in 9.229 Fällen 1.204 kg Amphetamin und Methamphetamin sichergestellt. Trotz eines Anstiegs der Fallzahl (+14%) sank die beschlagnahmte Menge (-12%) erstmals nach acht Jahren, wobei das Ausbleiben von Großsicherstellungen hierfür ausschlaggebend gewesen sein dürfte.

Die herausragende Stellung der Niederlande als Herkunftsstaat von in Deutschland sichergestelltem Amphetamin bestätigte sich auch im Jahr 2010. Das Rauschgift wurde in mehreren Fällen aus Belgien und Österreich nach Deutschland eingeführt. Zudem fand ein reger sog. „Ameisenschmuggel" mit Kleinstmengen zum Eigenkonsum aus der Tschechischen Republik in das Bundesgebiet statt.

Der Anteil der nichtdeutschen Tatverdächtigen an der Gesamtzahl der ermittelten Tatverdächtigen bei Amphetamin- bzw. Methamphetamindelikten betrug rund 10%. Unter den nichtdeutschen Tatverdächtigen dominierten türkische (22%) vor tschechischen und polnischen (jeweils 9%) Staatsangehörigen.

Im Jahr 2010 wurde in 799 Fällen (+79%) die mit nahezu 27 kg (+272%) bislang deutlich größte Gesamtmenge an kristallinem Methamphetamin („Crystal") sichergestellt. Der größte Teil der Gesamtmenge wurde in Sachsen und Bayern sichergestellt, wobei die Zahl der Fälle mit ermittelter Herkunft aus der Tschechischen Republik deutlich angestiegen ist.

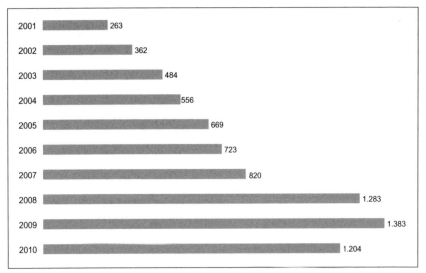

Abb. 5: Amphetamin-/Methamphetaminsicherstellungen 2001 - 2010 (Angaben in kg)
Quelle: Falldatei Rauschgift

Ecstasy

Im Jahr 2010 wurde eine rückläufige Entwicklung bei den Sicherstellungen von Ecstasy beobachtet. Die Zahl der Sicherstellungen sank um 31% auf 1.209 Fälle, die beschlagnahmte Gesamtmenge um 56% auf den mit 230.367 Tabletten niedrigsten Stand seit 1993.

Die Tabletten, zu denen ein Herkunftsnachweis geführt werden konnte, wurden fast ausschließlich aus den Niederlanden ins Bundesgebiet geschmuggelt.

Der Anteil der nichtdeutschen Tatverdächtigen an der Gesamtzahl der ermittelten Tatverdächtigen im Zusammenhang mit Ecstasydelikten lag bei rund 14%. Unter den nichtdeutschen Tatverdächtigen dominierten türkische (15%) vor niederländischen (13%) und polnischen (9%) Tatverdächtigen.

2.7 Rauschgiftlage 2010

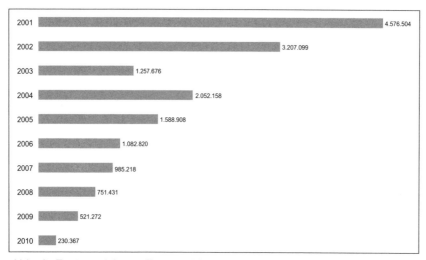

Abb. 6: Ecstasysicherstellungen 2001 - 2010 (Angaben in Anzahl der Tabletten)
Quelle: Falldatei Rauschgift

Cannabisprodukte

Im Jahr 2010 wurden in 32.137 Fällen 7.018 kg Cannabisprodukte in Deutschland sichergestellt. Damit sank die Fallzahl gegenüber dem Vorjahr um 4% und die beschlagnahmte Menge um 8%.

Die Einfuhr von Haschisch nach Deutschland erfolgte vor allem aus Marokko über die Iberische Halbinsel und von dort über die Niederlande. Bei den im Zusammenhang mit Cannabisdelikten registrierten Tatverdächtigen handelte es sich bei 21% um nichtdeutsche Tatverdächtige. Unter den nichtdeutschen Tatverdächtigen dominierten wie im Vorjahr türkische (24%) vor italienischen (8%) und französischen (6%) Staatsangehörigen.

Cannabisanbau in Deutschland
Auch im Jahr 2010 war der Anbau von Cannabis insbesondere in so genannten „Cannabis-Indoorplantagen" von hoher Bedeutung. Die Gesamtzahl der sichergestellten Indoor-Anlagen stieg mit 348 gegenüber 2009 geringfügig an (+2%). Im Jahr 2010 wurden bundesweit innerhalb von Ge-

bäuden u. a. 106 Großplantagen (Anbaukapazität 100 bis 999 Pflanzen) und 22 Profiplantagen (Anbaukapazität ab 1.000 Pflanzen) sichergestellt.

Biogene Drogen

Als biogene Drogen werden Stoffe und Zubereitungen bezeichnet, die primär aus Pflanzen oder tierischen Organismen gewonnen werden.

Khat
Bei den Sicherstellungen von Khat wurde 2010 ein deutlicher Anstieg sowohl der Fälle (169 Fälle, +40%) als auch der beschlagnahmten Gesamtmenge (30.389 kg, +27%) festgestellt. Bei den bekannt gewordenen Schmuggelfällen von Khat handelte es sich wie in den Vorjahren überwiegend um Transporte mittels PKW oder Kleintransporter aus den Niederlanden über Norddeutschland mit Ziel Skandinavien. Bei diesen Fällen traten insbesondere somalische oder somalisch-stämmige Tatverdächtige in Erscheinung.

Psychoaktive Pilze
Bei den psilocybinhaltigen Pilzen wurden im Jahr 2010 nach rückläufigen Entwicklungen in den Vorjahren Anstiege der Sicherstellungen um 53% auf 401 Fälle und der beschlagnahmten Gesamtmenge um 31% auf 16 kg registriert. Häufig wurden die Pilze in den Niederlanden beschafft oder durch Bestellung im Internet erworben.

Neue Drogenerscheinungsformen

Vermehrtes Auftreten von neuen psychotrop wirksamen Substanzen – „Designerdrogen"

Auch im Jahr 2010 wurden mehrere neue Wirkstoffe festgestellt, die nicht in den Anlagen des BtMG gelistet sind (sog. „Designerdrogen"). Designerdrogen resultieren aus dem Versuch, durch Manipulation an der Molekularstruktur von dem BtMG unterstellten Betäubungsmitteln einerseits die für Missbrauchszwecke geeignete Wirkung zu optimieren und andererseits die gesetzlichen Kontrollmechanismen zu umgehen. Diese neuen Substanzen befanden sich vor allem in sog. „Legal Highs", die den Konsumenten in Form von Kräutermischungen (z. B. „Spice"), Pflanzendüngern, Badesalzen, Lufterfrischern und ähnlichen Produkten unter anderem als legale Alternativen zu gängigen Drogenarten insbesondere über Internet- oder Headshops angeboten wurden.

Illegale Labore

Im Jahr 2010 wurden 16 illegale Rauschgiftlabore sichergestellt, was einen Rückgang gegenüber dem Vorjahr (24 Labore) bedeutet. Es handelte sich überwiegend um Kleinlabore zur Herstellung von Methamphetamin, die über Produktionskapazitäten zur Deckung des Eigenbedarfs oder zur Versorgung eines begrenzten lokalen Abnehmerkreises verfügten.

Rauschgiftkonsum

Erstauffällige Konsumenten harter Drogen (EKhD)

Als „Erstauffällige Konsumenten harter Drogen" werden Personen bezeichnet, die im jeweiligen Berichtsjahr erstmals von den Strafverfolgungsbehörden in Verbindung mit dem Missbrauch sog. „harter Drogen" (Opiate, Kokain/Crack, Amphetamin/Methamphetamin, Ecstasy) bekannt wurden.

Die Zahl der Erstauffälligen Konsumenten harter Drogen (EKhD) stieg im Jahr 2010 auf 18.621 Personen (+3%).

Erneut stieg die Zahl der erstauffälligen Amphetamin- bzw. Methamphetaminkonsumenten um 13% (12.043 Personen) und erreichte im Jahr 2010 ihren bisherigen Höchststand. Bei den erstauffälligen Konsumenten von kristallinem Methamphetamin (642 Personen, die in der Gesamtzahl der erstauffälligen Amphetaminkonsumenten enthalten sind) und Crack (311 Personen) wurden auffällige Steigerungsraten von über 70% verzeichnet. Hingegen sanken die Zahlen der erstauffälligen Konsumenten von Heroin (3.201 Personen) und von Kokain (3.211 Personen) jeweils um rund 11%. Daneben wurden rund 38% weniger erstauffällige Ecstasykon-

Tab. 1: Erstauffällige Konsumenten harter Drogen nach Rauschgiftart 2006 - 2010

	Gesamt	Heroin	Kokain	(Meth-) Amphetamin	Ecstasy	LSD	Sonstige
2006	19.319	4.489	4.225	9.835	2.319	125	269
		20,8%	19,5%	45,5%	10,7%	0,6%	1,2%
2007	18.620	4.153	3.812	9.949	2.038	145	311
		19,9%	18,2%	47,6%	9,7%	0,7%	1,5%
2008	19.203	3.900	3.970	10.631	2.174	158	286
		18,2%	18,5%	49,5%	10,1%	0,7%	1,3%
2009	18.139	3.592	3.591	10.679	1.357	127	321
		18,6%	18,6%	53,8%	7,0%	0,7%	1,7%
2010	18.621	3.201	3.211	12.043	840	141	333
		15,9%	16,0%	60,0%	4,2%	0,7%	1,7%

Quelle: INPOL
Anmerkung: EKhD, die mit mehreren Rauschgiftarten in Erscheinung getreten sind, werden jeweils unter den betreffenden Drogenarten aufgeführt. Aufgrund dieser Mehrfacherfassung ist die Summe der EKhD der einzelnen Rauschgifte höher als die ausgewiesene Gesamtzahl.

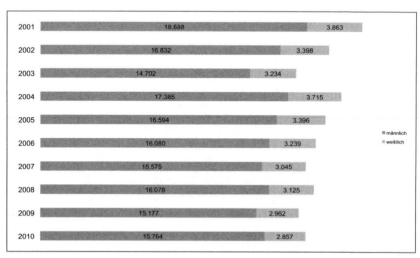

Abb. 7: Erstauffällige Konsumenten harter Drogen 2001 - 2010
Quelle: INPOL

sumenten (840 Personen) verzeichnet, womit ihre Zahl auf das niedrigste Niveau seit Beginn ihrer statistischen Erfassung im Jahr 1995 fiel.

Die erstauffälligen Konsumenten synthetischer Drogen bilden seit mehreren Jahren die weitaus größte Gruppe unter den EKhD. Bei Betrachtung der prozentualen Verteilung nach konsumierten Rauschgiften belief sich der Gesamtanteil im Jahr 2010 auf nahezu 64% (12.883 Personen).

Der Altersdurchschnitt der EKhD ist seit dem Jahr 2004 angestiegen und betrug im Berichtsjahr 28,4 Jahre (2009: 28,1 Jahre).

Rauschgifttote

Wie schon im Vorjahr sank die Zahl der drogenbedingten Todesfälle. Die im Jahr 2010 registrierten 1.237 Rauschgifttoten (-7%) bedeuten den niedrigsten Stand seit 1989.

Der prozentuale Anteil der Fälle von Heroinüberdosierungen ausschließlich oder in Verbindung mit anderen Drogen an der Gesamtzahl der

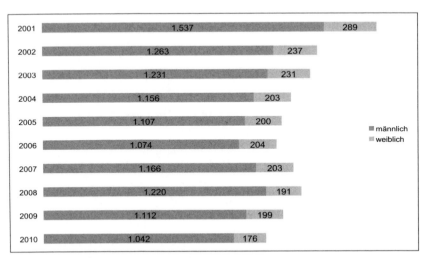

Abb. 8: Rauschgifttote 2001 - 2010
Quelle: Falldatei Rauschgift
Anmerkung: Bedingt durch unvollständige Erfassungen sowie Verknüpfungsfehler kommt es zu Abweichungen bezüglich der Gesamtzahl der Rauschgifttoten. Diese Fälle werden als unbekannt erfasst und sind daher nicht geschlechtsspezifisch auswertbar.

Tab. 2: Rauschgifttote 2006 – 2010, Aufschlüsselung nach Bundesländern

	2006	2007	2008	2009	2010
Deutschland Gesamt	**1.296**	**1.394**	**1.449**	**1.331**	**1.237**
Baden-Württemberg	159	155	192	133	168
Bayern	191	242	247	250	262
Berlin	173	158	152	155	124
Brandenburg	6	12	7	9	3
Bremen	40	38	31	28	23
Hamburg	55	59	58	65	53
Hessen	95	120	118	110	108
Mecklenburg-Vorpommern	5	3	9	4	8
Niedersachsen	75	74	94	82	65
Nordrhein-Westfalen	350	374	380	344	289
Rheinland-Pfalz	77	60	57	60	43
Saarland	10	13	18	19	12
Sachsen	15	24	18	12	24
Sachsen-Anhalt	8	13	6	9	6
Schleswig-Holstein	30	44	48	39	42
Thüringen	7	5	14	12	7

Quelle: Falldatei Rauschgift

Rauschgifttoten betrug im Jahr 2010 rund 69% und entsprach damit in etwa dem Vorjahreswert (70%).

Das Durchschnittsalter der Rauschgifttoten ist gegenüber dem Vorjahr um etwa ein halbes Jahr auf 36,5 Lebensjahre angestiegen.

Literatur

Detaillierte Informationen zur aktuellen Rauschgiftsituation in Deutschland finden sich auf der Homepage des Bundeskriminalamts http://www.bka.de (siehe insbesondere die Rubrik "Kriminalitätslageberichte").

2.8 Delikte unter Alkoholeinfluss
Rudolf Egg

Zusammenfassung

Das Thema Alkohol(missbrauch) und Kriminalität wird unter drei verschiedenen Aspekten betrachtet. Zunächst werden auf der Grundlage der Polizeilichen Kriminalstatistik (PKS) und anderer Datenquellen aktuelle Angaben zu Umfang und Qualität der alkoholbeeinflussten Straffälligkeit in Deutschland vorgestellt. Der nächste Abschnitt behandelt fünf verschiedene Hauptbereiche der alkoholbezogenen Kriminalität, z.b. die Straffälligkeit Alkoholkranker sowie den Alkoholismus von Rückfalltätern. Den unterschiedlichen Möglichkeiten der Verknüpfung von Alkohol und Kriminalität ist ein weiterer Abschnitt gewidmet, wobei vier verschiedene Verbindungsarten, u.a. auch Scheinzusammenhänge, diskutiert werden. Bezüglich der Frage, welche präventiven Schritte gegen Alkoholmissbrauch möglich sind, werden abschließend drei Modelle vorgestellt. Angesichts des Umfangs der alkoholbezogenen Kriminalität wird die Notwendigkeit betont, bei präventiven Maßnahmen im Suchtbereich neben den illegalen Drogen verstärkt auch das Problemfeld Alkohol zu berücksichtigen.

Abstract

The topic alcohol (abuse) and crime is regarded under three different aspects. First on the basis of the police crime statistics (PKS) and other data sources current information is presented on range and quality of the alcohol-affected punishability in Germany. The next section treats five different main areas of the alcohol-referred crime, e.g. the punishability of alcohol patients as well as the alcoholism of relapse perpetrators. A further section is dedicated to the different possibilities of the link of alcohol and crime, whereby four different connecting types, among other things also illusory connections, are discussed. Concerning the question, which preventive steps are possible against alcohol abuse, three models are finally presented. In view of the range of the alcohol-referred crime the necessity is stressed to also focus on the field of alcohol besides illegal drugs when planning preventive measures against addiction.

1. Einleitung

Zu den ältesten und am besten untersuchten wissenschaftlichen Erkenntnissen über die Ursachen von Straffälligkeit zählt die enge Verknüpfung von Alkoholkonsum und Straftaten, insbesondere von Gewaltdelikten (siehe z.B. Streng, 2009). So stellte bereits Gustav Aschaffenburg, ein Nestor der Kriminologie, vor über 100 Jahren fest, dass eine Vielzahl von Verbrechen in „mehr oder weniger ursächlichem Zusammenhange mit dem Branntwein" stehe (Aschaffenburg, 1900, 81). Als Beleg dafür zitierte er unter anderem Wochentagsstatistiken, die zeigten, dass Straftaten allgemein, vor allem aber Körperverletzungen, am Wochenende – als Folge des größeren Alkoholkonsums – deutlich häufiger registriert werden als an gewöhnlichen Wochentagen. Zahlreiche weitere empirische Studien belegten und belegen bis heute einen engen Zusammenhang zwischen Alkohol und Kriminalität (Schwind, 2011, § 26). Dabei ist Alkohol häufig nicht als unmittelbar tatauslösende Ursache zu sehen (Kreuzer, 1998, § 3, Rn. 280), sondern eher eine das Tatgeschehen begleitende und mitgestaltende Bedingung (siehe dazu Abschn. 4).

2. Alkohol und Kriminalität im Spiegel der Kriminalstatistik

Die Polizeiliche Kriminalstatistik (PKS) des Bundeskriminalamtes stellt für alle aufgeklärten Delikte sowie für ausgewählte Straftatengruppen den bei den Tatverdächtigen registrierten Alkoholeinfluss dar (PKS, Tabelle 22). Danach wurde im Jahre 2010 für 13,2% aller Tatverdächtigen ein Alkoholeinfluss bei der Tatbegehung festgestellt (Bundeskriminalamt, 2011, S. 140). Neben Straftaten mit geringeren prozentualen Anteilen an alkoholbeeinflussten Tatverdächtigen, wie z.B. Betrug (2,2%), Hehlerei (1,7%) und Unterschlagung (2,3%), finden sich im Bereich der Gewaltkriminalität auch deutlich höhere Werte bis über 50%, durchschnittlich rd. 32% (siehe Tabelle).

2.8 Delikte unter Alkoholeinfluss

Tabelle: Alkoholeinfluss bei Tatverdächtigen 2009 und 2010 (Quelle: PKS, Tab. 22)
Ausgewählte Straftatengruppen mit besonders hohen Anteilen; Bundesgebiet insgesamt

Straftaten(gruppen)	2009			2010		
	insgesamt	mit Alkoholeinfluss	in %	insgesamt	mit Alkoholeinfluss	in %
Widerstand gegen die Staatsgewalt	25.972	16.994	65,4	22.929	14.707	64,1
Gewaltkriminalität (insgesamt)	216.443	68.856	31,8	194.373	61.824	31,8
- Mord	909	194	21,3	834	131	15,7
- Totschlag und Tötung auf Verlangen	1.945	780	40,1	1.872	697	37,2
- Vergewaltigung und sexuelle Nötigung	6.273	1.838	29,3	6.675	1.858	27,8
- Sonstige sexuelle Nötigung	4.935	1.119	22,7	4.910	1.063	21,6
- Raub, räuberische Erpressung etc.	34.418	6.709	19,5	32.790	5.934	18,1
- Zechanschlussraub	73	42	57,5	86	50	58,1
- Körperverletzung mit Todesfolge	103	30	29,1	128	36	28,1
- Gefährliche und schwere Körperverletzung	167.860	58.186	34,7	159.119	54.298	34,1
Sachbeschädigung	177.728	49.855	28,1	163.028	44.133	27,1
(Vorsätzliche) Brandstiftung etc.	4.685	860	18,4	4.771	889	18,6
Alle Tatverdächtigen	2.187.217	299.040	13,7	2.152.803	284.128	13,2

Besonders hohe Werte werden seit einiger Zeit bei jungen Tatverdächtigen beobachtet. So stellt ein vom LKA Niedersachsen herausgegebener „Jahresbericht Jugendkriminalität und Jugendgefährdung" (Landeskriminalamt Niedersachsen, 2011) für die letzten zehn Jahre eine deutlich steigende Zahl junger Tatverdächtiger unter Alkoholeinfluss fest. Bei Minderjährigen (unter 18 Jahre) betrug diese Steigerungsrate zwischen 2001 und 2007 rd. 73,5%, bei Heranwachsenden (zwischen 18 und 21 Jahre) sogar 97,5%. Seit 2008 zeigt sich hier zwar erfreulicherweise eine rückläufige Tendenz, doch liegen die Zahlen für 2010 immer noch mit 19% (Minderjährige) bzw. 64% (Heranwachsende) über den Werten von 2001 (a.a.O., S. 90).

Diese Entwicklung im kriminalstatistischen Hellfeld korrespondiert mit entsprechenden Ergebnissen für den Alkoholkonsum von Jugendlichen, wie dies z.B. aktuelle Repräsentativbefragungen der Bundeszentrale für gesundheitliche Aufklärung (2011) zeigen. Danach tranken im Jahre 2010 etwa 12,9% der 12- bis 17-Jährigen mindestens einmal in der Woche Alkohol (2008: 17,4%; a.a.O., S.7 / 2007: 21,6%; Bundeszentrale für gesundheitliche Aufklärung, 2009, S.35 ff.). Einen riskanten Alkoholkonsum mit mindestens fünf Gläsern oder mehr bei einer Gelegenheit (sog. Binge-Trinken) gaben 2010 zwar nur 6,6% der 12- bis 15-Jährigen für die letzten 30 Tage an (2008: 8% / 2007: 11,7%), für die Altersgruppe der 16- bis 17-Jährigen springt der Anteil aber auf 35,4% (2008: 41,4% / 2007: 50,6%; Bundeszentrale für gesundheitliche Aufklärung, 2011, S. 25). Ein häufiges Binge-Trinken (viermal oder öfter in 30 Tagen) nannten 13,1% der 16- bis 17-Jährigen (2008: 12,7% / 2007: 16,8%; a.a.O, S. 28). Dabei zeigten sich für männliche Jugendliche in allen erfassten Bereichen fast durchwegs höhere Werte als für weibliche, wenngleich ähnliche Trends für Zu- und Abnahme im Verlauf der seit 2004 durchgeführten Erhebungen.

Eine beträchtliche Rolle spielt der Alkoholeinfluss auch im Bereich von Straßenverkehrsdelikten (Krüger, 1995, 1998; vgl. auch Zweiter Periodischer Sicherheitsbericht, 2006, Abschn. 3.6). Nach der Statistik der Straßenverkehrsunfälle (Statistisches Bundesamt, 2011) ergab sich zwar für das Jahr 2010 eine weitere Abnahme der sog. Alkoholunfälle, also der Unfälle, bei denen mindestens ein Beteiligter alkoholisiert war (seit 2009: -13,7%, seit 1995: -62,7%), dennoch wurde 2010 bei 5,2% aller Unfälle mit Personenschaden bei mindestens einem Beteiligten Alkohol festgestellt (a.a.O, S. 125); 9,4% aller Verkehrstoten (N = 342 Getötete) starben infolge eines

Alkoholunfalls, 5.001 Personen (8,0%) wurden schwer- und 13.873 (4,5%) leichtverletzt (a.a.O., S. 127). Bei gerichtlich verfügten Entziehungen der Fahrerlaubnis (nach § 69 StGB) stellen Verkehrsverstöße mit Alkohol oder anderen Drogen nach Angabe des Kraftfahrt-Bundesamtes (2011, S. 14) den entscheidenden Grund dar (rd. 90% aller Fälle), wobei auch hier die Gesamtzahl der Fälle rückläufig ist (-10,8% seit 2009).

Besonders hoch war in der Vergangenheit auch bei alkoholbedingten Unfällen der Anteil an jungen Leuten, insbesondere zwischen 18 und 24 Jahren. Zur Reduzierung solcher Unfälle hat die Bundesregierung per Gesetz ab 1. August 2007 ein Alkoholverbot für Fahranfänger und Fahranfängerinnen eingeführt (BGBl. 2007, I S. 1460). Diese Maßnahme scheint inzwischen Wirkung zu zeigen: So ging nach einer Pressemitteilung des Statistischen Bundesamtes (Nr. 253 vom 08.07.2009) bereits 2008 bei Unfällen mit Personenschaden die Zahl der beteiligten alkoholisierten Pkw-Fahranfänger im Alter von 18 bis 20 Jahren um 11% gegenüber 2007 zurück (6,4% bei allen Pkw-Fahrern). Einen besonders positiven Einfluss scheint das Alkoholverbot bei Jugendlichen im Alter von 15 bis 17 Jahren ausgeübt zu haben. In dieser Altersgruppe, in der beispielsweise Führerscheine für Mofa, Moped oder ein Leichtkraftrad erworben werden können, wurden 2008 insgesamt sogar 19% weniger alkoholisierte Unfallbeteiligte gezählt als ein Jahr zuvor. 2009 zeigten sich für diese Altersgruppen erneut Rückgänge, die jedoch weniger stark ausfielen als bei den Verkehrsbeteiligten insgesamt und darum nicht so eindeutig zu interpretieren sind (Statistisches Bundesamt, 2010, S. 21). Hier ist zu berücksichtigen, dass die Dunkelziffer bei Alkoholfahrten traditionell sehr hoch geschätzt wird (ca. 600:1; vgl. Kazenwadel & Vollrath, 1995, Löbmann, 2001); der Erfolg gesetzlicher Maßnahmen dürfte daher jenseits registrierter Verkehrsunfälle schwer feststellbar sein.

Während in der kriminalpolitischen Diskussion die im Umfeld des Drogenmissbrauchs existierende Kriminalität oft eine große Rolle spielt, wird die alkoholbezogene Kriminalität bisweilen weniger beachtet. Dies ist allerdings schon deshalb problematisch, weil die Zahl der Alkoholabhängigen erheblich größer ist als die der Drogenabhängigen. Zudem zeigt sich, dass die Drogenkriminalität keineswegs die traditionelle alkoholbezogene Kriminalität verdrängt, sondern vielmehr zusätzliche Probleme schafft (siehe z.B. Sagel-Grande, 2009).

3. Alkohol und Kriminalität – fünf Hauptbereiche

In Anlehnung an Kerner (1993, S. 6 f.) lassen sich bei der Analyse der Verknüpfung von Alkohol und Kriminalität fünf verschiedene Hauptbereiche unterscheiden (vgl. auch Kaiser, 1997, S. 341 f.), die sich allerdings überschneiden.

1) Alkoholismus als kriminalisiertes Verhalten
Dieser Bereich betrifft Staaten mit puritanischer Tradition (z.b. USA) oder auch einige arabische Staaten, in denen schon das alkoholisierte Auftreten in der Öffentlichkeit als soziale Verfehlung gilt, die (straf)rechtliche Konsequenzen nach sich ziehen kann. In Deutschland wie in vielen anderen europäischen Ländern sind dagegen Zwangseingriffe gegenüber Alkoholkranken nur in besonderen Ausnahmefallen, z.b. aus dringenden fürsorge- oder strafrechtlichen Gründen, zulässig.

2) Die Straffälligkeit chronischer Alkoholiker
Statistische Analysen zeigen eine durchweg hohe Vorstrafenbelastung von Alkoholikern (bis zu 40% und mehr). Dabei dominieren Gewaltdelikte, aber auch bei Sexualdelikten findet sich ein nicht geringer Anteil an alkoholabhängigen Tätern. Bei Alkoholfahrten im Straßenverkehr zeigen oft schon die ermittelten (hohen) Werte für die Blutalkoholkonzentration, dass es sich dabei vielfach nicht um alkoholisierte Autofahrer, sondern um autofahrende Trinker handelt (vgl. Krüger et al., 1995, S. 54 ff.; Stephan, 1988). Bei sozial desintegrierten Alkoholikern finden sich zudem viele Ordnungswidrigkeiten in der Öffentlichkeit (z.B. Ruhestörung) und Bagatelltaten wie Bettelei und Hausfriedensbruch.

3) Alkoholismus bei chronisch Straffälligen
Kriminologische Studien über Insassen des Strafvollzuges belegen regelmäßig hohe Prävalenzraten der Alkoholabhängigkeit von Strafgefangenen. Während für die Allgemeinbevölkerung ein Wert von 3,1% angenommen wird (Kraus, 2008), liegt dieser Wert bei Inhaftierten, je nach Alter, Delikt und Vorstrafenzahl, erheblich höher, teilweise sogar über 20% (siehe z.B. Demmerling, 2006, S. 115-134; Heimerdinger, 2006, S. 63-90). Die kriminologische Erklärung dieses Zusammenhangs besteht im Wesentlichen darin, dass sowohl Alkoholproblematik wie Straffälligkeit als Symptome ei-

ner dissozialen Entwicklung anzusehen sind, wobei sich beide Phänomene wechselseitig verstärken dürften (siehe unten Abschn. 4, Punkt 3).

4) Spezifische Rauschtaten im Grenzbereich der Schuldfähigkeit
Damit gemeint sind – neben psychiatrisch bedeutsamen Zuständen der Alkoholintoleranz bei Hirngeschädigten und des pathologischen Rausches – vor allem die Fälle des § 323a StGB (Vollrausch). Die Strafverfolgungsstatistik 2009 (Statistisches Bundesamt, 2010) gibt diesbezüglich insgesamt 2.844 Verurteilte an, davon 88,3% Männer. Dabei geht es vor allem um Aggressionsdelikte (Körperverletzung, Beleidigung, Sachbeschädigung etc.), während Eigentums- und Sexualdelikte vergleichsweise seltener vorkommen (vgl. Eisenberg, 1995, § 54, Rdnr. 10). Straßenverkehrsdelikte betragen rd. 13% der zugrundeliegenden Straftaten.

5) Alkoholbeeinflusste Alltagskriminalität
Dieser letzte Bereich bildet die zahlenmäßig größte Teilgruppe der alkoholbeeinflussten Kriminalität, wenngleich sich viele Überschneidungen zu den vier anderen Bereichen ergeben. Aufgrund verschiedener empirischer Untersuchungen ist davon auszugehen, dass eine große Zahl von Straftaten, namentlich Gewaltdelikte, unter dem Einfluss von Alkohol begangen werden, ohne dass jeweils eine spezifische Alkoholabhängigkeit vorliegt. Auch wenn dies noch wenig über die tatauslösende oder -verstärkende Wirkung des Alkoholeinflusses besagt, zumal auch Tatopfer häufig alkoholisiert sind und Alkoholkonsum allgemein weit verbreitet ist, ist es sinnvoll, den Einfluss des Alkohols auf das alltägliche Kriminalitätsgeschehen zu betrachten.

4. Alkohol und Kriminalität – Möglichkeiten der Verbindung

In welcher Weise sind Alkohol und Kriminalität miteinander verbunden? In der Fachliteratur werden dazu meist vier verschiedene Möglichkeiten diskutiert (z.B. Kaiser, 1997, S. 330 f.; Schneider, 1987, S. 466 f., vgl. auch Kerner, 2000):

1) Es besteht lediglich ein Scheinzusammenhang
Unter Alkoholeinfluss stehende Personen benehmen sich oft auffällig (Gang, Sprechweise, Lautstärke etc.) und machen sich deshalb bei der Begehung von Straftaten eher verdächtig als andere. In solchen Fällen führt der Alkoholeinfluss also lediglich zu einer leichteren Überführung und Bestrafung von Tätern. Andererseits könnten ertappte Straftäter einen angeblichen Alkoholkonsum auch lediglich als Schutzbehauptung benutzen, um milder bestraft zu werden, speziell in Bezug auf die Anwendung von § 21 StGB (verminderte Schuldfähigkeit). Schließlich ist zu berücksichtigen, dass der Konsum von Alkohol auch in der Normalbevölkerung weit verbreitet ist (vgl. Kap. 2.1), so dass von vornherein mit einem gewissen Anteil alkoholisierter Personen auch unter Straftätern zu rechnen ist. Für die Analyse der Verknüpfung von Alkoholkonsum und Kriminalität bei Straftätern müsste daher das Trinkverhalten nicht-straffälliger Personen differenzierter erfasst und berücksichtigt werden.

2) Alkohol hat eine enthemmende Wirkung
Dieser Ansatz ist vor allem für die Erklärung von Aggressionsdelikten von Bedeutung. Bekanntlich reduziert Alkoholkonsum häufig Ängste und Hemmungen, die Betroffenen fühlen sich deshalb furchtloser und mutiger, sind aber auch leichter reizbar. Daraus folgt eine geringere Selbstkontrolle sowie eine erhöhte Aggressionsneigung, auch bei ansonsten friedfertigen, ruhigen Personen. Der Alkohol verändert also hier die Stimmungslage (aufgehellt, erregbar, risikobereit) und stellt damit eine innere Bereitschaft für Aggressionshandlungen her, durch die nachfolgend eine Straftat ausgelöst wird. Dies muss freilich nicht zufällig oder unabsichtlich erfolgen; vielmehr kann sich ein Täter auch gezielt „Mut antrinken", um eine Tat zu begehen, zu der er im nüchternen Zustand nicht in der Lage wäre.

3) Wechselseitiges Bedingen von Alkohol und Kriminalität
Ein drittes Erklärungsmodell zielt auf unmittelbare, wechselseitige Zusammenhänge zwischen Alkohol und Kriminalität ab. Danach verursacht Alkoholmissbrauch kriminelles Verhalten und Kriminalität bedingt Alkoholmissbrauch. So führt intensiver, wiederholter Alkoholmissbrauch oft zu starken Konflikten in Partnerschaft, Familie und Beruf sowie zu finanziellen Problemen. Diese soziale Problemlage begünstigt das Abgleiten in kriminelle Verhaltensweisen. Umgekehrt kann erhöhter Alkoholkonsum aber

auch die Folge einer dissozialen, kriminellen Entwicklung sein, etwa um den durch Kriminalität und Bestrafung verschlechterten Lebensverhältnissen kurzfristig zu entfliehen. Dies kann aber – im Sinne eines Circulus vitiosus – erneut zu Straftaten führen.

4) Gemeinsame Ursache von Kriminalität und Alkoholmissbrauch
Dieses Erklärungsmodell betrachtet Alkoholmissbrauch und Kriminalität nicht als voneinander abhängig, sondern führt beide Formen abweichenden Verhaltens auf gemeinsame oder zumindest ähnliche Ursachen zurück, namentlich auf Defizite in der sozialen Entwicklung (z.B. bezüglich Bindung, Risikobereitschaft, Empathie, Normorientierung) oder auch auf aktuelle Konflikte in zentralen Lebensbereichen (z.B. Arbeitslosigkeit, Partnerverlust, hohe Verschuldung, sozialer Abstieg).

5. Bekämpfung der alkoholbedingten Kriminalität

Bei Programmen zur Reduzierung von Alkoholmissbrauch und alkoholbedingter Kriminalität lassen sich grundsätzlich präventive Konzepte und therapeutische Ansätze unterscheiden. Zu der ersten Gruppe zählen die folgenden Modelle (vgl. Schneider, 1987, S. 467):

1) Erschwerung des Zugangs
Dazu zählen Beschränkungen der Produktion (Branntwein-Konzession) und des Verkaufs (z.B. keine Abgabe an Jugendliche, § 9 JuSchG), indirekte Produktionsbeschränkungen durch Besteuerung von Sekt, Branntwein, Alkopops (Alkopopsteuergesetz, 2004) etc. sowie eine Begrenzung der Alkoholwerbung (z.B. bezüglich Inhalt, Umfang, Aussage, Werbeträger), aber auch behördliche Auflagen für Gaststätten (z.B. Sperrstunde, Anbieten preisgünstiger alkoholfreier Getränke). Zur Reduktion alkoholbedingter Unfälle im Straßenverkehr werden neben Altersbegrenzungen auch Promillegrenzen diskutiert (siehe Exkurs).

2) Prävention durch Information
Hier sind z.B. Plakataktionen, Informationsbroschüren, TV-Spots oder Internetkampagnen gegen Alkoholmissbrauch zu nennen, namentlich die von der Polizeilichen Kriminalprävention initiierte Aktion „Don't drink

much – STAY GOLD", die im Jahre 2009 weiter ausgebaut wurde (www.staygold.eu). Weitere Beispiele sind spezielle Unterrichtseinheiten in Schulen oder lokale Informationsveranstaltungen und Präventionsprojekte von Kommunen (z.B. die Aktion „Keine Kurzen für die Kurzen" in Köln und anderen Orten).

3) Das soziokulturelle Entwicklungsmodell
Bei diesem Ansatz wird die Erkenntnis, dass Alkoholkonsum auch das Ergebnis sozialer Lernprozesse ist, in praktische Schritte umgesetzt. Anstatt Alkoholkonsum pauschal zu verurteilen, soll dabei der maßvolle, sozial verantwortliche Umgang mit alkoholischen Getränken vermittelt werden (Alkohol als Genussmittel, nicht als Lebensmittel oder gar als „Problemlöser"). Dies setzt freilich voraus, dass die als Modellpersonen fungierenden Erwachsenen das Konzept eines maßvollen Trinkverhaltens in ihrem Alltag auch glaubhaft repräsentieren.

Die zweite Hauptgruppe von Maßnahmen, die therapeutische Behandlung alkoholkranker Straftäter, steht quasi am anderen Ende der Bekämpfung der alkoholbedingten Kriminalität. Solche Therapien können in freien Einrichtungen, im Maßregelvollzug (Entziehungsanstalt gem. § 64 StGB), begrenzt auch im Strafvollzug erfolgen. Anders als bei Drogenabhängigen gibt es hier bislang jedoch nicht die Möglichkeit einer Therapie im Rahmen einer Zurückstellung der Strafvollstreckung analog § 35 BtMG (vgl. Egg, 1992; Kurze, 1994). Eine im Auftrag des Bundesministeriums der Justiz durchgeführte Studie der KrimZ (Heimerdinger, 2006) ergab zwar einerseits einen hohen Bedarf für eine solche Regelung (namentlich wegen der großen Zahl behandlungsbedürftiger Gefangener) und andererseits auch eine hinreichende Bereitschaft der (Justiz-)Praxis zu deren Implementation, die praktische Umsetzung entsprechender Vorschläge steht freilich noch aus.

Literatur

Alkopopsteuergesetz (2004). Gesetz über die Erhebung einer Sondersteuer auf alkoholhaltige Süßgetränke (Alkopops) zum Schutz junger Menschen (Alkopopsteuergesetz – AlkopopStG) vom 23.07.2004. In: Bundesgesetzblatt (2004), Teil 1, S. 1857.

Aschaffenburg, Gustav (1900): Alkoholgenuß und Verbrechen. Eine kriminalpsychologische Studie. In: Zeitschrift für die gesamte Strafrechtswissenschaft, 20, 80-100.
Bundeskriminalamt (Hrsg.) (2011): Polizeiliche Kriminalstatistik 2010. Bundesrepublik Deutschland. Wiesbaden. Internet: www.bka.de, Zugriff: 08.10.2011.
Bundesministerium des Innern; Bundesministerium der Justiz (Hrsg.) (2006): Zweiter Periodischer Sicherheitsbericht. Berlin. Internet: http://www.bmj.bund.de/files/-/1481/PSB.pdf, Zugriff: 08.10.2011.
Bundeszentrale für gesundheitliche Aufklärung (Hrsg.) (2009): Die Drogenaffinität Jugendlicher in der Bundesrepublik Deutschland 2008. Eine Wiederholungsbefragung der Bundeszentrale für gesundheitliche Aufklärung. Verbreitung des Alkoholkonsums bei Jugendlichen und jungen Erwachsenen. Köln. Internet: http://www.bzga.de/forschung/studien-untersuchungen/studien/?sid=-1&sub=1, Zugriff: 17.11.2011.
Bundeszentrale für gesundheitliche Aufklärung (Hrsg.) (2011): Der Alkoholkonsum Jugendlicher und junger Erwachsener in Deutschland 2010. Kurzbericht zu Ergebnissen einer aktuellen Repräsentativbefragung und Trends. Köln. Internet: http://www.bzga.de/forschung/studien-untersuchungen/studien/?sid=-1&sub=1 , Zugriff: 17.11.2011.
Demmerling, Rita (2006): Persönlichkeitseigenschaften, Persönlichkeitsstörungen und Alkoholmissbrauch bei Gewalttätern. Hamburg: Kovač. (Psychologische Forschungsergebnisse; 115)
Egg, Rudolf (Hrsg.) (1992): Die Therapieregelungen des Betäubungsmittelrechts – deutsche und ausländische Erfahrungen. Wiesbaden: Kriminologische Zentralstelle. (Kriminologie und Praxis; 9)
Egg, Rudolf; Geisler, Claudius (Hrsg.) (2000): Alkohol, Strafrecht und Kriminalität. Wiesbaden: Kriminologische Zentralstelle. (Kriminologie und Praxis; 30).
Eisenberg, U. (1995): Kriminologie. 4., vollst. neugest. Aufl. Köln: Heymann.
Gesetz zur Einführung eines Alkoholverbots für Fahranfänger und Fahranfängerinnen vom 19. Juli 2007. In: Bundesgesetzblatt (2007), Teil I, Nr. 33.
Göppinger, Hans (1980): Kriminologie. 4., neubearb. u. erw. Auflage. München: Beck.
Heimerdinger, A. (2006): Alkoholabhängiger Täter: Justizielle Praxis und Strafvollzug. Wiesbaden: Kriminologische Zentralstelle. (Kriminologie und Praxis; 52)
Hibell, Björn et al. (2009): The 2007 ESPAD Report. Substance Use Among Students in 35 European Countries. Stockholm: The Swedish Council for Information on Alcohol and other Drugs (CAN).
Jugendschutzgesetz (JuSchG), § 9 Alkoholische Getränke. Stand: 1. Juli 2008. Internet: http://bundesrecht.juris.de/bundesrecht/juschg/gesamt.pdf, Zugriff: 17.11.2011.
Kaiser, Günther (1997): Kriminologie. Eine Einführung in die Grundlagen. 10., völlig neubearb. Aufl. Heidelberg: Müller.

Kazenwadel, J.; Vollrath, M. (1995): Das Dunkelfeld der Trunkenheitsfahrten. In: Krüger, H.P. (Hrsg.): Das Unfallrisiko unter Alkohol. Analyse – Konsequenzen – Maßnahmen. Stuttgart: G. Fischer. 115-124.

Kerner, H.-J. (1993): Alkohol und Kriminalität. In: Kaiser, Günther (u. a.) (Hrsg.): Kleines Kriminologisches Wörterbuch. 3., völlig neubearb. u. erw. Auflage. Heidelberg: Müller. 5-9.

Kerner, H.-J. (2000): Alkohol, Strafrecht und Kriminalität. In: Egg, R.; Geisler, C. (Hrsg.): Alkohol, Strafrecht und Kriminalität. Wiesbaden: Kriminologische Zentralstelle. 1-26.

Kraftfahrt-Bundesamt (2011): Fahrerlaubnismaßnahmen 2010. Flensburg. Internet: http://www.kbashop.de/wcsstore/KBA/Attachment/Kostenlose_Produkte/fe_m_2 010.pdf, Zugriff: 17.11.2011.

Kraus, Ludwig (Gastherausgeber) (2008): Epidemiologischer Suchtsurvey 2006. Repräsentativerhebung zum Gebrauch und Missbrauch psychoaktiver Substanzen bei Erwachsenen in Deutschland. Sucht, 54, Sonderheft 1.

Kreuzer, Arthur (Hrsg.) (1998): Handbuch des Betäubungsmittelstrafrechts. München: Beck.

Krüger, Hans-Peter (Hrsg.) (1995): Das Unfallrisiko unter Alkohol. Analyse – Konsequenzen - Maßnahmen. Stuttgart: G. Fischer.

Krüger, Hans-Peter (1998): Fahren unter Alkohol in Deutschland. Stuttgart: G. Fischer.

Krüger, Hans-Peter; Kazenwadel, Jörg; Vollrath, Mark (1995). Das Unfallrisiko unter Alkohol mit besonderer Berücksichtigung risikoerhöhender Faktoren. In: Krüger, Hans-Peter (Hrsg.): Das Unfallrisiko unter Alkohol. Analyse – Konsequenzen – Maßnahmen. Stuttgart: G. Fischer. 1-113.

Kurze, Martin (1994): Strafrechtspraxis und Drogentherapie. Eine Implementationsstudie zu den Therapieregelungen des Betäubungsmittelrechts. 2., ergänzte Auflage. Wiesbaden: Kriminologische Zentralstelle. (Kriminologie und Praxis; 12)

Landeskriminalamt Niedersachsen (Hrsg.) (2011): Jahresbericht Jugendkriminalität und Jugendgefährdung in Niedersachsen 2010. Hannover. Internet: http://www.lka.niedersachsen.de/praevention/kinder_jugend/Jahresbericht_2010.pdf, Zugriff: 17.11.2011.

Löbmann, Rebecca (2001): Alkohol im Straßenverkehr. Entdeckungswahrscheinlichkeit und ihre Wahrnehmung. München: Fink. (Neue kriminologische Studien; 23)

Sagel-Grande, Irene (2009): Drogen, Alkohol und Verbrechen. In: Schneider, Hans Joachim (Hrsg.): Internationales Handbuch der Kriminologie. Band 2: Besondere Probleme der Kriminologie. Berlin: De Gruyter. 507-543.

Schneider, Hans Joachim (1987): Kriminologie. Berlin: De Gruyter.

Schwind, Hans-Dieter (2011): Kriminologie. Eine praxisorientierte Einführung mit Beispielen. 21. neubearb. u. erw. Aufl. Heidelberg: Kriminalistik-Verlag.

Shults, Ruth A. (et al.) (2001): Reviews of Evidence Regarding Interventions to Reduce Alcohol-Impaired Driving. In: American Journal of Preventive Medicine, 21(4S), 66-88.
Statistisches Bundesamt (Hrsg.) (2010): Strafverfolgung 2009. Fachserie 10 Reihe 3. Wiesbaden. Internet: www.destatis.de., Zugriff: 17.11.2011.
Statistisches Bundesamt (Hrsg.) (2010): Verkehrsunfälle. Zeitreihen. Wiesbaden. Internet: www.destatis.de, Zugriff: 17.11.2011.
Statistisches Bundesamt (Hrsg.) (2011). Verkehrsunfälle. Zeitreihen. Wiesbaden. Internet: www.destatis.de, Zugriff: 17.11.2011.
Stephan, Egon (1988): Trunkenheitsdelikte im Verkehr und behandlungsbedürftige Alkoholkonsumenten. In: Suchtgefahren, 34(6), 464-471.
Stephan, Egon (1991): Leistungsmindernde Suchtstoffe im Straßenverkehr. In: Deutsche Hauptstelle gegen die Suchtgefahren (Hrsg.): Jahrbuch Sucht 1991. Hamburg: Neuland. 103-114.
Straßenverkehrsgesetz (StVG) in der Fassung vom 5. März 2003 (BGBl. I S. 310, 919), zuletzt geändert durch Artikel 2 des Gesetzes vom 12. Juli 2011 (BGBl. I S. 1378).
Streng, F. (2009): Kriminologische und strafrechtliche Befunde zum Thema „Alkohol und Kriminalität". In: Deutsche Vereinigung für Jugendgerichte und Jugendgerichtshilfen, Regionalgruppe Nordbayern (Hrsg.): Ursachen und Sanktionierung von Jugendkriminalität Erlangen: Eigenverlag des Hrsg. 7-25.
Wagenaar, Alexander C.; Toomey, Traci, L. (2002): Effects of Minimum Drinking Age Laws. Review and Analyses of the Literature from 1960 to 2000. In: Journal of Studies on Alcohol, Supplement 14, 206-225.

Exkurs: Alkohol im Straßenverkehr – Die Wirkung von Alters- und Promillegrenzen

Zur Reduktion alkoholbedingter Unfälle im Straßenverkehr werden in der rechtspolitischen Diskussion neben Altersbegrenzungen (der Alkoholabgabe) auch Promillegrenzen (im Straßenverkehr) erörtert. So wurde in Deutschland ab 01.08.2007 ein Alkoholverbot für Fahranfänger eingeführt (§ 24c StVG), das neben der generellen 0,5-Promille-Grenze (§ 24a StVG) eine Null-Promille-Grenze während der zweijährigen Probezeit (nach § 2a StVG) oder vor Vollendung des 21. Lebensjahres vorschreibt. Zur Wirksamkeit solcher Regelungen gibt es zahlreiche empirische Studien, die auch in internationalen Reviews zusammengefasst wurden. Eine vergleichende Darstellung von sechs Studien, die zwischen 1984 und 1999 in den USA und Australien erstellt wurden (Shults et al., 2001) zeigt als Haupteffekt einen signifikanten Rückgang der Unfallraten junger Kraftfahrer nach der jeweiligen Gesetzesänderung. Dabei erfassten drei Studien tödliche Unfälle (Rückgang: 24%, 17% und 9%), zwei weitere Studien alle Unfälle mit schweren oder auch tödlichen Verletzungen (Rückgang: 17% und 3,8%), eine Studie bezog sich auf die polizeiliche Einschätzung des Alkoholisierungsgrades von Fahrern bei Unfällen (Rückgang: 11%). Diese positiven Erfahrungen decken sich mit den seit 2007 in Deutschland gemachten Erfahrungen (siehe Kap. 2).

Eine weitere Gruppe von Forschungsarbeiten befasst sich mit den Auswirkungen der gesetzlichen Altersgrenze für den Erwerb alkoholischer Getränke (Minimum Legal Drinking Age – MLDA) auf die Unfallraten. Während in Deutschland für die Abgabe von Spirituosen ein Mindestalter von 18 Jahren (für andere alkoholische Getränke: 16 Jahre) gilt (§ 9 JuSchG), gibt es in anderen Ländern teilweise höhere Grenzen. In den USA ergab sich dabei in der Vergangenheit eine Art natürliches Experiment: Nach der Zeit der Alkoholprohibition (1919-1933) galt in fast allen US-Staaten ein MLDA von 21 Jahren, zwischen 1970 und 1979 senkten aber 29 Staaten diese Grenze auf 18, 19 oder 20 Jahre. In der Folge stieg die Unfallrate junger Fahrer in diesen Staaten teilweise erheblich an; daraufhin kehrten 16 Staaten (zwischen 1976 und 1983) wieder auf die frühere Altersgrenze von 21 Jahren zurück. Seit 1984 gilt dieser Wert durch ein Bundesgesetz für alle US-Staaten. In mehr als 70 empirischen Studien wurden die Auswirkungen dieser zweimal geänderten Altersgrenzen untersucht (z.B. Shults et al., 2001, Wagenaar; Toomey, 2002). Die Ergebnisse sind zwar (erwartungsgemäß) nicht völlig einheitlich, in der Summe jedoch sehr eindeutig: Es zeigt sich ein deutlicher Rückgang alkoholbezogener Unfälle sowie der Todes- und Verletzungsraten bei Erhöhung der MLDA (auf 21 Jahre) und umgekehrt ein Anstieg solcher Unfälle und deren Folgen bei einer Senkung der Altersgrenzen. Das gängige Gegenargument, dass solche Vorschriften wirkungslos seien, weil junge Menschen trotz entsprechender Verbote Alkohol erwerben und konsumieren würden, ist aus empirischer Sicht zumindest insoweit einzuschränken, dass bei höheren Altersgrenzen junge Menschen offenbar weniger trinken und auch weniger alkoholbedingte Unfälle erleiden.

Freilich lassen sich diese Ergebnisse nicht ohne weiteres auf Deutschland übertragen. So wäre eine Erhöhung der Altersgrenze für den Erwerb von Spirituosen auf 21 Jahre ein europaweit einmalig hoher Wert (meist 18 Jahre, in skandinavischen Ländern 20 Jahre) und somit politisch kaum durchsetzbar. Zudem zeigen internationale Vergleichsstudien zum Alkoholkonsum junger Menschen, dass restriktive Gesetze für Alkoholverkauf nicht automatisch niedrige Konsumwerte bedeuten und umgekehrt (z.B. Hibell et al., 2009). Neben den gesetzlichen Regelungen sind für das tatsächliche Verhalten auch die jeweiligen nationalen oder regionalen „Gewohnheiten" für den Konsum alkoholischer Getränke maßgeblich.

2.9 Suchtmittel im Straßenverkehr 2010 – Zahlen und Fakten

Martina Albrecht, Stefanie Heinrich, Horst Schulze

Zusammenfassung

Alkohol im Straßenverkehr

Zwischen 2000 und 2010 hat die Zahl der bei Unfällen mit Personenschäden Beteiligten unter Alkoholeinfluss um 45% abgenommen. Im gleichen Umfang (45%) hat sich auch die Anzahl der Alkoholunfälle mit Personenschaden reduziert.

Nach wie vor am häufigsten tritt bei Pkw-Fahrern Alkohol als Unfallursache in der Altersgruppe der 21- bis 24-jährigen Männer auf, mit Abstand gefolgt von den Gruppen der männlichen 18- bis 20-jährigen Fahrer und der 25- bis 34-jährigen. Die Anzahl der an Unfällen mit Personenschaden beteiligten alkoholisierten männlichen Pkw-Fahrer fällt gut 6-mal so hoch aus wie der der weiblichen.

Alkoholunfälle mit Personenschaden ereignen sich am häufigsten in den Abend- und frühen Morgenstunden und insbesondere in den Wochenendnächten. Unter den Verursachern dieser nächtlichen Freizeitunfälle sind junge Erwachsene überproportional häufig vertreten.

Bereits seit 1998 galt in Deutschland eine zweistufige Promille-Grenze, wonach bereits ab 0,5 Promille eine Ordnungswidrigkeit angezeigt war, ein Fahrverbot aber erst ab 0,8 Promille drohte. Zur weiteren Erhöhung der Verkehrssicherheit hat das Bundesministerium für Verkehr, Bau- und Wohnungswesen (heute Bundesministerium für Verkehr, Bau und Stadtentwicklung) zum 1. April 2001 die 0,5-Promille-Grenze anstelle der alten 0,8-Promille-Grenze mit voller Strafbewehrung in Kraft gesetzt. Im Januar 2005 wurde eine Null-Promille-Grenze für Gefahrguttransporte eingeführt. Am 1. August 2007 ist das Alkoholverbot für Fahranfänger in Kraft getreten. Die Null-Promille-Grenze gilt für alle jungen Fahrer unter 21 Jahren, sowie für Fahranfänger, die sich noch in der zweijährigen Probezeit befinden, unabhängig von ihrem Alter.

Drogen im Straßenverkehr

Die Gefährdung der Verkehrssicherheit durch drogenbeeinflusste Kraftfahrer hat in den letzten Jahren an Bedeutung gewonnen. Daher wurden Ausbildungsmaßnahmen für Polizeibeamte zur besseren Erkennung einer Drogenwirkung auf den Kraftfahrer begonnen. In den Jahren 1998 und 1999 traten darüber hinaus verschiedene gesetzliche Neuregelungen in Kraft. Vor diesem Hintergrund ist die Dokumentation der Unfallursache „andere berauschende Mittel" mit Ausnahme der Jahre 2005 und 2006 kontinuierlich angestiegen. In den darauf folgenden Jahren ist diese Zahl wieder gesunken und liegt 2010 leicht über dem Niveau von 2002.

Abstract

Alcohol

Between 2000 and 2010 the number of persons involved in road traffic accidents with personal injury impaired by alcohol decreased by 45%. At about the same extent (45%) the number of accidents under the influence of alcohol decreased. Car accidents due to alcohol still most often occur within the age group of 21 – 24-year-old male drivers, followed with a distance by the age group of 18 – 20-year-old drivers and the age group of 25 – 34-year-olds. The number of accidents with personal injury caused by alcoholised male car drivers is over 6-times higher than those caused by alcoholised female car drivers. Accidents under the influence of alcohol with personal injury happen most often during the evening and early morning hours, especially during weekend nights. Among the responsible parties of these "leisure-time accidents" at night, young adults are involved disproportionately.

Drugs

The risk to traffic safety presented by drivers who are under the influence of drugs has increased over the last few years. For this reason a training programme for policemen was started to improve recognition of the effects of drugs on drivers. In 1998 and 1999 new legislative regulations came into force. Against this background there has been a continuous increase in the documentation regarding „other intoxicating substances" as the cause of accidents (with an exception in the years 2005 and 2006). In the following years (2009 and 2010) again a decrease is observed.

1. Alkohol im Straßenverkehr

Alkoholunfälle im Straßenverkehr sind Unfälle, bei denen mindestens einer der Beteiligten (Fahrer oder Fußgänger) alkoholisiert war. Alkoholeinfluss wird von der Polizei ab einer Blutalkoholkonzentration (BAK) von 0,3 Promille bzw. einer Atemalkoholkonzentration (AAK) von 0,15 mg/l angenommen.

2010 standen bei Unfällen mit Personenschaden insgesamt 15.221 Beteiligte unter Alkoholeinfluss (Tab. 1). Dies ist gegenüber 2000 eine Abnahme alkoholisierter Unfallbeteiligter um 45%, und gegenüber dem Vorjahr eine Abnahme um knapp 14%. Mit etwa 57% stellen die Führer von Pkw den weitaus größten Anteil an allen alkoholisierten Unfallbeteiligten. Frauen (1.265) sind unter den alkoholisierten unfallbeteiligten Fahrern von Pkw mit 14% eine Minderheit, die jedoch gegenüber 11% im Jahr 2000 etwas zugenommen hat.

Insgesamt ereigneten sich 2010 15.070 Alkoholunfälle mit Personenschaden. Gegenüber 2000 bedeutet das einen Rückgang um 45%. Bei diesen Unfällen verunglückten 19.216 Menschen, wovon 342 starben. Von den insgesamt 3.648 im Straßenverkehr getöteten Verkehrsteilnehmern machte dies 2010 einen Anteil von 9,4% aus. 2000 lag der Anteil der bei Alkoholunfällen getöteten Personen mit 13,6% noch deutlich höher.

Das Problem „Alkohol und Fahren" trägt eindeutig alters- und geschlechtsspezifische Züge. Aus Abb. 1 geht hervor, dass die Unfähigkeit, Trinken und Fahren zu trennen, in erster Linie ein Problem von Männern ist, und dass die Unfallsache Alkohol mit Abstand am häufigsten in der

Tab. 1: Alkoholunfälle mit Personenschaden und alkoholisierte Beteiligte 2000 – 2010

	2000	2001	2002	2003	2004	2005	2006	2007	2008	2009	2010
Alkoholunfälle	27.375	25.690	25.333	24.245	22.548	22.004	20.685	20.785	19.603	17.434	15.070
dabei Getötete	1.022	909	923	817	704	603	599	565	523	440	342
alkoholisierte Beteiligte	27.749	26.023	25.701	24.554	22.849	22.345	20.966	21.072	19.864	17.658	15.221
darunter: Frauen	2.696	2.459	2.637	2.472	2.366	2.410	2.323	2.377	2.290	2.120	1.865
Männer	24.987	23.517	23.023	22.032	20.429	19.908	18.615	18.667	17.535	15.521	13.351
Pkw-Fahrer	17.555	16.156	15.975	14.665	13.778	12.830	11.940	11.792	11.035	9.890	8.734
mittlere BAK [0/00]	1,61	1,60	1,60	1,60	1,61	1,62	1,62	1,60	1,62	1,62	1,62

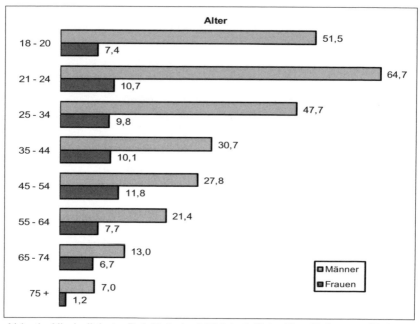

Abb. 1: Alkoholisierte Beteiligte je 1.000 beteiligte Pkw-Fahrer an Unfällen mit Personenschaden 2010

Altersgruppe von 21 bis 24 Jahren auftritt. Es wird weiterhin erkennbar, dass Trink-/Fahrkonflikte bei Männern ab dem Alter von 35 Jahren aufwärts mit Fortschreiten im Lebenszyklus kontinuierlich abnehmen.

Bei Frauen steigt dagegen der Anteil der unfallbeteiligten Pkw-Fahrerinnen unter Alkoholeinfluss – auf einem deutlich niedrigeren Niveau als bei den Männern – zwischen dem 18. und 54. Lebensjahr tendenziell an, und nimmt dann ab 55 Jahren wieder ab. Bei der Interpretation der Häufigkeitsverteilung des Alkoholisierungsgrades, mit dem Fahrer von Pkw bei Unfällen mit Personenschaden auffallen (Abb. 2), ist zu berücksichtigen, dass diese durch zwei gegensinnig zusammenwirkende Bedingungen entsteht: Es kommt wesentlich häufiger vor, dass mit niedriger Blutalkoholkonzentration am Straßenverkehr teilgenommen wird als mit hoher. Andererseits steigt die Wahrscheinlichkeit der Unfallbeteiligung unter Alkoholeinfluss an, je höher die BAK ist.

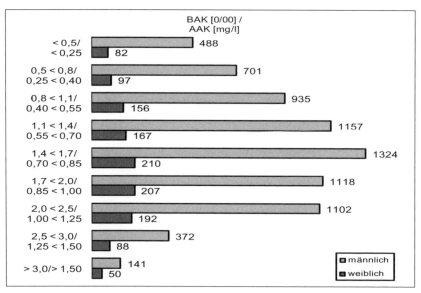

Abb. 2: An Unfällen mit Personenschaden beteiligte Pkw-Fahrer unter Alkoholeinfluss 2010

Im Zusammenwirken dieser beiden Faktoren ergibt sich dann eine Verteilungsform, bei der der Häufigkeitsgipfel zwischen 1,4 und 1,7 Promille liegt.

Aus dieser Verteilung wird erneut ersichtlich, dass die Anzahl der an Unfällen mit Personenschaden beteiligten alkoholisierten Pkw-Fahrer rund 6-mal so hoch ausfällt wie der der Fahrerinnen.

Berücksichtigt man – wie in Abb. 3 – bei den männlichen Pkw-Fahrern das Lebensalter der an Alkoholunfällen Beteiligten, so fällt auf, dass jüngere Fahrer (18 bis 20 Jahre) auch schon bei vergleichsweise niedrigeren Promillewerten im Zusammenhang mit Unfällen mehr auffallen als ältere (40- bis 44 Jahre).

Da Alkohol von jungen Erwachsenen sehr häufig außer Haus getrunken wird, sind junge Fahrer oft dem Trink-Fahr-Konflikt ausgesetzt. Die falsche Lösung bei diesem Konflikt erhöht offensichtlich schon bei geringer BAK das Risiko deutlich. Eine Entscheidung für oder gegen das Fahren findet insbesondere bei den Nachtfahrten statt, die an sich bereits schwierige Fahraufgaben darstellen (vgl. Schulze, 1998).

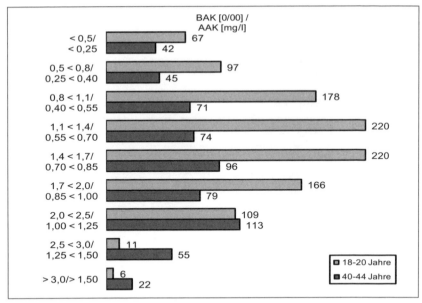

Abb. 3: An Unfällen mit Personenschaden beteiligte männliche Pkw-Fahrer unter Alkoholeinfluss in zwei Altersgruppen 2010

Die Verteilungen der Alkoholunfälle mit Personenschaden auf Wochentage (Abb. 4) und Tageszeiten (Abb. 5) veranschaulichen die Einbettung des Trink-/Fahrproblems in das Freizeitverhalten. Fast die Hälfte aller Alkoholunfälle mit Personenschaden ereignet sich ausschließlich an den Wochenendtagen. Zusammen mit dem Freizeitbeginn am Freitag werden am Wochenende sogar weit über die Hälfte aller alkoholbedingten Unfälle registriert, die sich, wie aus Abb. 5 hervorgeht, überdurchschnittlich häufig in den Abend- und frühen Morgenstunden und insbesondere in den Wochenendnächten ereignen. Etwa 60% aller an Unfällen beteiligten alkoholisierten Pkw-Fahrer sind an Wochenenden an einem Unfall beteiligt, darunter zwei Drittel in der Nacht.

Trotz der insgesamt günstigen Abwärtsentwicklung beim alkoholbedingten Unfallgeschehen stellt Alkoholkonsum als Unfallursache in Deutschland nach wie vor ein bedeutsames Sicherheitsproblem dar.

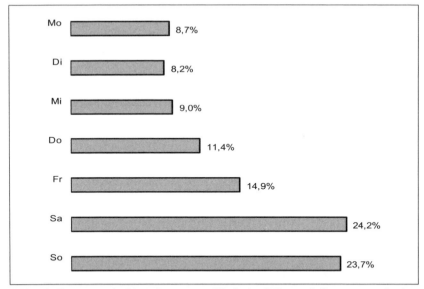

Abb. 4: Prozentuale Verteilung von Alkoholunfällen mit Personenschaden auf die Wochentage 2010

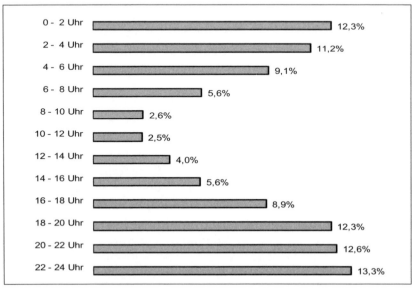

Abb. 5: Prozentuale Verteilung von Alkoholunfällen mit Personenschaden auf die Tagesstunden 2010

Das Bundesministerium für Verkehr, Bau und Stadtentwicklung hat zur Erhöhung der Verkehrssicherheit im Jahr 2001 die 0,5-Promille-Grenze anstelle der alten 0,8-Promille-Grenze mit voller Strafbewehrung in Kraft gesetzt und 2007 das Alkoholverbot für Fahranfänger eingeführt. Die Zahl der Alkoholunfälle sowie die der dabei Verunglückten sank daraufhin kontinuierlich, auch die Zahlen des Jahres 2010 zeigen erneut Rückgänge bei der Zahl der Verunglückten und Getöteten und bestätigen damit den positiven Trend der letzten Jahre.

2. Drogen im Straßenverkehr

Gesetzeslage

Bis zum Jahre 1998 war die Beeinflussung eines Kraftfahrers durch illegale Drogen gesetzlich nicht explizit geregelt. Der Drogeneinfluss am Steuer wurde dem Einfluss „anderer berauschender Mittel" zugeordnet und nach dem Strafgesetzbuch geahndet, wenn Fahruntüchtigkeit nachweisbar war. Im Gegensatz zur Rechtsprechung bei der Beeinflussung durch Alkohol, bei der eine Blutalkoholkonzentration von 1,1 Promille zum Beweis der absoluten Fahruntüchtigkeit ausreicht, gibt es bei den „anderen berauschenden Mitteln" noch keine Grenzwerte. Neben dem jeweiligen Substanznachweis im Blut müssen weitere Anzeichen, zum Beispiel Fahrfehler oder Verhaltensauffälligkeiten, vorliegen, die den Straftatbestand der Fahruntüchtigkeit beweisen und zu einer Ahndung nach §§ 315, 316c des Strafgesetzbuches (StGB) führen können.

In den Jahren 1998 und 1999 erfolgten im Hinblick auf Drogen im Straßenverkehr legislative Veränderungen auf verschiedenen Ebenen. Im August 1998 trat die Ergänzung des § 24a Straßenverkehrsgesetz (StVG) in Kraft. Danach handelt derjenige ordnungswidrig, der unter der Wirkung von bestimmten Drogen im Straßenverkehr ein Kraftfahrzeug führt. Eine solche Wirkung liegt dann vor, wenn die aktive Substanz im Blut nachgewiesen wird. Der Nachweis der Fahruntüchtigkeit ist somit für die Ahndung der Fahrt unter Drogen nach § 24a StVG nicht notwendig. Die Anlage zu § 24a StVG (Liste der berauschenden Mittel und Substanzen) wurde in 2007 erweitert. Die Liste der Substanzen umfasst derzeit THC, Morphin, Cocain, Benzoylecgonin, Amfetamin, MDA, MDE, MDMA und

Metamfetamin. Von der fachübergreifenden Grenzwertkommission wurden Grenzwerte definiert, unterhalb derer die Annahme eines zeitnahen Konsums in der Regel nicht mehr gerechtfertigt ist. Das Bundesverfassungsgericht hat im Beschluss vom 21.12.2004 (BVerfG, 1 BvR 2652/03) dargelegt, dass eine Konzentration festgestellt werden muss, die es als möglich erscheinen lässt, dass die Fahrtüchtigkeit eingeschränkt war. Bei THC wird hier ein THC-Wert im Blut von 1 ng/ml zugrunde gelegt.

Seit Januar 1999 kann die Polizei nach § 2 Absatz 12 StVG Informationen über Fahreignungszweifel den Fahrerlaubnisbehörden übermitteln, soweit sie dieses für erforderlich hält. Die im Januar 1999 in Kraft getretene Fahrerlaubnis-Verordnung besagt in § 14, dass die Fahrerlaubnisbehörde bei der Entscheidung über die Erteilung oder Verlängerung der Fahrerlaubnis zur Klärung von Eignungszweifeln im Hinblick auf Betäubungsmittel und Arzneimittel die Beibringung eines ärztlichen Gutachtens anordnet, wenn Tatsachen die Annahme begründen, dass Abhängigkeit von Betäubungsmitteln im Sinne des geltenden Betäubungsmittelgesetzes oder anderen psychoaktiv wirkenden Stoffen vorliegt, dass Betäubungsmittel im Sinne des geltenden Betäubungsmittelgesetzes eingenommen werden oder eine missbräuchliche Einnahme von psychoaktiv wirkenden Arzneimitteln oder anderen psychoaktiv wirkenden Stoffen erfolgt. Die Beibringung eines ärztlichen Gutachtens kann angeordnet werden, wenn der Betroffene Betäubungsmittel im Sinne des geltenden Betäubungsmittelgesetzes widerrechtlich besitzt oder besessen hat. Die Beibringung eines medizinisch-psychologischen Gutachtens kann angeordnet werden, wenn eine gelegentliche Einnahme von Cannabis vorliegt und weitere Tatsachen Zweifel an der Eignung begründen. In einem grundlegenden Beschluss hat das Bundesverfassungsgericht am 20.06.2002 (BVerfG, 1 BvR 2062/96) festgestellt, dass der alleinige Besitz einer geringen Menge Haschisch ohne weiteren hinreichenden Verdacht auf einen Eignungsmangel nicht die behördliche Forderung zur Beibringung eines Drogenscreenings rechtfertige. Die Differenzierung nach gelegentlichem und regelmäßigem Cannabiskonsum als Kriterium für die Fahreignung wird in den letzten Jahren zunehmend kontrovers diskutiert (Müller et al., 2007).

Entdeckung der Fahrt unter Drogen

Während der Fahrer unter Alkoholeinfluss relativ leicht an dem typischen Atemgeruch erkannt werden kann, ist die Entdeckung eines drogen- oder arzneimittelbeeinflussten Fahrers deutlich schwieriger. Die Polizei ist darauf angewiesen, durch das Erkennen von Auffälligkeiten im Verhalten und Erscheinungsbild des Fahrers oder durch die Entdeckung von Drogenutensilien im Fahrzeug einen Anfangsverdacht auf aktuellen Konsum zu erhalten.

Den Innenministern der Bundesländer wurde deshalb von der Bundesanstalt für Straßenwesen das Schulungsprogramm für Polizeibeamte „Drogenerkennung im Straßenverkehr" (Bundesanstalt für Straßenwesen, 1998) zur Verfügung gestellt. Die Ergebnisse einer Evaluation des Programms zeigen, dass mittlerweile alle Bundesländer ein Drogenerkennungsprogramm einsetzen. Meist wird das BASt-Programm als Ausgangsbasis verwendet und eigene Ergänzungen und Modifizierungen vorgenommen. Das zugrunde liegende Konzept (Ausbildung von Polizeibeamten als sogenannte Multiplikatoren, die dann ihr Wissen an Kollegen weitergeben) hat sich bewährt. Mit zunehmender Fähigkeit der Polizeibeamten, die Drogenbeeinflussung eines Kraftfahrers zu erkennen, hat sich die Dunkelziffer der folgenlosen Drogenfahrten reduziert, die Unfallursache „andere berauschende Mittel" wurde häufiger dokumentiert und die entsprechenden Zahlen in den amtlichen Statistiken stiegen an.

Schnelltest-Verfahren

Einen beweissicheren Schnelltest wie die Atemalkoholmessung, die am Straßenrand erfolgen kann, gibt es für Drogen zurzeit noch nicht. In vielen Bundesländern werden aber Schnelltests, die Drogen im Speichel, Schweiß oder Urin feststellen können, als Vortest von den Polizeibeamten eingesetzt. Eine Laboranalyse zur Bestätigung ist für die Beweissicherung jedoch weiterhin notwendig.

Unfallursache „andere berauschende Mittel"

Die Zahl der Verkehrsunfälle mit Personenschaden und der Unfallursache „andere berauschende Mittel" stieg ab 2000 in den ersten Jahren deutlich an. Die Zeitreihe (Abb. 6) zeigt, dass es zwischen 2000 und 2010 zu einem Anstieg um knapp 20% gekommen ist. Während die Zahl dieser Unfälle bis 2004 kontinuierlich anstieg, war in 2005 und 2006 erstmalig ein Rückgang zu verzeichnen. In den Jahren 2007 und 2008 nahm die Zahl dieser Unfälle, verglichen mit dem Vorjahr, wieder leicht zu. Dieser Trend setzt sich in den Jahren 2009 und 2010 jedoch nicht fort, so dass die Anzahl in 2010 mit 1.188 Fällen wieder unter das Niveau von 2002 gesunken ist. 2004 ist, mit 1.521 Fällen, die bisher höchste Zahl dokumentiert worden. Die Gesamtzahl aller Verkehrsunfälle mit Personenschaden ging im Zeitraum 2000 bis 2010 um ca. 25% zurück.

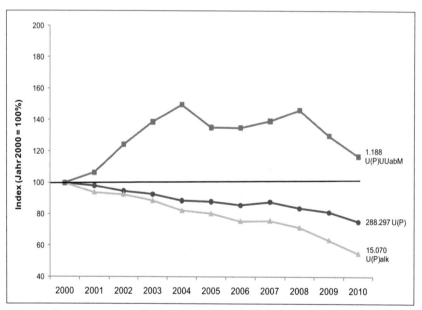

Abb. 6: Entwicklung der Verkehrsunfälle mit Personenschaden U(P) insgesamt, Alkoholunfälle mit Personenschaden U(P)alk und Unfallursache "andere berauschende Mittel" U(P)UUabM

Schlussfolgerungen

Anhand des vorhandenen Datenmaterials zeigt sich, dass die Häufigkeit der von der Polizei entdeckten Fahrten unter Drogeneinfluss in den letzten Jahren insgesamt angestiegen ist. Die Unfallursache „andere berauschende Mittel" wird vom Statistischen Bundesamt häufiger dokumentiert. Ursachen für den Anstieg der Entdeckungshäufigkeit sind in den beschriebenen Gesetzesänderungen und in der Schulung der Polizei, drogenbeeinflusste Fahrer entdecken zu können, zu sehen. Es ist weiterhin mit einer relativ hohen Dunkelziffer zu rechnen. Die Zahlen in 2005, 2006 und erneut in 2009 und 2010 sind wieder rückläufig. Das spricht dafür, dass der über Jahre ansteigende Trend sich möglicherweise nun auf diesem Niveau stabilisiert hat.

Literatur

Bundesanstalt für Straßenwesen (1998): Drogenerkennung im Straßenverkehr – Schulungsprogramm für Polizeibeamte. Bremerhaven: Wirtschaftsverlag NW. (Reihe Mensch und Sicherheit; Heft M 96)

Bundesverfassungsgericht: BVerfG 1 BvR 2652/03 vom 21.12.2004, Absatz-Nr. (1-34). Internet: http://www.bundesverfassungsgericht.de/entscheidungen/rk2004 1221_1bvr265203.html, Zugriff: 21.10.2011.

Bundesverfassungsgericht: BVerfG, 1 BvR 2062/96 vom 20.6.2002, Absatz-Nr. (1-61). Internet: http://www.bundesverfassungsgericht.de/entscheidungen/rk2002 0620_1bvr206296.html, Zugriff: 21.10.2011.

Müller, Ch.; Topic, B.; Huston, J.P. (2006): Cannabis und Verkehrssicherheit. Mangelnde Fahreignung nach Cannabiskonsum. Leistungsdefizite, psychologische Indikatoren und analytischer Nachweis. Bremerhaven: Wirtschaftsverlag NW. (Reihe Mensch und Sicherheit; Heft M 182)

Schulze, H. (1998): Nächtliche Freizeitunfälle junger Fahrerinnen und Fahrer. Bremerhaven: Wirtschaftsverlag NW. (Reihe Mensch und Sicherheit; Heft M 91)

3 Suchtkrankenhilfe in Deutschland

3.1 Versorgung abhängigkeitskranker Menschen in Deutschland

Jost Leune

Zusammenfassung

Die Suchthilfe hat in Deutschland ein differenziertes Angebot entwickelt, um die „Teilhabe" (gemäß Sozialgesetzbuch IX) an Arbeit und am Leben in der Gemeinschaft auch für Suchtmittelabhängige oder -gefährdete und für Menschen mit suchtähnlichen Verhaltensstörungen zu erhalten, zu verbessern oder wieder herzustellen. Ersthilfe wird den Betroffenen in über 300 niedrigschwelligen Angeboten gewährt. Mindestens 1.300 Beratungsstellen entwickeln individuelle Angebote, mit denen u.a. der qualifizierte Entzug und die medizinische Rehabilitation, für die mehr als 13.000 Plätze zur Verfügung stehen, vorbereitet werden. Teilhabe an Arbeit wird im Rahmen der ambulanten oder stationären Rehabilitation und durch Arbeits- und Qualifizierungsprojekte trainiert und eingeleitet. Der Teilhabe am Leben in der Gemeinschaft dienen sowohl Angebote des Betreuten Wohnens als auch Angebote der Sozialtherapie. Wohnortnahe Selbsthilfeangebote sind Standard.

Suchthilfe ist in Deutschland eng untereinander, aber auch mit anderen Arbeitsfeldern vernetzt. Hervorzuheben sind hierbei die Kooperation mit den Einrichtungen der psychiatrischen Versorgung und die Querschnittsaufgabe der Substitution von Opiatabhängigen gemeinsam mit Ärztinnen und Ärzten. Obwohl das Hilfesystem gut aufgestellt ist, nehmen die Probleme zu: In vielen Bereichen beeinträchtigen ungeklärte Finanzierungsmodalitäten, geänderte gesetzliche Regelungen und ein veränderter gesellschaftlicher Umgang mit dem Suchtproblem die angemessene Weiterentwicklung der Suchthilfe.

Abstract

In Germany, substance abuse treatment provides a range of special treatment options in order to allow substance abuse patients and people with addiction-related behavioral disorders to participate in work and society (according to the German „Sozialgesetzbuch IX"). Initial help is guaranteed by 300 low-threshold treatment options. More than 1300 counseling centres develop their own individual offers in order to prepare qualified drug withdrawal and medical rehabilitation treatment for more than 13 000 patients. Participation in work is trained and initiated during outpatient or inpatient rehabilitation treatment and by means of work and vocational qualification projects. Participation in society is realized via special offers, e.g. sheltered housing as well as via social therapy. ‚Close to home' support groups are offered as standard.

In Germany, substance abuse treatment is also closely interconnected with other fields of activity. One major field is the cooperation with psychiatric treatment facilities and with programs for substitution of opiate addicts together with medical doctors. Treatment system is well organized, however, there are more and more problems arising: Unresolved terms of financing, new legal regulations and changes as to how society is dealing with addiction represent a major obstacle to achieve an appropriate development of substance abuse treatment.

Selbstbestimmung und Teilhabe

In der Suchthilfe wird Abhängigkeitserkrankung definiert als behandlungsbedürftige, psychosoziale und psychiatrisch relevante Krankheit und Behinderung mit chronischen Verläufen, bei der eine soziale, körperliche und seelische Beeinträchtigung entsteht, die die betroffenen Menschen daran hindern kann, ihren sozialen und gesellschaftlichen Verpflichtungen und der Teilhabe am Leben in der Gesellschaft nachzukommen (Der PARITÄTISCHE, 2002).

3.1 Versorgung abhängigkeitskranker Menschen in Deutschland

In einem Urteil des Bundessozialgerichts aus dem Jahr 1978 wird die Behandlung der Abhängigkeitserkrankung in der Zuständigkeit der gesetzlichen Kranken- und Rentenversicherung gesehen. Durch die fachliche Weiterentwicklung und Ausdifferenzierung von Konzepten wird heute von einer personenzentrierten Sichtweise ausgegangen, die die individuellen Ressourcen und die „Kontextfaktoren" eines Menschen in den Mittelpunkt stellt. Dieser Paradigmenwechsel ist auch der Verabschiedung des Sozialgesetzbuchs – Neuntes Buch (SGB IX) „Rehabilitation und Teilhabe behinderter Menschen" geschuldet, das die Selbstbestimmung und Teilhabe am Leben in der Gesellschaft in den Mittelpunkt stellt.

Um diese Hilfen anbieten zu können, ist ein differenziertes, wirksames, leistungsfähiges und vernetztes Angebot entwickelt worden, das sich übergreifend „Suchthilfe" nennt und gelegentlich noch in „Drogenhilfe" ausdifferenziert wird, wenn es um Menschen mit überwiegendem Konsum illegaler Drogen geht – und das von einer starken Selbsthilfe engagierter und

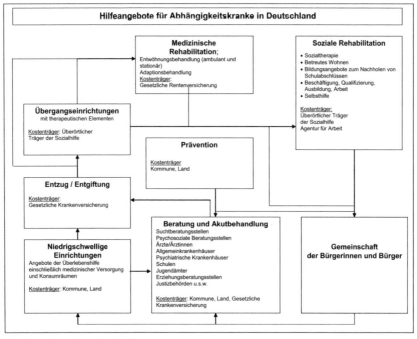

Verbundsystem der Hilfen

betroffener Menschen begleitet, unterstützt und gelegentlich auch kritisiert wird.

Beratungs- und Betreuungseinrichtungen für suchtgefährdete und -abhängige Menschen übernehmen Leistungen, die durch sozialrechtliche Ziele bestimmt sind. Diese sind:
- Gesundheitsförderung (Gesetze über öffentliche Gesundheit),
- Unterstützung bei der Aufnahme oder Beibehaltung einer Erwerbstätigkeit und Sicherung des Lebensunterhaltes (SGB II),
- Selbstbestimmung und gleichberechtigte Teilhabe (SGB IX),
- Führung eines menschenwürdigen Lebens (SGB XII),
- Behandlung von Krankheit und Rehabilitation zur Wiederherstellung der Erwerbsfähigkeit (SGB V und VI).

Während die Landesgesetze über den Öffentlichen Gesundheitsdienst weitgehend im Abstrakten bleiben (und sich damit auch keine Ansprüche auf individuelle Leistungen für die Betroffenen ableiten lassen) ist das Sozialgesetzbuch II (Grundsicherung für Arbeitssuchende) viel konkreter. Hier geht es um Leistungen zur Eingliederung. Der § 16 a (Kommunale Eingliederungsleistungen) bestimmt: „Zur Verwirklichung einer ganzheitlichen und umfassenden Betreuung und Unterstützung bei der Eingliederung in Arbeit können folgende Leistungen, die für die Eingliederung des erwerbsfähigen Hilfebedürftigen in das Erwerbsleben erforderlich sind, erbracht werden:
1. die Betreuung Minderjähriger oder behinderter Kinder oder die häusliche Pflege von Angehörigen,
2. die Schuldnerberatung,
3. die psychosoziale Betreuung
4. die Suchtberatung."

Im SGB II klingt an, dass für die Eingliederung in Arbeit bei suchtkranken Menschen eine Suchtberatung notwendig sein kann. Es bestimmt allerdings nicht, wer diese Leistungen bezahlt.

Dagegen definiert das SGB IX (Rehabilitation und Teilhabe behinderter Menschen) in § 2 Behinderung folgendermaßen:

„(1) Menschen sind behindert, wenn ihre körperliche Funktion, geistige Fähigkeit oder seelische Gesundheit mit hoher Wahrscheinlichkeit länger als sechs Monate von dem für das Lebensalter typischen Zustand abweichen und daher ihre Teilhabe am Leben in der Gesellschaft beeinträchtigt ist. Sie sind von Behinderung bedroht, wenn die Beeinträchtigung zu erwarten ist."

Daraus ist die Folgerung zulässig, dass eine Abhängigkeitserkrankung vorübergehende Behinderung ist, für die die Bestimmungen des SGB IX gelten, in denen es heißt: „Leistungen zur Teilhabe (§ 4 SGB IX) werden gewährt, um

1. die Behinderung abzuwenden, zu beseitigen, zu mindern, ihre Verschlimmerung zu verhüten oder ihre Folgen zu mildern,
(...)
3. die Teilhabe am Arbeitsleben entsprechend den Neigungen und Fähigkeiten dauerhaft zu sichern oder
4. die persönliche Entwicklung ganzheitlich zu fördern und die Teilhabe am Leben in der Gesellschaft sowie eine möglichst selbständige und selbstbestimmte Lebensführung zu ermöglichen oder zu erleichtern."

Aber auch unabhängig von der Frage, ob Menschen mit einer Abhängigkeitserkrankung an ihrer Teilhabe behindert werden, ist für diesen Personenkreis staatliche Vorsorge getroffen. Im SGB XII beschreibt der § 1 (Aufgaben der Sozialhilfe): „Aufgabe der Sozialhilfe ist es, den Leistungsberechtigten die Führung eines Lebens zu ermöglichen, das der Würde des Menschen entspricht. Die Leistung soll soweit wie möglich befähigen, unabhängig von ihr zu leben; darauf haben auch die Leistungsberechtigten nach ihren Kräften hinzuarbeiten."

Suchthilfe erfüllt eine wichtige und sozialrechtlich abgedeckte Funktion: Wenn Suchthilfe Menschen in die Unabhängigkeit führen soll, so haben die Sozialleistungsträger die Verpflichtung, Angebote für Menschen mit Abhängigkeitskrankheiten zu finanzieren. Dabei ist es unerheblich, ob die Betroffenen unabhängig von der Sozialhilfe oder unabhängig vom Suchtmittel leben können. Ziel bleibt auf jeden Fall die Teilhabe an Arbeit und am Leben in der Gemeinschaft. Das wird umgesetzt vor allem durch

- Angebote der Suchtprävention
- Beratung und Basishilfen (Niedrigschwellige Hilfen, Suchtberatung, Psychosoziale Begleitung, Nachsorge, Selbsthilfe)
- Medizinische Hilfen (Frühintervention, Akutbehandlung, Substitution, Entgiftung, medizinische Rehabilitation, psychiatrische Behandlung)

Tab. 1: Übersicht über Angebote der Suchthilfe

Art der Einrichtung	Anzahl [gerundet]	Plätze [gerundet]
Beratungsstellen und -dienste (pro Jahr) ca.	< 1.300	> 500.000
Substitutionsbehandlung (registriert)		77.400
Niedrigschwellige Angebote	> 300	
Spezialisierte Krankenhausabteilungen	> 300	> 7.500
Psychiatrische Kliniken	300	> 220.000
Psychiatrische Institutsambulanzen		> 75.000
Entzug mit Motivationsanteilen	190	> 2.000
Ganztags Ambulante Rehabilitation	100	> 1.000
Vollstationäre Rehabilitation	320	13.200
Adaptionseinrichtungen	115	> 1.200
Stationäre Einrichtungen der Sozialtherapie	268	> 10.700
Teilstationäre Einrichtungen der Sozialtherapie	112	> 1.200
Ambulantes Betreutes Wohnen	460	> 12.000
Arbeitsprojekte/Qualifizierungsmaßnahmen	250	>4.800
Selbsthilfegruppen	> 10.000	> 150.000

Quelle: Pfeiffer-Gerschel,T. et al., Bericht 2011 des nationalen REITOX-Knotenpunktes an die EBDD, DEUTSCHLAND. Neue Entwicklungen, Trends und Hintergrundinformationen zu Schwerpunktthemen, Drogensituation 2010/2011, www.dbdd.de

- Eingliederungshilfe (Betreutes Wohnen, Wohnheime, Tagesstätten, aber auch Hilfen zur Arbeit)
- Arbeitsförderung (Ausbildung, Beschäftigung, Qualifizierung)

Prävention fördert die Gesundheit

Suchtpräventive Hilfen sind Teil des Versorgungssystems der Suchthilfe und werden lokal, regional und auf Bundesebene angeboten. Dabei spielen Landesstellen für Suchtfragen und Fachstellen für Suchtprävention eine wichtige Rolle. Ein großer Teil der Einrichtungen dokumentiert seine

Maßnahmen einheitlich. Im Jahr 2009 wurden 34.031 Maßnahmen aus allen Bundesländern von 472 Fachkräften erhoben:
- 46% der Maßnahmen richten sich jeweils an Multiplikatoren und an Endadressaten. 8% fallen in die Kategorie „Öffentlichkeitsarbeit".
- Als Substanzen werden am häufigsten Alkohol (79%), Cannabis (39%) oder Tabak (31%) thematisch aufgegriffen. Bei den stoffungebundenen Süchten stehen Internet/Medien an erster Stelle (44%), dicht gefolgt von Essstörungen (40%).
- 39% aller Maßnahmen für „Endadressaten/-innen" sind im Setting Schule angesiedelt. Es folgen „Gesundheitswesen/Suchthilfe" mit 18%, „Jugendarbeit" mit 12% und „Betriebe" mit 9%.

Niedrigschwellige Angebote

Diese Hilfen sind an keine oder nur geringe Voraussetzungen geknüpft, wobei das Ziel der Sicherung eines möglichst gesunden Überlebens trotz des Suchtmittelkonsums im Vordergrund steht. Suchthilfe hält dafür Tagestreffs, Notschlafstellen, Drogenkonsumräume sowie medizinische und lebenspraktische Hilfen bereit. Die Kosten für diese Maßnahmen sind einzeln nicht zu beziffern.

Hilfen zur Teilhabe

Zentrales Element der Hilfen sind mehr als 1.300 „Ambulante Beratungs- und Behandlungsstellen", die jährlich etwa 500.000 Menschen erreichen. Um Teilhabe sicherzustellen, bedarf es der Diagnostik, Beratung und Weitervermittlung, die von diesen Stellen neben anderen Dienstleistungen für Suchtkranke angeboten werden.

Das Internet ermöglicht auch die Kontaktaufnahme per Mail und Chat und bietet sogar Gruppensitzungen, so dass bereits auch Online-Beratungsangebote entstanden sind. Sie können als Vorstufe zum persönlichen Beratungsgespräch verstanden werden und sind auch für Nachsorge und Selbsthilfe interessant.

Durch Hochrechnung der Zahlen aus der Deutschen Suchthilfestatistik lässt sich schätzen, dass Kommunen und Länder wahrscheinlich ca. 250.000.000 € zur Finanzierung der Ambulanten Suchthilfe jährlich aufwenden – die Träger der Einrichtungen selbst rund 75.000.000 €. Daher kann Suchtberatung kostenlos angeboten werden. Primär geht es in den Beratungsstellen darum, Menschen dabei zu unterstützen, Veränderungsbereitschaft zu entwickeln und dadurch den Weg zur Teilhabe u.a. durch Abstinenz oder Konsumreduzierung bzw. weniger riskante Konsumweisen zu finden. Dazu können diese Behandlungs- und Interventionsschritte erforderlich sein:

– Entzugsbehandlung
In Deutschland stehen ca. 2.000 Plätze in 110 Entzugseinrichtungen zur Verfügung, die neben der medizinischen Behandlung auch psychosoziale Betreuung anbieten. Die Behandlungseinrichtungen können psychiatrische Krankenhäuser sein, die die Pflichtversorgung für definierte Einzugsbereiche wahrnehmen. Eine Entzugsbehandlung wird aber auch auf Spezialstationen internistischer Kliniken angeboten. Die Kosten der Entzugsbehandlung trägt die gesetzliche Krankenversicherung im Rahmen der Gesamtaufwendungen von etwa 239.000.000 € für Krankenhausaufenthalte Suchtkranker (Pfeiffer-Gerschel et al., 2010).

– Entwöhnungsbehandlung
Die Entwöhnung abhängigkeitskranker Menschen wird sozialrechtlich als „medizinische Rehabilitation" auf der Grundlage des SGB V und VI und umgangssprachlich als „Therapie" bezeichnet. Kostenträger für die Entwöhnungsbehandlung ist aufgrund der „Vereinbarung Abhängigkeitserkrankungen" die gesetzliche Rentenversicherung. Mehr dazu im Kapitel 3.3. Es stehen ca. 13.000 Therapieplätze zur Verfügung.
Ziel einer medizinischen Rehabilitationsmaßnahme ist die Wiederherstellung der Erwerbsfähigkeit. Dazu sind häufig eine integrierte Adaptionsbehandlung sowie Nachsorge erforderlich, um Menschen möglichst gut auf die Anforderungen des Arbeitsmarktes vorzubereiten und dadurch ihre Chancen auf Teilhabe zu verbessern.
Die Kosten der medizinischen Rehabilitation werden zwischen den Rentenversicherungsträgern und den Behandlungseinrichtungen über tagesgleiche Vergütungssätze bezahlt. Für die ambulante medizinische Rehabili-

tation wurden von der gesetzlichen Rentenversicherung im Jahr 2006 (neuere Zahlen liegen nicht vor) für 350 „Fälle" 366.670 € aufgewandt, für 11.678 stationäre Reha-Maßnahmen 112.275.400,00 € sowie zusätzlich von der gesetzlichen Rentenversicherung 27.740.000,00 € (Pfeiffer-Gerschel et al., 2010)

– **Teilhabe am Leben in der Gemeinschaft**
Leistungen zur Teilhabe am Leben in der Gemeinschaft nach § 55 SGB IX betreffen vor allem die Hilfen zum selbstbestimmten Leben in betreuten Wohnmöglichkeiten und die Hilfen zur Teilhabe am gemeinschaftlichen und kulturellen Leben.

Die Suchthilfe bietet in Deutschland ca. 10.000 Plätze in 840 Einrichtungen des Betreuten Wohnens an. In 139 teilstationären Einrichtungen der Sozialtherapie stehen ca. 1.800 Plätze und in etwa 260 stationären Einrichtungen über 11.000 Plätze in der stationären Sozialtherapie zur Verfügung. Die Angebote werden über Kostensätze und Fachleistungsstunden abgerechnet. Kosten sind im Detail nicht zu beziffern.

– **Teilhabe an Arbeit**
Arbeitslosigkeit ist ein zentrales Problem bei der Teilhabeförderung suchtkranker Menschen. Im Jahr 2010 betrug die Rate der Arbeitslosen und Nicht-Erwerbstätigen in den in der Suchthilfestatistik erfassten ambulanten Einrichtungen „am Tag vor Betreuungsbeginn" etwa 46% bei Alkoholabhängigen und knapp 76% bei Opiatabhängigen. Es ist empirisch belegt, dass sich die Aufnahme einer Erwerbstätigkeit, der Beginn einer Ausbildung oder auch die Teilnahme an einer Qualifizierungsmaßnahme stabilisierend auf den Erfolg der Suchthilfemaßnahme auswirken. Dagegen werden arbeitslose häufiger und schneller rückfällig als erwerbstätige Personen.

Die Kumulation verschiedener Arbeitsmarkthemmnisse wie z.B. fehlende schulische und berufliche Qualifikationen, suchtbedingte gesundheitliche Einschränkungen, lange Zeiten von Arbeitslosigkeit, Überschuldung und justizielle Belastungen erschweren die Teilhabe an Arbeit.

Damit der Behandlungserfolg gesichert und die berufliche und soziale Integration gelingen kann, bedarf es des abgestimmten Handelns aller an diesem Prozess beteiligten Einrichtungen und Institutionen. Das wird jedoch durch die unterschiedlichen Zuständigkeiten der verschiedenen Sozialleistungsträger und die Veränderungen in der Sozialgesetzgebung erschwert. Daher gibt es in Deutschland nur etwa 230 Arbeits- und Qualifizierungsprojekte mit insgesamt ca. 3.300 Plätzen. Eine Kostenschätzung für diesen Teil der Hilfen ist nicht möglich.

– **Selbsthilfe**
Die Selbsthilfe Abhängigkeitskranker als Hilfe für Betroffene von Betroffenen vor, während und nach der professionellen therapeutischen und medizinischen Hilfe – und auch unabhängig davon hat sich in Deutschland seit Langem etabliert und unterstützt die Betroffenen in ihrer autonomen Lebenspraxis. Sie ist ein eigenständiges Angebot und ergänzt die Palette der Angebote der Suchthilfe. Im Mittelpunkt stehen dabei Angebote für alkoholkranke Menschen und ihre Angehörige. Die Suchtselbsthilfeverbände führten 2010 statistische Erhebungen durch. Demnach gibt es in diesen Verbänden insgesamt 3.808 Selbsthilfegruppen für Suchtkranke und Angehörige. Die insgesamt 72.212 Gruppenbesucher sind zu 72,4% Suchtkranke (davon 32,1% Frauen), zu 21,5% Angehörige und zu 6,1% Interessierte. Die Suchtkranken sind zu fast 70% männlich, die Angehörigen sind zu fast 80% weiblich. Fast 86% der Gruppenmitglieder bezeichnen sich als alkoholabhängig. Abhängigkeit von Medikamenten (3,3%), Glücksspiel (1,1%) oder von illegalen Drogen (1,5%) spielen eine vergleichsweise geringe Rolle. Das gilt auch für die Mehrfachabhängigkeit (6,2%). Die Gruppenmitglieder sind überwiegend zwischen 50 und über 60 Jahre alt.

Da die die Statistik führenden Verbände zwar den größten, aber eben nur einen Teil der Selbsthilfeaktivitäten abdecken, gehen Schätzungen der Sucht- und Selbsthilfe-Verbände von mindestens 7.500 Angeboten mit ca. 120.000 Beteiligten aus.

Selbsthilfe ist kostenlos, aber nicht kostenneutral, da Bund, Länder, Gemeinden, Sozialversicherungsträger und Wohlfahrtsverbände Selbsthilfe in ihren unterschiedlichen Organisationsformen umfangreich fördern. Sie hilft im Gegenzug dabei, Kosten für die Gemeinschaft und ihre Leistungsträger einzusparen.

Vernetzung mit weiteren Arbeitsfeldern

Suchthilfe kooperiert mit anderen Arbeitsfeldern, um ihre Wirksamkeit zu erhöhen. Eine verbindliche und dokumentierte Zusammenarbeit ist Voraussetzung für eine umfassende Hilfeplanung. Dies wurde im Jahrbuch Sucht 2011 umfassend dargestellt. Nachstehende Bereiche sind hier exemplarisch benannt.

– **Medizinische Pflichtversorgung**
45,0% von 613 ambulanten Einrichtungen haben schriftliche Kooperationsvereinbarungen mit ärztlichen und psychotherapeutischen Praxen, 63,4% kooperieren hier fallbezogen in Bezug auf die Therapie und Hilfeplanung. Bei stationären Reha-Einrichtungen sind es 40,9% (fallbezogen 54,4%) (Deutsche Suchthilfestatistik). Ähnliche hohe Zahlen ergeben sich für andere Bereiche der medizinischen Pflichtversorgung. Angesichts der Zahlen von Krankenhausbehandlungen aufgrund des Konsums psychotroper Substanzen sind derartige Kooperationen unverzichtbar.

Tab. 2: Krankenhausbehandlungen aufgrund des Konsums psychotroper Substanzen nach Altersgruppen, 2009

Alter	F 10 Alkohol	F 11 Opioide	F12 Cannabinoide	F 13 Sedativa/ Hypnotika	F 14 Kokain	F 16 Halluzinogene	F 18 Lösungsmittel	F 19 Multiple Substanzen
unter 15	4485	18	145	41	1	7	22	79
15 - 25	40179	4515	4477	699	235	213	58	9787
25 - 35	36074	13651	1943	1378	458	116	46	16327
35 - 45	80489	8851	500	1771	277	65	31	10892
45 - 55	107418	3149	157	2055	67	17	19	4270
55 - 65	47461	596	24	1250	8	3	10	731
über 65	22986	716	5	1900	4	10	8	382
Summe	339092	31496	7251	9094	1050	431	194	42468
	431076							

Quelle: Statistisches Bundesamt

– **Psychiatrie**
Im Bereich der medizinischen Behandlung gehören die Suchterkrankungen wie alle F-Diagnosen nach ICD-10 zu den psychischen Erkrankungen. Durchschnittlich sind 18% der Patienten in den mehr als 7.500 Betten der psychiatrischen Kliniken der Diagnose „Suchtkrank" zuzuordnen. Die ambulante Betreuung von Suchtpatienten in psychiatrischen Einrichtungen wurde vor allem durch die Etablierung der psychiatrischen Institutsambulanzen mit Behandlungsauftrag für Suchtpatienten stark ausgebaut. In 414 psychiatrischen Institutsambulanzen werden ca. 650.000 Behandlungen pro Jahr durchgeführt, 12% davon sind Suchtkranke.

– **Substitution**
Die Substitution ist eine international anerkannte Behandlungsmethode Heroinabhängiger, für die auch in Deutschland Leitlinien entwickelt wurden. Sie trägt dazu bei, die gesundheitliche Situation Opiatabhängiger und ihre soziale Eingliederung zu verbessern. Zum 1. Juli 2010 waren 77.400

Tab. 3: Registrierte Substitutionspatienten/-innen und Ärzte/Ärztinnen in Deutschland

Stichtag Anzahl (ca.)	Patienten/-innen	Substituierende Ärztinnen/Ärzte	Ausgebildete Ärztinnen/Ärzte
01.07.2002 (Beginn der Meldepflicht)	46.000		
01.07.2003	52.700	2.607	5.146
01.07.2004	57.700	2.616	5.516
01.07.2005	61.000	2.664	5.984
01.07.2006	64.500	2.706	6.329
01.07.2007	68.800	2.786	6.626
01.07.2008	72.200	2.673	6.919
01.07.2009	74.600	2.700	7.233
01.07.2010	77.400	2.710	7.805

Quelle: Bundesinstitut für Arzneimittel und Medizinprodukte (BfArm), 2011, Bericht zum Substitutionsregister, www.bfarm.de

(Vorjahr: 74.600) Patienten/-innen im Substitutionsregister gemeldet. Wenn auch 7.805 Ärztinnen und Ärzte die Befähigung zur Substitution erworben haben, praktizieren nur 2.710 diese Behandlungsmethode (Bundesinstitut für Arzneimittel und Medizinprodukte, 2011).

Substitution ist auf ideale Weise eine Schnittstellenaufgabe, da die Vergabe des „Substitutes" (zu 57,7% Methadon, zu 23,0% Levomethadon, zu 18,6% Buprenorphin, zu 0,4% Dihydrocodein bzw. Codein und zu 0,3% Diamorphin (Heroin)) als pharmakologische Therapie im Sinne einer kombinierten Behandlung erfolgt, in der routinemäßig psychosoziale Betreuung durch Sozialarbeiter/-innen und Psycho- bzw. Suchttherapeuten/-innen mit angeboten werden soll.

In der PREMOS-Studie (Predictors, Moderators and Outcome of Substitution Treatment) (Wittchen et al., 2011a) wurde versucht, Verlaufstypen, Prädiktoren sowie regelhafte Prozesse und Komplikationen herauszuarbeiten und zu systematisieren sowie Problembereiche der Versorgung zu identifizieren. Insgesamt konnten 1.624 Patienten/-innen vollständig und umfassend persönlich untersucht sowie weitere 470 Patienten/-innen hinsichtlich der primären Verlaufs- und Outcome-Indikatoren (z.B. verstorbene Patienten/-innen) charakterisiert werden: Nach 6 Jahren waren 8% aller Patienten/-innen verstorben, ebenfalls 8% waren abstinent oder befanden sich in abstinenzorientierter Therapie. 46% zeigten einen temporär stabilen Substitutionsverlauf (ohne Unterbrechungen und ohne Abbrüche). 13% wiesen einen instabilen Verlauf auf und 3% waren zumeist langfristig inhaftiert oder in stationärer medizinischer Behandlung. Es konnten maximal 30% ungünstige Verlaufe klassifiziert werden. Im Langzeitverlauf zeigten sich u.a. relativ niedrige Beigebrauchsraten von Opioiden (< 12%) und illegalen Drogen (20-30%). Die psychische und physische Morbidität erwies sich unverändert als sehr hoch; nur hinsichtlich der körperlichen Morbidität wurde eine tendenzielle Besserung erreicht. 23% der Patienten/-innen waren berufstätig, 53% hingegen arbeitslos.

In einigen Aspekten wird eine Anpassung der Therapieziele bei der langfristigen Substitution empfohlen: (1) Stabile Abstinenz (Opioidfreiheit) ist ein seltenes Phänomen (< 4%). Das Behandlungsziel „Abstinenz" im langfristigen Verlauf scheint unrealistisch und mit bedeutsamen Risiken (Tod, Abbruch) für den Patienten verbunden zu sein. (2) Die Kriterien für „regelhafte Beendigung" und „stabile Substitution" sind problematisch und wenig zielführend. (3) Die Regelungen zur psychosozialen Betreuung

(PSB) für den Langzeitverlauf erfordern eine praxis- und patientennähere Anpassung. (4) Die Behandlung schwerer und chronischer psychischer Störungen bei Opioidabhängigen in Substitution ist unzureichend (Unter- und Mangelversorgung). (5) Abgesehen von offensichtlich befriedigender perinataler Versorgung ist die Situation von Frauen mit Kindern nachgeburtlich problemreich und das Ausmaß von abgestimmter Hilfe und Unterstützung defizitär (Wittchen et al., 2011b).

Offene Fragen des Jahres 2012

Suchthilfe hat eine Reihe offener Fragen ins Jahr 2012 mitgenommen, für die dringend Antworten gegeben werden müssen:
- Substitution ist als Dauerbehandlung belegt mit verbesserungsfähigen Erfolgen bei der beruflichen Integration und der Teilhabe am Leben in der Gemeinschaft. Die Finanzierung der psychosozialen Betreuung ist in den meisten Ländern nicht ausreichend geregelt.
- Die Budgetierung der Medizinischen Rehabilitation schränkt ihre Wirksamkeit ein, weil sich Bewilligungspraxis und Therapiezeit nicht am Bedarf, sondern am Budget orientieren. Der § 220 des SGB VI ist überholt und muss geändert werden.
- Auch in der Eingliederungshilfe erfolgt die Hilfeplanung trotz klarer rechtlicher Grundlagen budget- und nicht bedarfsorientiert. Unsicherheit besteht über die geplanten Änderungen des Sozialhilferechts.
- Jährlich werden ca. 20.000 Personen wegen Betäubungsmittelvergehen zu Haftstrafen verurteilt. Der Übergang von der Strafhaft in die Suchthilfe ist eine nicht funktionierende Schnittstelle. Durch ein Urteil des Bundesgerichtshofs zur Vollstreckungsreihenfolge aus dem August 2010 müssen erst „alte Strafen" abgegolten werden, bevor eine Zurückstellung der Strafvollstreckung nach § 35 BtmG ausgesprochen werden kann. Daher bleiben betroffene Drogenabhängige länger in Haft und haben weniger Motivation, eine Behandlung anzutreten, die auf die Strafe angerechnet werden kann. Mehr Urteile nach § 64 StGB (Unterbringung in einer Entziehungsanstalt) verweisen Suchtkranke in die forensische Psychiatrie.

- Die sog. „Instrumentenreform" beim SGB II beeinträchtigt die Teilhabe, weil Hilfen für Langzeitarbeitslose nur noch sehr eingeschränkt gewährt werden sollten.
- Es deutet sich ein Fachkräftemangel in allen Berufsgruppen an, weil weder aus Zuschüssen noch aus Vergütungen oder Kostensätzen tarifgerechte oder marktübliche Gehälter gezahlt werden können.

Literatur

Bundesinstitut für Arzneimittel und Medizinprodukte (2011): Bericht zum Substitutionsregister. Bonn. Internet: http://www.bfarm.de/SharedDocs/1_Downloads/ DE/Bundesopiumstelle/BtM/substit-reg/Subst_Bericht_2010.pdf?__blob=publi cationFile,Zugriff: 29.09.2011.

Bundeszentrale für gesundheitliche Aufklärung (2010): Dot.sys – Dokumentationssystem der Suchtvorbeugung. Ergebnisbericht der bundesweiten Datenerhebung des Jahres 2009. Köln. Internet: http://www.bzga.de/pdf.php?id=615321fe21 ad58485b21bfc412479c5e, Zugriff: 29.09.2011.

Der PARITÄTISCHE (Hrsg.) (2002): Suchtprävention und Suchthilfe: Positionen des PARITÄTISCHEN Wohlfahrtsverbandes. Frankfurt am Main.

Deutsche Suchthilfestatistik. Internet: http://www.suchthilfestatistik.de, Zugriff: 07.10.2011.

Die Drogenbeauftragte der Bundesregierung (Hrsg.) (2011): Drogen- und Suchtbericht Mai 2011. Berlin. Internet: http://www.drogenbeauftragte.de/fileadmin/dateien-dba/Service/Publikationen/Dro gen_und_Suchtbericht_2011_110517_Drogenbeauftragte.pdf, Zugriff: 6.9.2011.

Pfeiffer-Gerschel,Tim et al. (2011): Bericht 2011 des nationalen REITOX-Knotenpunktes an die EBDD, DEUTSCHLAND. Neue Entwicklungen, Trends und Hintergrundinformationen zu Schwerpunktthemen, Drogensituation 2010/2011. München (u.a.). Internet: http://www.dbdd.de/images/dbdd_2010_bericht/ger many_reitox_report_2010_deutsch.pdf, Zugriff: 16.02.2012.

Statistisches Bundesamt (Hrsg.) (2010): Diagnosedaten der Patienten und Patientinnen in Krankenhäusern (einschl. Sterbe- und Stundenfälle) 2009. Wiesbaden. (Fachserie 12: Reihe 6.2.1)

Wittchen, Hans-Ulrich; Bühringer, Gerhard; Rehm, Jürgen (2011a): PREMOS: Substitution im Verlauf. Predictors, Moderators and Outcome of Substitution Treatments – Effekte der langfristigen Substitution Opioidabhängiger: Prädiktoren, Moderatoren und Outcome. Dresden: Technische Universität. Internet: http://www.drogenbeauftragte.de/fileadmin/dateien-dba/DrogenundSucht/Illega le_Drogen/Heroin_andere/Downloads/Abschlussbericht_PREMOS.pdf, Zugriff: am 6.9.2011.

Wittchen, Hans-Ulrich; Bühringer, Gerhard; Rehm, Jürgen (2011b): Ergebnisse und Schlussfolgerungen der PREMOS-Studie (Predictors, Moderators and Outcome of Substitution Treatment). In: Suchtmedizin in Forschung und Praxis, 13(5).

3.2 Jahresstatistik 2010 der professionellen Suchtkrankenhilfe

Martin Steppan, Jutta Künzel,
Tim Pfeiffer-Gerschel

Zusammenfassung

Im Jahrbuch Sucht werden jährlich die wichtigsten aktuellen Ergebnisse der Deutschen Suchthilfestatistik (DSHS) zusammengefasst. Die aktuell vorliegende Statistik basiert auf den Daten des Jahres 2010, die mit dem Deutschen Kerndatensatz zur Dokumentation im Bereich der Suchtkrankenhilfe (KDS), der in seiner aktuellen Fassung seit 2007 Verwendung findet, erhoben worden sind. Im Jahr 2010 wurden in 777 ambulanten und 189 stationären Einrichtungen, die sich an der DSHS beteiligt haben, 313.661 ambulante und 44.872 stationäre Betreuungen durchgeführt. Mit diesem Betreuungsvolumen zählt die Deutsche Suchtkrankenhilfe zu den größten Versorgungssystemen im Suchtbereich in Europa. Primäres Ziel dieses Beitrags ist eine breite Ergebnisdarstellung zu aktuellen Daten der DSHS, die aus Platzgründen jedoch keine vertiefenden Analysen oder Langzeitentwicklungen beinhaltet. Im Einzelnen werden ein Überblick über diagnostische Angaben zum primären Betreuungsanlass der Patienten gegeben sowie Informationen zu weiteren substanzbezogenen Störungen aufgeführt. Diese auf Basis der ICD-10 diagnostizierten substanzbezogenen Komorbiditäten erlauben eine Identifikation häufiger Gebrauchsmuster von Personen, die in Deutschland suchtspezifische Hilfe in Anspruch nehmen. Neben diesen diagnostischen Daten werden soziodemographische Variablen wie Alter, Beziehungsstatus und Erwerbssituation sowie überblicksartig auch zu Behandlungsdauer und -erfolg berichtet.

Abstract

The most important results of the Statistical Report on substance abuse treatment in Germany (DSHS) are summarized in this annual book. The current statistics are based on data from 2010, which were gathered by means of the German Core Dataset (updated version valid from 2007) for documentation in the area of drug treatment (KDS). The 2010 DSHS data set was composed of 777 outpatient and 189 inpatient centres, in which 313,661 and 44,872 cares were carried out. Given the large number of patients, the German drug treatment system is among the most extensive in Europe. This chapter aims to provide a quick overview of the current substance abuse treatment situation in Germany. The primary purpose of this article is a broad presentation of results, which does not contain detailed analyses or long-term trends, for lack of space. In detail this chapter includes diagnostic data on the primary causes of patient treatment as well as information on further substance-related disorders. Substance-related comorbidities, based on diagnoses by means of ICD-10, permit an identification of the most frequent patterns of substance abuse in patients who have entered substance abuse treatment. Besides diagnostic data, socio-demographic variables such as age, marital and employment status are reported. Finally the results of treatment duration and outcome are panoramically presented.

1. Einleitung

Die Daten der Deutschen Suchthilfestatistik (DSHS) werden jährlich bundesweit von ambulanten und stationären Einrichtungen der Suchtkrankenhilfe erhoben. Die Dokumentation und Datenerhebung erfolgt seit Anfang 2007 mit dem von der Deutschen Hauptstelle für Suchtfragen (DHS) veröffentlichten neuen Deutschen Kerndatensatz zur Dokumentation im Bereich der Suchtkrankenhilfe (KDS; das Manual ist verfügbar unter: www.dhs.de). Im Rahmen des KDS werden zum einen Daten zur jeweiligen Einrichtung (z.B. Art der Angebote der Einrichtung, Mitarbeiterstruktur) als auch Informationen zu den betreuten Patienten erfasst, wie z.B. soziodemographische Merkmale, anamnestische Daten, Diagnosen sowie Informationen zu Behandlungsverlauf und -ergebnissen.

2. Methodik

Einrichtungen der ambulanten und stationären Suchtkrankenhilfe, die ihre Arbeit entsprechend der Vorgaben des Deutschen Kerndatensatzes zur Dokumentation im Bereich der Suchtkrankenhilfe (KDS; DHS, 2007) dokumentieren und in aggregierter Form für die bundesweite Auswertung zur Verfügung stellen, können an der Deutschen Suchthilfestatistik (DSHS) teilnehmen. Diese wird jährlich vom IFT Institut für Therapieforschung veröffentlicht. Eine weitere Voraussetzung für die Teilnahme ist die Verwendung einer zertifizierten Dokumentationssoftware, die technisch in der Lage ist, die notwendigen Daten in standardisierter Form für die Auswertung aufzubereiten. Gegenwärtig (Stand: August 2011) verfügen zwölf Softwareanbieter über ein entsprechendes Zertifikat. Das IFT sammelt die bereits in den Einrichtungen aggregierten und damit anonymisierten Daten und erstellt Bundes-, Landes- und Verbandsauswertungen in Form von Tabellenbänden und Jahresberichten. Neben den Daten der Vorjahre sind auch die aktuellen (unkommentierten) Tabellenbände des Berichtsjahres 2010 unter www.suchthilfestatistik.de frei verfügbar. Eine ausführliche Darstellung der Erhebungsmethodik der DSHS kann der Publikation von Bauer, Sonntag, Hildebrand, Bühringer und Kraus (2009) entnommen werden. Mit der Einführung des neuen KDS im Jahr 2007 waren zunächst einige Kompatibilitätsprobleme verbunden, die vorübergehend zu einem Rückgang der Teilnehmerzahlen der DSHS geführt hatten. Seit 2008 sind die Teilnehmerzahlen aber wieder stetig gestiegen. Mit 777 Einrichtungen stagniert die Anzahl der Einrichtungen im ambulanten Bereich (2009: 779), während im stationären Bereich mit 189 teilnehmenden Einrichtungen weiterhin ein deutlicher Zuwachs zu verzeichnen ist (2009: 157).

Für den *ambulanten* Bereich basieren die hier dargestellten Analysen auf der Bezugsgruppe der „Zugänge/Beender" (N = 187.410 / N = 169.548), d. h. es werden Daten zu jenen Personen berichtet, die 2010 eine Betreuung begonnen bzw. beendet haben. Dieses Verfahren ermöglicht es am besten, aktuelle Entwicklungen darzustellen, da die Schwankungen der Zahl jener Personen, die sich bereits seit Jahren in Behandlung befinden, die Datengrundlage nicht verzerren. Diese Praxis steht überdies in Übereinstimmung mit internationalen Standards in diesem Bereich wie dem Treatment Demand Indicator (TDI) des European Monitoring Centre for Drugs and Drug Addiction (EMCDDA).

Für den *stationären* Bereich basieren die Analysen auf der Bezugsgruppe der „Beender" (N = 39.752), d. h. es werden Daten zu jenen Patienten berichtet, die 2010 eine Therapie/Behandlung beendet haben. Im Gegensatz zum ambulanten Bereich werden für die Auswertung im stationären Bereich nur Daten der Beender herangezogen, da der Bezug auf Entlassjahrgänge im stationären Bereich für Leistungserbringer und Leistungsträger die übliche Bezugsgröße darstellt.

Für jedes der beobachteten Merkmale wurde auch die Veränderung im zeitlichen Verlauf seit 2007 berichtet. Dabei werden prozentuale Veränderungen nach der Schreibweise ±x % dargestellt. Die so dargestellten prozentualen Veränderungen beziehen sich auf die Datenbasis des Jahres 2007 und sind multiplikativ (und nicht additiv) berechnet worden. Wenn beispielsweise der Anteil der Erwerbslosen im Jahr 2007 20% und im Jahr 2010 30% betrug, so wird eine Veränderung von +50% wiedergegeben. Gleiches würde demgemäß auch für eine Veränderung einer Größe von 2% auf 3% gelten. Damit ist gewährleistet, dass Veränderung einzelner Merkmale unabhängig von ihrer absoluten Größe im selben Maßstab beobachtet werden können. Eine Rückrechnung auf die Werte der Jahre 2007, die hier nicht dargestellt sind, kann somit bezogen auf obiges Beispiel durch Multiplikation bzw. Division erfolgen. Im Falle eines positiven Trends von beispielsweise +13%, ergibt sich der Wert von 2007 anhand des Werts 2010 dividiert durch 1,13. Im Falle eines negativen Trends von beispielsweise -23% ergibt sich der Wert von 2007 anhand des Wertes 2010 multipliziert mit 1,23.

3. Datenbasis

Bei der zugrunde liegenden Stichprobe handelt es sich um eine Gelegenheitsstichprobe aller Einrichtungen in Deutschland, die sich 2010 an der bundesweiten Auswertung für die DSHS beteiligt haben. Die gängige Praxis in diesem Bereich sieht vor, dass im ambulanten Bereich die Typen 3 (Beratungs- und Behandlungsstellen bzw. Fachambulanzen) und 4 (Institutsambulanzen), im stationären Bereich in der Regel die Typen 8, 9 und 10 zur Auswertung herangezogen werden (Teilstationäre Rehabilitationseinrichtung, stationäre Rehabilitationseinrichtung, Adaptationseinrichtung). Aufgrund des Faktums, dass einige Einrichtungen, die nicht zu diesem Typ gehören, aber gemeinsam mit Einrichtungen dieses Spektrums dokumentieren, entsteht aufgrund der Wahrung des Datenschutzes eine Nicht-Unterscheidbarkeit dieser Typen. Aus diesem Grund sind jedes Jahr vereinzelt auch typfremde Einrichtungen (abgesehen von den Typen 3, 4, 8, 9 und 10) in der ambulanten und stationären Statistik zu finden. Nicht zum eigentlichen Typ gehörende Einrichtungen sind daher in der Folge fett gedruckt.

Demgemäß gingen in die Erhebung im ambulanten Bereich die Daten von **8** niedrigschwelligen Einrichtungen (2009: 24), 759 (2009: 779) Beratungs- und/oder Behandlungsstellen bzw. Fachambulanzen, 2 Institutsambulanzen (2009: 2), keinen (2009: **46**) Angeboten des ambulant betreuten Wohnens und **8** (2009: **4**) anderen ambulanten Einrichtungstypen ein. Im stationären Bereich stammen die Daten aus 134 (2009: 114) stationären, 19 (2009: 13) teilstationären Rehabilitationseinrichtungen und 36 (2009: 30) Adaptionseinrichtungen[1]. Gegenüber dem Vorjahr, in dem noch Daten von **20** stationären Einrichtungen der Sozialtherapie in die Deutsche Suchthilfestatistik eingingen, sind diese nicht zur Typisierung gehörenden Einrichtungen dieses Jahr vollständig ausgeschieden. Die Verteilung der fett gedruckten Zahlen zeigt, dass abgesehen vom Bereich des ambulant betreuten Wohnens die Dokumentation zunehmend weniger Verunreinigungen durch typfremde Einrichtungen aufweist. Im stationären Bereich ist keine Einrichtung involviert, die nicht zu den vordefinierten Typen gehört (8, 9 und 10). Diese Verbesserung der Datenlage könnte daran liegen, dass auch kleine Außenstellen von Einrichtungen zunehmend häufiger eigene Dokumentationssysteme besitzen und mit einer eigenen Identifikationsnummer (Ecode) dokumentieren.

Für die jährlichen Analysen der DSHS werden, wie in den Vorjahren, die Auswertungen für die Beratungs- und/oder Behandlungsstellen sowie Fach- und Institutsambulanzen zusammenfassend als „ambulante" Einrichtungen definiert. In die zusammenfassende „stationäre" Auswertung gehen die Daten aus teilstationären und stationären Rehabilitationseinrichtungen sowie den Adaptionseinrichtungen ein[2]. Diese Zusammenfassun-

---

[1] Adaption ist die zweite Phase der medizinischen Rehabilitation.
[2] Zur Vereinfachung werden im Folgenden die Begriffe „ambulant" und „stationär" entsprechend dieser Definition synonym für Daten ausschließlich aus den genannten Einrichtungstypen verwendet.

gen in „ambulant" und „stationär" gewährleisten eine relativ hohe interne Datenhomogenität der beiden Gruppen. Entsprechend dieser Definitionen haben sich an der DSHS 2010 777 (2009: 779) ambulante und 189 (2009: 157) stationäre Einrichtungen der Suchtkrankenhilfe beteiligt[3]. Die nachfolgenden Darstellungen unterscheiden jeweils zwischen den Daten dieser beiden Gruppen, die Daten der anderen Einrichtungstypen bleiben bei der weiteren Analyse unberücksichtigt.

Die hier vorliegenden Daten bilden einen umfangreichen, aber nicht vollständigen Ausschnitt des Suchthilfesystems in Deutschland. Das durch das IFT Institut für Therapieforschung geführte Register der Facheinrichtungen der Suchtkrankenhilfe in Deutschland weist insgesamt validierte Einträge von rund 1.416 ambulanten und etwa 436 stationären Einrichtungen in Deutschland auf (Stand: August 2011). Auf Basis der Angaben im Einrichtungsregister kann für den ambulanten Bereich eine Erreichungsquote von 65,9% angenommen werden, für den stationären Bereich von 48,4%.

4. Einrichtungsmerkmale

Trägerschaft

Mit einem Anteil von 86% (ambulant) bzw. 56% (stationär) befindet sich – unverändert seit 2007 – der überwiegende Teil der Einrichtungen in Trägerschaft der freien Wohlfahrtspflege oder anderer gemeinnütziger Träger. Die restlichen Einrichtungen haben einen öffentlich-rechtlichen (ambulant: 9%, stationär: 13%), einen privatwirtschaftlichen (ambulant: 2%, stationär: 29%) oder einen sonstigen Träger (ambulant: 2%, stationär: 3%). Zu dieser Frage liegen Angaben aller ambulanten und stationären Einrichtungen vor.

---

[3] In einigen Fällen gehen in die Auswertungen der Beratungs- und/oder Behandlungsstellen, Fach- und Institutsambulanzen auch Informationen aus niedrigschwelligen Angeboten und externen Diensten zur Beratung/Behandlung im Strafvollzug mit ein. Daher kommt es hier im Vergleich zu einem auf der reinen Addition der weiter oben genannten Einzelangaben der Einrichtungstypen beruhenden Ergebnis zu Abweichungen.

Zielgruppen

Fast alle ambulanten Einrichtungen, von denen entsprechende Angaben vorliegen (98%), nennen als ihre Zielgruppe Patienten mit einer Problematik im Zusammenhang mit Alkohol (88%), Medikamenten (87%) oder illegalen Drogen (83%). 71% der Einrichtungen geben als Zielgruppe pathologische Glücksspieler an und 74% haben Angebote, die sich an Patienten mit Störungen aufgrund des Konsums von Tabak richten. Mehr als die Hälfte (54%) der ambulanten Einrichtungen hat darüber hinaus auch Patienten mit Essstörungen als Zielgruppe.

Ein etwas anderes Bild zeigt sich in den stationären Einrichtungen (die nahezu vollständig Angaben zu ihren jeweiligen Zielgruppen gemacht haben, 99%): Während die Anteile der stationären Einrichtungen, die Patienten mit Alkohol- (89%) oder Medikamentenproblemen (87%) sowie mit Störungen aufgrund des Konsums von Tabak (63%) zu ihren Zielgruppen zählen, ähnlich den Anteilen im ambulanten Bereich sind, wenden sich nur zwei Drittel (66%) der stationären Einrichtungen an Konsumenten illegaler Drogen. Noch seltener liegen in den stationären Einrichtungen Angebote für pathologische Spieler (46%) und Essstörungen (31%) vor. Diese Angaben deuten auf die höhere Spezialisierung der stationären Einrichtungen hin. Die Daten zu den Zielgruppen der Einrichtungen sind sowohl im ambulanten als auch stationären Bereich seit 2007 nahezu identisch geblieben.

5. Behandlungsvolumen

Insgesamt wurden im Rahmen der DSHS im Berichtsjahr 2010 313.661 Betreuungen in ambulanten und 44.872 Behandlungen in stationären Einrichtungen dokumentiert. Während im stationären Bereich jede Betreuung aufgrund einer eigenen Problematik erfolgte, wurden in den ambulanten Einrichtungen 6% der Betreuungen mit Angehörigen und anderen Bezugspersonen durchgeführt. Die Gesamtzahl der Betreuungen setzt sich aus Übernahmen aus dem Jahr 2009, Neuzugängen des Jahres 2010, im Jahr 2010 beendeten Betreuungen und Übernahmen in das Jahr 2011 zusammen (Tabelle 1). Im Gegensatz zu allen nachfolgenden Analysen sind in diesen Angaben zunächst auch noch jene Betreuungsepisoden enthalten,

Tab. 1: Anzahl der Betreuungen 2010

Patientengruppe	ambulant				stationär			
	G	M	F	n	G	M	F	n
Zahl der Übernahmen aus 2009	40,8%	40,2%	42,5%	120363	20,8%	20,9%	20,3%	9304
Zahl der Zugänge 2010	59,2%	59,8%	57,5%	174865	79,2%	79,1%	79,7%	35512
Zahl der Beender 2010	53,8%	54,6%	51,5%	158960	88,6%	88,3%	89,4%	39700
Zahl der Übernahmen nach 2011	46,2%	45,4%	48,5%	136268	11,4%	11,7%	10,6%	5116
Gesamt Betreuungen 2010		220774	74454	295228		33870	10946	44816
Gesamt		74,8%	25,2%			75,6%	24,4%	

Angaben in Prozent; n=189 stationäre Einrichtungen (unbekannt: 0,0%); n=777 ambulante Einrichtungen (unbekannt: 0,2%); G = Gesamt; M=Männer; F=Frauen

die nicht aufgrund einer eigenen Problematik, sondern aufgrund der Suchtproblematik eines Angehörigen oder anderer Bezugspersonen durchgeführt wurden. Zudem umfassen diese Zahlen das gesamte Betreuungsvolumen, während in die jährlichen Auswertungen nur die Daten von Zugängern und Beendern im ambulanten und von Beendern im stationären Bereich eingehen (eine detaillierte Beschreibung dieser Vorgehensweise findet sich unter Methodik).

6. Hauptdiagnosen

Die diagnostischen Informationen der in den Einrichtungen behandelten Patienten beruhen auf der internationalen Klassifikation psychischer Störungen (ICD-10) der WHO Weltgesundheitsorganisation (Dilling, Mombour & Schmidt, 2009). Die Hauptdiagnose orientiert sich an dem für den jeweiligen Patienten und dem für den jeweiligen Betreuungsfall primären Problem. Darüber hinaus erlaubt der KDS die Vergabe weiterer Diagnosen, um Komorbiditäten oder polyvalente Konsummuster abzubilden. In den Tabellen 2a und 2b werden die Verteilungen der Hauptdiagnosen unter den betreuten Patienten in ambulanten und stationären Einrichtungen dargestellt.

Ähnlich wie in den Vorjahren stellen sowohl im ambulanten als auch im stationären Bereich Patienten mit Störungen aufgrund des Konsums von Alkohol, Opioiden und Cannabis die drei größten Hauptdiagnosegruppen (Pfeiffer-Gerschel et al., 2010; Hildebrand et al., 2009). Dabei sind Störungen aufgrund des Konsums von Alkohol die häufigste Hauptdiagnose (ambulant: 54%, stationär: 75%), gefolgt von Opioiden (ambulant: 18%, stationär: 9%) und Cannabis (ambulant: 14%, stationär: 6%). Weitere häufige Hauptdiagnosen sind Probleme aufgrund des Konsums von Kokain (bzw. Crack) und Stimulanzien (MDMA und verwandte Substanzen, Amphetamine, Ephedrin, Ritalin etc.), die bei zwei bis drei Prozent der behandelten Patienten primärer Betreuungsanlass waren. Pathologisches Glücksspiel (PG) stellt den sechsten großen Hauptdiagnosebereich dar (ambulant: 5%; stationär: 2%).

Insgesamt weisen Männer – wie auch in den Vorjahren – wesentlich höhere Anteile bei allen Hauptdiagnosen auf. Die Rangreihe der Geschlechterverhältnisse reicht im ambulanten Bereich von einem Verhältnis 8:1 bei

Tab. 2a: Hauptdiagnosen nach Geschlecht, ambulant

Hauptdiagnose	G	n 155.159	M 117.633	F 37.526
Alkohol	55.2%	85673	53.7%	60.0%
Opioide	17.6%	27299	17.8%	17.0%
Cannabis	13.6%	21116	15.4%	7.9%
Sedativa/Hypnotika	0.8%	1281	0.5%	2.0%
Kokain	2.3%	3507	2.5%	1.4%
Stimulanzien	3.1%	4851	3.1%	3.3%
Halluzinogene	0.1%	94	0.1%	0.1%
Tabak	1.1%	1701	0.8%	2.1%
Flüchtige Lösungsmittel	0.0%	45	0.0%	0.1%
And. psychotr. Substanzen	0.6%	891	0.6%	0.6%
Essstörungen	0.9%	1407	0.1%	3.5%
Pathologisches Glücksspiel	4.7%	7294	5.5%	2.2%

Angaben in Prozent; n=754 ambulante Einrichtungen (unbekannt: 4,8%)
G=Gesamt; M=Männer; F=Frauen; Bezug: Zugänge/Beender

Tab. 2b: Hauptdiagnosen nach Geschlecht, stationär

Hauptdiagnose	G	n 39.329	M 29.576	F 9.753
Alkohol	75.2%	29569	73.8%	79.3%
Opioide	8.5%	3352	8.6%	8.3%
Cannabis	5.7%	2233	6.4%	3.3%
Sedativa/Hypnotika	1.0%	379	0.5%	2.4%
Kokain	1.5%	597	1.8%	0.7%
Stimulanzien	2.2%	848	2.2%	1.9%
Halluzinogene	0.0%	8	0.0%	0.0%
Tabak	0.1%	28	0.1%	0.1%
Flüchtige Lösungsmittel	0.0%	13	0.0%	0.1%
And. psychotr. Substanzen	3.3%	1316	3.4%	3.1%
Essstörungen	0.0%	15	0.0%	0.1%
Pathologisches Glücksspiel	2.5%	971	3.1%	0.7%

Angaben in Prozent; n=189 stationäre Einrichtungen (unbekannt: 0,0%)
G=Gesamt; M=Männer; F=Frauen; Bezug: Beender

pathologischem Spielen und 6:1 bei Cannabis und Kokain bis zu 3:1 bei Halluzinogenen wie auch bei Alkohol, Opioiden und Stimulanzien. Ein leicht umgekehrtes Verhältnis findet sich bei Problemen im Umgang mit Sedativa/Hypnotika, bei denen der Anteil der betroffenen Frauen traditionell deutlich höher als der der Männer liegt: 1,4:1. Jedoch sind die absoluten Fallzahlen hier vergleichsweise gering.

7. Substanzbezogene Komorbiditäten

In der Systematik des KDS werden neben den Hauptdiagnosen auch Einzeldiagnosen für alle Substanzen vergeben, die zusätzlich zur primären Problematik in schädlicher oder abhängiger Weise konsumiert werden. Dies ermöglicht eine Analyse von Konsummustern (Tabellen 3a, b).

Bei etwas weniger als einem Drittel (28%) der ambulant betreuten Patienten mit einer primären Störung aufgrund des Konsums von Alkohol wurde zusätzlich auch eine tabakbezogene Störung diagnostiziert, im stationären Segment wurde diese zusätzliche Einzeldiagnose mit 64% deutlich häufiger vergeben. Darüber hinaus konsumierten Patienten mit einer primären Alkoholproblematik in 6% (ambulant) bzw. 10% (stationär) der dokumentierten Betreuungsfälle auch Cannabis in missbräuchlicher oder abhängiger Weise.

Bei Opioidabhängigen wurde, wie auch in den Vorjahren, sowohl in ambulanten als auch stationären Einrichtungen die größte Zahl komorbider substanzbezogener Störungen diagnostiziert. Bei einem großen Teil der Patienten mit einer primären opioidbezogenen Störung liegt auch noch eine Einzeldiagnose aufgrund des Konsums von Tabak vor (ambulant: 37%, stationär: 78%). Darüber hinaus spielen bei dieser Patientengruppe ergänzende Störungen aufgrund des Konsums von Cannabis (ambulant: 31%, stationär: 57%), Kokain (ambulant: 21%, stationär 47%), Alkohol (ambulant: 24%, stationär: 51%) und Benzodiazepinen (ambulant: 14%, stationär: 28%) eine wichtige Rolle und unterstreichen die erhebliche Mehrfachbelastung, der diese Personengruppe allein aufgrund des Konsums verschiedener Substanzen unterliegt. Außerdem werden von nennenswerten Anteilen der Patienten mit einer primären Opioidproblematik auch Amphetamine (ambulant 9%, stationär 28%), MDMA (ambulant 5%, stationär 18%) und LSD (ambulant 3%, stationär 12%) in problematischer

Tab. 3a: Substanzbezogene Komorbidität: Hauptdiagnosen und zusätzliche Einzeldiagnosen, ambulant

Zusätzliche Einzeldiagnose	Hauptdiagnose					
	Alkohol 76.533	Opioide 22.355	Cannabis 17.202	Kokain 2.297	Stimul. 4.482	PG 6.612
Alkohol	99.9%	24.3%	25.8%	32.7%	27.9%	10.5%
Heroin	1.3%	85.7%	2.8%	10.8%	4.7%	0.5%
Methadon	0.2%	37.4%	0.4%	1.9%	0.5%	0.1%
Buprenorphin	0.1%	8.1%	0.3%	0.4%	0.5%	0.0%
Andere opiathaltige Mittel	0.3%	10.3%	0.5%	1.1%	0.8%	0.1%
Cannabis	6.2%	31.8%	99.9%	43.6%	50.2%	4.4%
Barbiturate	0.2%	1.4%	0.2%	0.3%	0.5%	0.1%
Benzodiazepine	1.0%	13.6%	1.1%	3.2%	2.2%	0.2%
andere Sedativa/Hypnotika	0.2%	0.5%	0.2%	0.4%	0.5%	0.0%
Kokain	1.7%	20.6%	10.1%	94.2%	14.4%	1.5%
Crack	0.1%	1.6%	0.3%	6.3%	0.5%	0.0%
Amphetamine	1.9%	9.1%	19.1%	20.2%	85.2%	1.3%
MDMA [a]	0.7%	4.7%	7.0%	10.2%	20.9%	0.4%
Andere Stimulanzien	0.2%	0.5%	1.5%	1.5%	13.9%	0.1%
LSD	0.4%	3.1%	2.7%	3.9%	5.3%	0.2%
Meskalin	0.0%	0.3%	0.3%	0.1%	0.5%	0.0%
and. Halluzinogene	0.1%	0.7%	1.3%	1.0%	1.4%	0.0%
Tabak	27.7%	37.0%	34.7%	34.2%	28.4%	20.8%
Flüchtige Lösungsmittel	0.1%	0.1%	0.2%	0.2%	0.2%	0.0%
and. psychotr. Substanzen	0.3%	1.3%	0.5%	0.7%	1.3%	0.1%

Angaben in Prozent; n=653 ambulante Einrichtungen (unbekannt 8,9%); Stimul.= Stimulanzien; PG= Pathologisches Glücksspielverhalten
Bei der Hauptdiagnose Opioide addieren sich die Einzeldiagnosen der Opiatgruppe nicht zu 100%, da die Hauptdiagnose Opioide verschiedenen Einzeldiagnosen (ED) entsprechen kann (Heroin, Methadon, Codein, andere opiathaltige Mittel). Dies gilt analog für die HD Kokain (ED Kokain, Crack) und die HD Stimulanzien (ED Amphetamine, MDMA, andere Stimulanzien)
[a] MDMA=3,4-Methylendioxy-N-methylamphetamin

Tab. 3b: Substanzbezogene Komorbidität: Hauptdiagnosen und zusätzliche Einzeldiagnosen, stationär

Zusätzliche Einzeldiagnose	Hauptdiagnose					
	Alkohol 29.523	Opioide 3.243	Cannabis 2.156	Kokain 548	Stimul. 827	PG 970
Alkohol	98.3%	51.2%	54.8%	56.9%	58.3%	28.5%
Heroin	2.3%	92.2%	10.1%	21.7%	13.4%	1.6%
Methadon	0.3%	32.7%	1.5%	4.7%	1.5%	0.2%
Buprenorphin	0.1%	14.1%	1.7%	4.9%	2.3%	0.0%
Andere opiathaltige Mittel	0.8%	13.4%	3.0%	4.6%	3.9%	0.4%
Cannabis	10.4%	56.6%	99.8%	60.4%	68.6%	12.6%
Barbiturate	0.4%	3.0%	1.1%	1.6%	1.0%	0.0%
Benzodiazepine	2.8%	28.1%	5.8%	9.9%	11.0%	0.9%
andere Sedativa/Hypnotika	0.6%	1.9%	1.0%	2.0%	1.3%	0.0%
Kokain	3.7%	47.4%	33.9%	96.7%	38.9%	5.2%
Crack	0.2%	5.5%	1.6%	11.3%	1.8%	0.1%
Amphetamine	3.6%	28.0%	46.6%	39.6%	91.4%	4.4%
MDMA [a]	1.5%	18.0%	25.4%	24.3%	42.3%	1.9%
Andere Stimulanzien	0.5%	3.0%	5.5%	3.3%	11.7%	0.3%
LSD	1.4%	12.4%	12.8%	15.0%	19.5%	0.9%
Meskalin	0.1%	2.3%	2.6%	2.9%	3.7%	0.1%
and. Halluzinogene	0.5%	5.1%	9.6%	6.9%	10.6%	0.3%
Tabak	63.7%	78.3%	74.7%	70.4%	78.7%	75.7%
Flüchtige Lösungsmittel	0.2%	1.5%	2.5%	2.2%	4.4%	0.2%
and. psychotr. Substanzen	1.2%	4.5%	4.0%	3.3%	5.1%	1.4%

Angaben in Prozent; n=185 stationäre Einrichtungen (unbekannt 1,0%); Stimul.= Stimulanzien; PG= Pathologisches Glücksspielverhalten; Bezug: Zugänge/Beender
Bezug: Beender. Mehrfachnennungen möglich
Bei der Hauptdiagnose Opioide addieren sich die Einzeldiagnosen der Opioidgruppe nicht zu 100%, da die Hauptdiagnose Opioide verschiedenen Einzeldiagnosen (ED) entsprechen kann (Heroin, Methadon, Codein, andere opiathaltige Mittel). Dies gilt analog für die HD Kokain (ED Kokain, Crack) und die HD Stimulanzien (ED Amphetamine, MDMA, andere Stimulanzien)
[a] MDMA=3,4-Methylendioxy-N-methylamphetamin

Weise gebraucht, so dass es zur Vergabe entsprechender Einzeldiagnosen kommt.

Bei Patienten mit einer cannabisbezogenen Hauptdiagnose wurden vor allem ergänzende Einzeldiagnosen aufgrund des Konsums von Tabak (ambulant: 35%, stationär: 75%) und Alkohol (ambulant: 26%, stationär 55%) vergeben. Auch Probleme im Zusammenhang mit Amphetaminen (ambulant: 19%, stationär: 47%), Kokain (ambulant: 10%, stationär: 34%) und MDMA (ambulant: 7%, stationär: 25%) waren bei dieser Personengruppe häufig. Einige der primär wegen Cannabiskonsum betreuten Personen konsumierten auch Heroin in problematischer Weise, so dass bei 3% der ambulant und 10% der stationär betreuten Cannabispatienten auch ein Missbrauch bzw. eine Abhängigkeit von Heroin diagnostiziert wurde. 13% der primär wegen ihres Cannabiskonsums stationär betreuten Patienten haben auch eine Einzeldiagnose wegen des Missbrauchs oder einer Abhängigkeit von LSD erhalten, 12% wegen Meskalin und anderer Halluzinogene. Die Vergleichswerte aus dem ambulanten Bereich liegen deutlich niedriger (3% bzw. 2%).

Ein dem der Cannabiskonsumenten sehr ähnliches Gebrauchsmuster weisen Patienten mit einer primären Kokainproblematik auf. Es findet sich ein ähnliches Ranking der zusätzlichen Einzeldiagnosen, allerdings erhielten wesentlich mehr Kokainpatienten auch Einzeldiagnosen aufgrund des Konsums von Heroin (ambulant: 11%, stationär 22%). Darüber hinaus spielen bei dieser Patientengruppe auch Einzeldiagnosen aufgrund des Konsums von Benzodiazepinen (ambulant: 3%, stationär: 10%) eine wichtige Rolle.

Patienten mit Störungen aufgrund des Konsums von Stimulanzien weisen ebenfalls ein Muster des Gebrauchs auf, das jenem von cannabis- und kokainbezogenen Störungen im Wesentlichen ähnelt. Diese Patienten erhalten vor allem zusätzliche Einzeldiagnosen im Zusammenhang mit Cannabis (ambulant 50%, stationär 69%), Alkohol (ambulant 28%, stationär 58%) und Halluzinogenen (ambulant 7%, stationär 34%). Zusätzlich konsumiert diese Gruppe der Patienten mit stimulanzienbezogenen Störungen zu einem geringen, aber wesentlichen Teil auch Heroin (ambulant 5%, stationär 13%). Bei pathologischen Glücksspielern liegen vor allem zusätzliche Einzeldiagnosen aufgrund des Konsums von Alkohol (ambulant 11%, stationär 29%), Tabak (ambulant 21%, stationär 76%) und Cannabis (ambulant 4%, stationär 13%) vor. Immerhin 2% der ambulanten und 5% der stationären pathologischen Glücksspieler konsumierten Kokain in einer Weise, die zu der Vergabe einer entsprechenden Diagnose geführt hat. Diese beobachteten Komorbiditäten blieben seit 2007 stabil, so dass in diesem Zeitraum nicht von sich verändernden Konsummustern ausgegangen werden kann.

8. Altersstruktur

Das Durchschnittsalter der Patienten variiert erheblich zwischen den Substanzgruppen. Patienten mit Störungen aufgrund des Konsums von Cannabis sind die durchschnittlich jüngsten (Durchschnittsalter ambulant: 24 Jahre; stationär: 26 Jahre), gefolgt von Patienten mit Problemen im Zusammenhang mit Stimulanzien (ambulant 27 Jahre; stationär: 28 Jahre). Die betreuten Kokainkonsumenten waren im Durchschnitt 32 Jahre alt (ambulant und stationär). Patienten mit einem primären Problem aufgrund des Konsums von Opioiden waren im Schnitt 34 Jahre (ambulant) bzw. 32 Jahre (stationär) alt. Die beiden durchschnittlich ältesten Gruppen sind die der pathologischen Glücksspieler (ambulant: 36 Jahre; stationär: 38 Jahre) bzw. der Alkoholpatienten (ambulant: 43 Jahre, stationär: 45 Jahre). Das mittlere Alter der Patienten ist seit 2007 im Wesentlichen unverändert geblieben, so dass keine der Patientengruppen sich im ambulanten und stationären Bereich um mehr als 6% hinsichtlich des Alters verändert hat. Im Vergleich zu 2007 zeigen sich bei Opioiden (ambulant +6%; stationär +6%), Cannabis (ambulant +2%; stationär +5%), Kokain (+4%; stationär +2%), Stimulanzien (ambulant +4%; stationär +4%) und Alkohol (ambulant +1%; stationär +2%) Zunahmen des durchschnittlichen Alters, während im Bereich des pathologischen Glücksspiels (ambulant -1%; stationär -1%) eine Reduktion des durchschnittlichen Alters zu verzeichnen ist.

9. Beziehungsstatus

Betrachtet man auch hier die Patientengruppen entlang der vergebenen Hauptdiagnosen, ist erwartungsgemäß der Anteil der in festen Beziehungen lebenden Personen unter den (im Vergleich zu den Patienten anderer Hauptdiagnosegruppen) jungen Cannabispatienten vergleichsweise gering

Tab. 4a: Altersstruktur nach Substanzklassen, ambulant

Alter	Alkohol G 85.423	Alkohol M 62.932	Alkohol F 22.393	Opioide G 27.213	Opioide M 20.817	Opioide F 6.335	Cannabis G 21.040	Cannabis M 18.098	Cannabis F 2.930	Kokain G 3.483	Kokain M 2.955	Kokain F 532	Stimulanzien G 4.840	Stimulanzien M 3.599	Stimulanzien F 1244	PG G 7.263	PG M 6.431	PG F 816
-14	0.3%	0.2%	0.5%	0.0%	0.0%	0.1%	1.2%	0.9%	2.6%	0.2%	0.1%	0.8%	0.1%	0.1%	0.2%	0.3%	0.4%	0.1%
15 - 17	1.5%	1.6%	1.2%	0.3%	0.2%	0.5%	12.3%	12.1%	13.6%	0.9%	0.7%	1.5%	3.4%	3.4%	6.8%	2.0%	2.1%	1.2%
18 - 19	2.1%	2.4%	1.0%	1.2%	0.9%	2.1%	14.5%	14.8%	12.7%	2.7%	2.4%	4.5%	7.3%	7.3%	9.4%	4.1%	4.4%	1.2%
20 - 24	5.9%	6.9%	3.0%	10.6%	9.1%	15.7%	33.5%	33.9%	30.8%	16.3%	15.1%	22.7%	33.3%	33.3%	35.3%	14.1%	14.6%	9.6%
25 - 29	6.9%	7.5%	5.0%	20.5%	0.1%	22.7%	20.1%	20.1%	19.8%	24.0%	23.5%	26.7%	29.9%	29.9%	25.7%	14.9%	15.3%	12.1%
30 - 34	7.8%	8.1%	6.9%	21.9%	19.9%	18.8%	9.1%	9.1%	9.1%	21.3%	21.8%	19.5%	14.8%	14.8%	12.1%	15.0%	15.3%	11.9%
35 - 39	9.3%	9.5%	8.7%	17.4%	22.9%	13.9%	4.0%	4.0%	4.5%	14.5%	15.2%	10.3%	5.5%	5.5%	4.6%	13.7%	14.0%	11.4%
40 - 44	15.3%	15.0%	16.2%	14.1%	18.4%	13.4%	2.7%	2.6%	3.3%	11.1%	11.6%	8.3%	3.6%	3.6%	3.5%	13.7%	13.9%	12.3%
45 - 49	18.9%	18.3%	20.5%	8.3%	14.4%	8.0%	1.6%	1.4%	2.6%	5.6%	5.9%	3.9%	1.5%	1.5%	1.8%	10.1%	9.8%	13.5%
50 - 54	15.3%	14.8%	16.6%	3.9%	8.5%	3.6%	0.7%	0.7%	0.7%	2.5%	2.7%	1.1%	0.4%	0.4%	0.3%	6.0%	5.3%	11.6%
55 - 59	9.6%	9.3%	10.6%	1.2%	4.0%	0.9%	0.2%	0.2%	0.1%	0.6%	0.7%	0.2%	0.1%	0.1%	0.1%	3.2%	2.6%	7.2%
60 - 64	4.0%	3.6%	5.1%	0.3%	1.3%	0.2%	0.1%	0.1%	0.1%	0.2%	0.2%	0.2%	0.0%	0.0%	0.1%	1.8%	1.5%	4.3%
65 +	3.2%	2.7%	4.7%	0.1%	0.3%	0.1%	0.0%	0.0%	0.0%	0.1%	0.1%	0.2%	0.0%	0.0%	0.0%	1.2%	0.9%	3.6%
MW [b]	43.2	42.4	45.4	34.4	34.8	33.2	24.3	24.3	24.5	32.0	32.4	29.6	26.5	26.8	25.6	35.4	34.8	40.5

Angaben in Prozent; n=752 ambulante Einrichtungen (unbekannt: 5,1%); M=Männer; F=Frauen; G=Gesamt; PG=Pathologisches Glücksspielverhalten
Bezug: Zugänge/Beender
[a] Alterskategorien in Jahren
[b] MW=Mittelwert

Tab. 4b: Altersstruktur nach Substanzklassen, stationär

Alter	Alkohol			Opioide			Cannabis			Kokain			Stimulanzien			PG		
	G 25.102	M 19.077	F 5.799	G 3.038	M 2.384	F 653	G 1.809	M 1.571	F 236	G 618	M 538	F 80	G 684	M 545	F 139	G 662	M 621	F 41
-14	0,0%	0,0%	0,0%	0,0%	0,0%	0,0%	0,0%	0,0%	0,0%	0,0%	0,0%	0,0%	0,0%	0,0%	0,0%	0,0%	0,0%	0,0%
15 - 17	0,1%	0,1%	0,1%	0,2%	0,2%	0,0%	2,0%	2,0%	2,1%	0,0%	0,0%	0,0%	1,0%	1,0%	2,9%	0,0%	0,0%	0,0%
18 - 19	0,6%	0,6%	0,4%	2,1%	1,7%	3,4%	8,9%	9,1%	7,6%	1,9%	1,9%	2,5%	6,4%	6,4%	3,6%	2,1%	2,1%	2,4%
20 - 24	3,6%	3,9%	2,8%	14,8%	13,2%	21,0%	40,4%	40,3%	41,5%	16,7%	15,6%	23,8%	34,9%	34,9%	43,2%	9,1%	9,3%	4,9%
25 - 29	5,7%	6,0%	5,0%	26,9%	0,0%	24,3%	25,1%	25,2%	24,6%	24,8%	25,8%	17,5%	29,2%	29,2%	25,2%	15,9%	15,6%	19,5%
30 - 34	7,2%	7,5%	6,3%	23,2%	27,6%	20,8%	10,0%	9,9%	10,6%	24,6%	24,5%	25,0%	13,9%	13,9%	11,5%	18,3%	18,8%	9,8%
35 - 39	11,0%	11,4%	10,0%	13,8%	23,8%	11,2%	6,2%	6,4%	5,1%	14,6%	15,6%	7,5%	8,3%	8,3%	8,6%	15,1%	15,6%	7,3%
40 - 44	18,6%	18,4%	19,2%	10,9%	14,6%	10,4%	3,9%	3,9%	3,0%	10,5%	9,9%	15,0%	4,1%	4,1%	4,3%	15,6%	15,9%	9,8%
45 - 49	21,1%	20,9%	21,7%	5,2%	11,0%	5,7%	1,9%	1,7%	3,0%	4,2%	3,9%	6,3%	1,3%	1,3%	0,7%	11,3%	10,8%	19,5%
50 - 54	16,5%	16,4%	16,5%	2,0%	5,1%	2,5%	0,9%	0,8%	1,7%	1,3%	1,5%	0,0%	0,3%	0,3%	0,0%	6,0%	5,5%	14,6%
55 - 59	9,6%	9,7%	9,2%	0,7%	1,8%	0,5%	0,6%	0,6%	0,0%	1,3%	1,1%	2,5%	0,1%	0,1%	0,0%	3,9%	3,7%	7,3%
60 - 64	3,4%	3,0%	4,4%	0,2%	0,7%	0,3%	0,1%	0,1%	0,0%	0,0%	0,0%	0,0%	0,1%	0,1%	0,0%	1,7%	1,8%	0,0%
65 +	2,6%	2,2%	4,2%	0,0%	0,2%	0,0%	0,1%	0,0%	0,8%	0,2%	0,2%	0,0%	0,1%	0,1%	0,0%	1,1%	0,8%	4,9%
MW [b]	44,5	44,2	45,5	32,0	32,2	31,4	26,5	26,4	26,9	31,8	31,9	31,7	27,2	27,3	26,5	37,0	36,8	41,2

Angaben in Prozent; n=157 stationäre Einrichtungen (unbekannt 1,0%); M=Männer; F=Frauen; G=Gesamt; PG=Pathologisches Glücksspielverhalten
Bezug: Beender
[a] Alterskategorien in Jahren
[b] MW=Mittelwert

Tab. 5a: Beziehungsstand nach Substanzklassen, ambulant

Partnerbe-ziehung	Alkohol			Opioide			Cannabis			Kokain			Stimulanzien			PG		
	G 75.099	M 55.135	F 19.726	G 21.739	M 16.793	F 5.030	G 17.313	M 15.029	F 2.350	G 2.366	M 2.073	F 322	G 4.233	M 3.145	F 1098	G 6.174	M 5.487	F 700
Alleinste-hend	46.2%	48.3%	40.3%	51.8%	56.6%	35.7%	59.2%	61.1%	47.1%	43.4%	43.2%	43.2%	54.3%	56.6%	46.8%	41.8%	41.6%	42.7%
Zeitweilige Beziehung	5.7%	5.5%	6.4%	8.3%	8.3%	12.1%	9.3%	8.6%	12.9%	7.5%	6.8%	11.2%	10.1%	8.7%	14.3%	4.6%	4.4%	6.1%
Feste Be-ziehung	47.7%	45.8%	52.9%	39.7%	36.0%	51.7%	31.2%	30.0%	39.5%	48.7%	49.6%	44.7%	35.3%	34.5%	38.5%	53.3%	53.7%	50.1%
Sonstige	0.3%	0.3%	0.4%	0.3%	0.2%	0.4%	0.4%	0.3%	0.5%	0.4%	0.3%	0.9%	0.3%	0.2%	0.4%	0.3%	0.2%	1.0%

Angaben in Prozent; n=654 ambulante Einrichtungen (unbekannt: 8,4%); G=Gesamt; M=Männer; F=Frauen; PG=Pathologisches Glücksspielverhalten; Bezug: Zugänge/Beender

Tab. 5b: Beziehungsstand nach Substanzklassen, stationär

Partnerbe-ziehung	Alkohol			Opioide			Cannabis			Kokain			Stimulanzien			PG		
	G 28.350	M 21.019	F 7.331	G 3.179	M 2.396	F 755	G 2.158	M 1.835	F 321	G 568	M 501	F 67	G 820	M 641	F 179	G 962	M 895	F 67
Alleinste-hend	49.2%	51.7%	42.1%	54.9%	58.5%	43.9%	62.8%	64.5%	53.3%	51.1%	50.5%	55.2%	61.8%	65.4%	49.2%	51.9%	51.4%	58.2%
Zeitweilige Beziehung	5.0%	4.8%	5.4%	6.2%	6.2%	9.3%	5.7%	5.3%	8.4%	7.7%	6.8%	14.9%	7.1%	5.9%	11.2%	4.6%	4.6%	4.5%
Feste Be-ziehung	45.4%	43.1%	52.1%	38.5%	35.9%	46.5%	31.1%	30.0%	37.7%	41.0%	42.5%	29.9%	30.5%	28.1%	39.1%	43.5%	43.9%	37.3%
Sonstige	0.4%	0.4%	0.5%	0.4%	0.4%	0.4%	0.3%	0.3%	0.6%	0.2%	0.2%	0.0%	0.6%	0.6%	0.6%	0.1%	0.1%	0.0%

Angaben in Prozent; n=183 stationäre Einrichtungen (unbekannt: 1,6%); G=Gesamt; M=Männer; F=Frauen; PG=Pathologisches Glücksspielverhalten; Bezug: Beender

und macht nur etwa ein Drittel dieser Gruppe aus (ambulant: 36%; stationär: 31%). Am häufigsten in festen Beziehungen leben Patienten mit primären Problemen im Zusammenhang mit pathologischem Glücksspiel (ambulant 53%; stationär 44%), gefolgt von alkohol- (ambulant 48%; stationär 45%) und kokainbezogenen Störungen (ambulant 49%; stationär 41%). Auffallend ist abermals, dass der Anteil der betreuten Frauen, die angeben in „zeitweiligen Beziehungen" zu leben, in allen Hauptdiagnosegruppen außer bei pathologischem Spielen im stationären Bereich (zum Teil deutlich) höher ist als bei den Männern.

Nach wie vor lebt ein erheblicher Teil der Betroffenen nahezu aller Hauptdiagnosegruppen nicht in festen Beziehungen. Unter den Patienten mit einer primären Alkohol-, Opioid- oder Kokainproblematik trifft dies auf etwa jeden zweiten Betreuten zu. Unter den stationär Behandelten sind die Anteile der Alleinstehenden im Vergleich zum ambulanten Segment durchgehend höher. Da die Cannabispatienten zum Teil noch sehr jung sind, ist davon auszugehen, dass zumindest ein Teil dieser Personen zwar nicht in fester Partnerschaft, zumindest aber in festen sozialen Bezügen (Familie) lebt. Der Beziehungsstatus der untersuchten Patientengruppen weist im zeitlichen Verlauf seit 2007 kaum relevante Veränderungen auf. So liegen die prozentualen Schwankungen im ambulanten Bereich für alle Substanzen innerhalb von ±5%. Lediglich bei pathologischen Spielern hat der Anteil der Personen in festen Beziehungen seit 2007 um 6% abgenommen. Im stationären Bereich liegen diese prozentualen Differenzen für Alkohol, Kokain, Stimulanzien und pathologisches Glücksspiel in einem noch engeren Rahmen von ±3%. Lediglich opioid- (+12%) und cannabisbezogene (+19%) Störungen weisen eine stärkere Erhöhung der Patienten auf, die sich in festen Beziehungen befinden.

10. Berufliche Integration

In Verbindung mit anderen Indikatoren wie z.B. Informationen zum Beziehungsstatus (siehe oben) liefert die berufliche Integration ergänzende Hinweise zum Grad der sozialen Exklusion der behandelten Personengruppen (Tabellen 6a, b).

Der höchste Anteil erwerbsloser Personen findet sich unter den betreuten Opioidkonsumenten (ambulant 61%, stationär 62%), gefolgt von Pa-

Tab. 6a: Berufliche Integration nach Substanzklassen, ambulant

Berufliche Integration	Alkohol			Opioide			Cannabis			Kokain			Stimulanzien			PG		
	G 72.729	M 53.765	F 18.967	G 20.123	M 15.500	F 4.603	G 16.587	M 14.338	F 2.258	G 2.224	M 1.932	F 295	G 3.961	M 2.969	F 1019	G 5.974	M 5.317	F 662
Erwerbstätige	42,4%	43,2%	40,1%	21,3%	22,7%	16,2%	35,3%	36,4%	28,3%	38,6%	39,1%	35,6%	38,0%	40,2%	30,8%	59,0%	60,7%	45,8%
Auszubildender	2,5%	2,9%	1,2%	2,6%	2,6%	2,5%	12,9%	13,1%	11,7%	4,0%	3,8%	5,8%	10,1%	9,4%	11,8%	6,0%	6,2%	4,1%
Arbeitsplatz vorhanden	40,0%	40,3%	39,0%	18,8%	20,2%	13,7%	22,4%	23,3%	16,6%	34,6%	35,3%	29,8%	27,8%	30,8%	19,0%	53,1%	54,5%	41,7%
Erwerbslose	38,9%	41,1%	32,7%	61,1%	60,5%	63,7%	35,7%	34,9%	41,6%	38,8%	38,0%	45,8%	43,3%	42,1%	47,2%	26,1%	25,6%	29,6%
Arbeitslos nach SGB III [a] (ALG I [b])	5,9%	6,3%	4,6%	5,7%	6,2%	4,2%	4,1%	4,1%	3,9%	5,4%	5,5%	4,7%	6,1%	6,9%	4,0%	5,8%	6,2%	3,5%
Arbeitslos nach SGB II [a] (ALG II [b])	33,0%	34,8%	28,1%	55,4%	54,3%	59,5%	31,7%	30,8%	37,8%	33,5%	32,5%	41,0%	37,2%	35,2%	43,2%	20,3%	19,4%	26,1%
Nichterwerbspersonen	18,0%	15,0%	26,5%	16,6%	15,8%	19,3%	28,1%	27,8%	29,4%	22,1%	22,4%	18,3%	17,4%	16,3%	21,2%	14,1%	13,0%	23,9%
Schüler/Student	2,3%	2,4%	2,2%	1,2%	0,9%	2,3%	18,2%	17,8%	20,2%	3,0%	2,3%	6,1%	5,4%	4,1%	9,1%	4,7%	4,9%	3,0%
Hausfrau/Hausmann	2,8%	0,4%	9,8%	0,9%	0,2%	3,3%	0,5%	0,2%	1,9%	0,7%	0,1%	4,4%	1,0%	0,2%	3,6%	0,8%	0,2%	6,0%
Rentner/Pensionär	8,8%	7,8%	11,6%	1,9%	1,7%	2,4%	0,6%	0,5%	1,2%	0,7%	0,6%	1,4%	0,7%	0,7%	1,0%	4,8%	4,0%	11,5%
Sonstige Nichterwerbsperson (z.B. SGB XII [a])	4,0%	4,4%	3,0%	12,5%	12,9%	11,3%	8,9%	9,4%	6,1%	17,8%	19,4%	6,4%	10,2%	11,4%	7,5%	3,9%	3,9%	3,3%
In beruflicher Rehabilitation	0,7%	0,7%	0,6%	1,0%	1,0%	0,8%	0,8%	0,9%	0,7%	0,5%	0,5%	0,3%	1,2%	1,3%	0,8%	0,8%	0,8%	0,8%

Angaben in Prozent; n=626 ambulante Einrichtungen (unbekannt: 8,1%); Bezug: Zugänge/Beender
G=Gesamt; M=Männer; F=Frauen; PG=Pathologisches Glücksspielverhalten
[a] SGB=Sozialgesetzbuch
[b] ALG=Arbeitslosengeld

Tab. 6b: Berufliche Integration nach Substanzklassen, stationär

Berufliche Integration	Alkohol			Opioide			Cannabis			Kokain			Stimulanzien			PG		
	G 27.384	M 20.363	F 7.021	G 2.970	M 2.234	F 736	G 2.089	M 1.782	F 307	G 527	M 466	F 61	G 776	M 602	F 174	G 939	M 876	F 63
Erwerbstätige	38.2%	38.0%	39.0%	13.0%	12.7%	14.0%	20.5%	20.2%	22.5%	20.5%	20.8%	18.0%	20.2%	19.8%	21.8%	41.7%	43.0%	23.8%
Auszubildender	0.8%	0.8%	0.8%	0.7%	0.7%	1.0%	5.4%	5.5%	4.9%	0.4%	0.2%	1.6%	4.4%	4.3%	4.6%	1.9%	2.1%	0.0%
Arbeitsplatz vorhanden	37.5%	37.2%	38.2%	12.3%	12.0%	13.0%	15.1%	14.7%	17.6%	20.1%	20.6%	16.4%	15.9%	15.4%	17.2%	39.8%	41.0%	23.8%
Erwerbslose	47.0%	50.3%	37.6%	61.9%	61.4%	63.2%	57.6%	57.0%	60.9%	53.7%	52.6%	62.3%	56.4%	55.6%	59.2%	47.0%	46.6%	52.4%
Arbeitslos nach SGB III [a] (ALG I [b])	9.4%	10.1%	7.2%	6.9%	7.3%	5.8%	8.5%	8.5%	8.5%	6.6%	6.9%	4.9%	8.6%	9.5%	5.7%	16.8%	17.1%	12.7%
Arbeitslos nach SGB II [a] (ALG II [b])	37.7%	40.2%	30.4%	54.9%	54.1%	57.3%	49.1%	48.5%	52.4%	47.1%	45.7%	57.4%	47.8%	46.2%	53.4%	30.1%	29.5%	39.7%
Nichterwerbspersonen	14.3%	11.3%	23.0%	24.8%	25.6%	22.1%	21.5%	22.6%	15.6%	25.6%	26.4%	19.7%	23.2%	24.4%	19.0%	10.2%	9.2%	23.8%
Schüler/Student	0.3%	0.3%	0.4%	0.6%	0.5%	0.8%	2.5%	2.5%	2.6%	0.4%	0.4%	0.0%	1.7%	1.0%	4.0%	1.0%	0.9%	1.6%
Hausfrau/Hausmann	2.5%	0.4%	8.8%	0.8%	0.0%	3.3%	0.4%	0.1%	2.3%	0.2%	0.0%	1.6%	0.4%	0.0%	1.7%	0.4%	0.1%	4.8%
Rentner/Pensionär	8.1%	7.0%	11.3%	1.8%	1.6%	2.4%	1.0%	1.1%	0.3%	0.9%	0.6%	3.3%	0.5%	0.3%	1.1%	5.6%	5.3%	11.1%
Sonstige Nichterwerbsperson (z.B. SGB XII [a])	3.4%	3.7%	2.5%	21.6%	23.5%	15.6%	17.7%	19.0%	10.4%	24.1%	25.3%	14.8%	20.6%	23.1%	12.1%	3.2%	3.0%	6.3%
In beruflicher Rehabilitation	0.4%	0.4%	0.4%	0.4%	0.3%	0.7%	0.3%	0.2%	1.0%	0.2%	0.2%	0.0%	0.1%	0.2%	0.0%	1.1%	1.1%	0.0%

Angaben in Prozent; n=180 stationäre Einrichtungen (unbekannt: 1,2%); Bezug: Beender
G=Gesamt; M=Männer; F=Frauen; PG=Pathologisches Glücksspielverhalten
[a] SGB=Sozialgesetzbuch
[b] ALG=Arbeitslosengeld

tienten mit primären Alkoholproblemen (ambulant 39%, stationär 47%) und Kokainkonsumenten (ambulant 39%, stationär 54%). Unter den betreuten Konsumenten mit einem primären Problem im Zusammenhang mit dem Konsum von Stimulanzien (ambulant 43%, stationär 56%) und Cannabis (ambulant 36%, stationär 58%) sind die Vergleichswerte etwas geringer, wobei diese Angaben mit dem Alter der Betroffenen im Zusammenhang zu sehen sind. So sind die Anteile der Schüler unter den Cannabis- und Stimulanzienkonsumenten höher als in den anderen Hauptdiagnosegruppen. Die niedrigste Quote Erwerbsloser findet sich in der Gruppe der pathologischen Glücksspieler (ambulant 26%, stationär 47%). Im zeitlichen Verlauf seit 2007 ist der Anteil der Erwerbslosen zum Teil deutlich gestiegen. Besonders bei pathologischem Glücksspiel (ambulant +22%; stationär +28%), Stimulanzien (ambulant +12%; stationär +20%), Kokain (ambulant +8%; stationär +11%), Cannabis (ambulant +12%; stationär +7%) und Opioiden (ambulant +6%; stationär +8%). Lediglich bei alkoholbezogenen Störungen ist der Anstieg der Erwerbslosen seit 2007 etwas geringer (ambulant -1%; stationär +5%).

11. Behandlungsdauer

Die Behandlungsdauer ist für jede Hauptdiagnosegruppe im ambulanten Bereich länger (178-339 Tage mittlere Behandlungsdauer) als im stationären Bereich (78-107 Tage). Dabei zeigen sich im ambulanten Bereich nur wenige Unterschiede zwischen den Substanzklassen, wobei allerdings der Anteil der über einen Zeitraum von mehr als 24 Monaten betreuten Patienten in der Hauptdiagnosegruppe Opioide deutlich größer ist als bei allen anderen Gruppen (siehe Abbildung 1a, b).

Im stationären Bereich zeigt sich eine gewisse Differenzierung der Behandlungsdauer zwischen den Substanzklassen. Die kürzeste Behandlungsdauer weisen Patienten mit Störungen aufgrund des Konsums von Alkohol (83 Tage) und pathologischem Spielen (78 Tage) auf, wobei in beiden Gruppen nahezu keine Behandlung länger als sechs Monate dauerte. Im Gegensatz dazu betrug die stationäre Behandlungsdauer bei etwa 20% aller Patienten mit Problemen aufgrund illegaler Substanzen (Opioide, Cannabis, Stimulanzien und Kokain) bis zu einem Jahr. Im stationären Bereich hatten die Patienten mit stimulanzienbezogenen Störungen im Mittel die

3.2 Jahresstatistik 2010 der professionellen Suchtkrankenhilfe

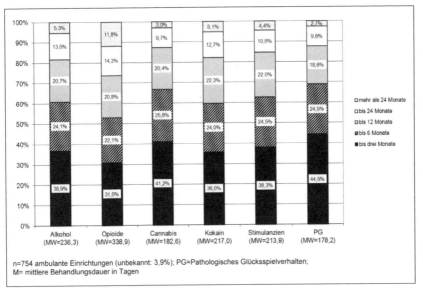

Abb. 1a: Behandlungsdauer, ambulant

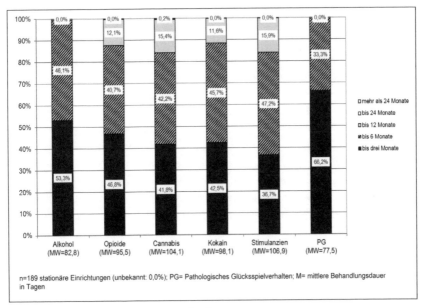

Abb. 1b: Behandlungsdauer, stationär

längste Behandlungsdauer (107 Tage). Im zeitlichen Verlauf seit 2007 hat sich die Behandlungsdauer leicht verändert. Im ambulanten Bereich kam es zu einer Verkürzung der Therapien bei Alkohol (-3,4%) und pathologischem Glücksspiel (-8,1%), während eine Verlängerung bei den illegalen Substanzen Opioide (+7,8%), Cannabis (+1,4%), Kokain (+1,7%) und Stimulanzien (+4,7%) zu beobachten ist. Im stationären Bereich zeigt sich im zeitlichen Verlauf seit 2007 eine Verringerung der durchschnittlichen Therapiedauer für alle Störungsgruppen. Die deutlichste Verkürzung der Therapiedauer fand sich bei Kokain (-8,7%) und Cannabis (-6,9%). Geringere, aber auch negative Veränderungen der Therapiedauer traten bei Alkohol (-2,8%), Opioiden (-2,4%), Stimulanzien (-0,5%) und pathologischem Glücksspiel (-1,7%) zu Tage.

12. Behandlungserfolg

Als ein Indikator für den Behandlungserfolg wurde die Planmäßigkeit der Beendigung der Betreuung erfasst. Dabei wurden als „planmäßige Beendigung" gewertet: eine reguläre oder auf therapeutische Veranlassung bzw. mit therapeutischem Einverständnis vorzeitige Beendigung oder der planmäßige Wechsel in eine andere Einrichtung. Unter unplanmäßiger Beendigung der Therapie wurden ein Abbruch durch den Patienten, eine disziplinarische Beendigung oder der außerplanmäßige Wechsel in eine andere Einrichtung sowie der Tod des Patienten verstanden.

Hinsichtlich des Behandlungserfolges zeigen sich sowohl Unterschiede zwischen den Substanzklassen als auch zwischen ambulanter und stationärer Versorgung (Tabelle 7). Vor allem bei den Hauptdiagnosegruppen Alkohol und pathologisches Glücksspiel ist der Prozentsatz planmäßiger Beender im stationären Bereich deutlich höher als in den ambulanten Einrichtungen. Bei Opioid-, Cannabis- und stimulanzienbezogenen Störungen gibt es in der Planmäßigkeit der Beendigung keine gravierenden Unterschiede zwischen ambulanter und stationärer Versorgung. Betreuungen wegen primärer Kokainprobleme wurden stationär vor allem aufgrund vorzeitiger Abbrüche durch die Patienten und disziplinarischer Maßnahmen häufiger unplanmäßig beendet als in ambulanten Einrichtungen. Bei Betreuungen von Opioidkonsumenten kam es am häufigsten zu unplanmäßigen Beendigungen (ambulant 48%, stationär 47%), vor Patienten mit

Tab. 7: Art der Beendigung nach Substanzklassen

Art der Beendigung	Alkohol			Opioide			Cannabis			Kokain			Stimulanzien			PG		
	G	M	F	G	M	F	G	M	F	G	M	F	G	M	F	G	M	F
Ambulant	**75.017**	**55.676**	**19.456**	**20.956**	**15.969**	**4.960**	**17.512**	**15.126**	**2.345**	**2.621**	**2.259**	**357**	**3.794**	**2.875**	**935**	**5.820**	**5.209**	**612**
Planmäßig beendet	66,5	65,9	68,3	52,3	52,3	51,8	60,4	60,9	57,4	61,5	61,9	58,5	57,1	57,6	55,6	55,6	51,1	51,5
Unplanmäßig beendet	33,5	34,1	31,7	47,7	47,7	48,2	39,6	39,1	42,6	38,5	38,1	41,5	42,9	42,4	44,4	44,4	48,9	48,5
Stationär	**29.542**	**21.811**	**7.731**	**3.346**	**2.535**	**811**	**2.230**	**1.905**	**325**	**597**	**527**	**70**	**848**	**664**	**184**	**971**	**904**	**67**
Planmäßig beendet	84,5	84,0	85,7	55,2	55,0	55,9	62,8	62,9	62,2	62,6	63,2	58,6	66,0	65,8	66,8	87,6	87,5	89,6
Unplanmäßig beendet	15,5	16,0	14,3	44,8	45,0	44,1	37,2	37,1	37,8	37,4	36,8	41,4	34,0	34,2	33,2	12,4	12,5	10,4

Angaben in Prozent; n=667 ambulante Einrichtungen (unbekannt: 5,1%), Bezug: Zugänge/Beender. n=189 stationäre Einrichtungen (unbekannt: 0,1%), Bezug: Beender; G=Gesamt; M=Männer; F=Frauen; PG=Pathologisches Glücksspielverhalten

primärem Konsum von Stimulanzien (ambulant 41%, stationär 37%), Cannabiskonsumenten (ambulant 39%, stationär 42%) und Patienten mit kokainbezogenen Hauptdiagnosen (ambulant 39%, stationär 40%). Bessere Ergebnisse zeigten sich bei Alkoholpatienten (ambulant 35%, stationär 17%). Anzumerken ist hierbei, dass Beratungs- und Behandlungsergebnisse für opioidbezogene Störungen mitunter deshalb schlechter ausfallen, da im Falle einer Substitutionsbehandlung der KDS per definitionem keine Deklaration als „erfolgreich" oder „gebessert" gestattet, auch wenn der Patient stabil ist. Ähnliche Ergebnisse lieferte auch die DSHS für die Berichtsjahre 2007 (Sonntag, Bauer & Eichmann, 2009) und 2008 (Pfeiffer-Gerschel et al., 2010). Im zeitlichen Verlauf sind nur geringe Veränderungen hinsichtlich der Planmäßigkeit zu beobachten. Im ambulanten und stationären Bereich ist störungsübergreifend eine leichte Verbesserung zu sehen, d.h. ein höherer Anteil an Personen mit planmäßiger Veränderung zu verzeichnen. Im ambulanten Bereich haben sich die Raten unplanmäßiger Beender vor allem bei Alkohol (-8%) und Kokain (-7%) reduziert. Im stationären Bereich ist eine Reduktion der unplanmäßigen Beender bei allen Substanzen deutlich (Alkohol -10%; Opioide -9%; Cannabis -6%; Kokain -2%; pathologisches Glücksspiel -18%).

Hinsichtlich des Erfolgs der Behandlung wurde zwischen einem positiven („erfolgreich" bzw. „gebessert") und einem negativen Ergebnis („unverändert", „verschlechtert") der Intervention differenziert (für eine Definition der Begriffe vgl. das Manual zum KDS: DHS, 2008). Bei globaler Betrachtung über alle Hauptdiagnosegruppen zeigt sich, dass eine planmäßige Beendigung der Therapie mit einem höheren Behandlungserfolg assoziiert ist, während eine unplanmäßige Beendigung mit einem niedrigeren Behandlungserfolg verknüpft ist (siehe Tabelle 8). Dabei kamen zu einem positiven Ergebnis der Therapie 81% der ambulanten und 92% der stationären Patienten, die die Therapie planmäßig beendeten. Von jenen Patienten, deren Therapie unplanmäßig beendet wurde, kamen etwa ein Drittel (34%) der ambulanten und ein Viertel (26%) der stationären Patienten zu einem positiven Therapieergebnis.

Dieser Zusammenhang zwischen Planmäßigkeit der Beendigung und dem Behandlungserfolg weist im zeitlichen Verlauf seit 2007 eine hohe Stabilität auf. Leichte Veränderungen dieser Struktur fanden sich im ambulanten Bereich darin, dass der Anteil der Personen mit negativem Ergebnis unter den planmäßigen Beendern etwas zugenommen hat (+9%), während

Tab. 8: *Beurteilung der Beratungs- und Behandlungsergebnisse für planmäßige und unplanmäßige Beender*

Beratungs-/Behandlungsergebnisse	Ambulant		Stationär	
	Planmäßig beendet 76.300	Unplanmäßig beendet 44.693	Planmäßig beendet 26.145	Unplanmäßig beendet 6.811
Positives Ergebnis	80,5%	33,8%	92,2%	26,3%
Erfolgreich	39,4%	4,9%	38,7%	4,3%
Gebessert	41,1%	28,9%	53,5%	22,0%
Negatives Ergebnis	19,5%	66,2%	7,8%	73,7%
Unverändert	18,5%	59,3%	7,2%	68,3%
Verschlechtert	1,0%	6,9%	0,6%	5,4%

n= 658 ambulante Einrichtungen (unbekannt: 6,2%), Bezug: Zugänge/Beender
n=163 stationäre Einrichtungen (unbekannt: 4,2%), Bezug: Beender

der Anteil der positiven Ergebnisse unter den unplanmäßigen Beendern etwas abgenommen hat (-6%). Dies spricht für eine Verstärkung des Zusammenhangsmusters zwischen Planmäßigkeit und Therapieerfolg im ambulanten Bereich. Im stationären Bereich zeigten sich geringere Veränderungen dieser Zusammenhangsstruktur als im ambulanten Bereich. Lediglich der Anteil an positiven Ergebnissen unter den unplanmäßigen Beendern hat seit 2007 zugenommen (+13%). Diese Veränderung spricht für eine Schwächung des Zusammenhangsmusters zwischen Planmäßigkeit und Therapieerfolg im stationären Bereich.

13. Zusammenfassung der Veränderungen seit 2007

Zur Darstellung von Veränderungen im Zeitverlauf wurden die hier vorliegenden Daten mit den Daten des Jahres 2007 verglichen, da in diesem Jahr der neue KDS eingeführt wurde und damit Vergleichbarkeit der Daten hinsichtlich der Erhebung und Aggregierung gegeben ist. Insgesamt hat die Beteiligung an der Deutschen Suchthilfestatistik stark zugenommen, so dass durch mehr Einrichtungen (ambulant +17%, stationär +34%) zunehmend mehr Fälle berichtet werden (ambulant +15%, stationär +60%). Die höhere prozentuale Steigerung der berichteten Fälle gegenüber der Steigerung der Anzahl der Einrichtungen im stationären Bereich kann vorsichtig dahingehend interpretiert werden, dass pro Einrichtung eine zunehmende Anzahl von Betreuungen stattfindet. Dies lässt sich auf viele mögliche Gründe zurückführen, die hier nicht eindeutig geklärt werden können. Mögliche Gründe könnten höhere Prävalenzen bzw. eine höhere Wahrscheinlichkeit, stationäre Hilfe in Anspruch zu nehmen, sein. Diese Zunahme an Behandlungen betrifft alle Substanzen und Störungen, wobei besonders starke Zunahmen beim Pathologischen Spielen (ambulant +170%, entspricht mehr als einer Verdoppelung der Fallzahlen; stationär +152%), anderen psychotropen Substanzen (ambulant +72%, stationär +95%), Cannabis (ambulant +1%, stationär +66%) und Sedativa und Hypnotika (ambulant +54%, stationär +68%) zu verzeichnen sind. Bei Halluzinogenen ist es nur im ambulanten Bereich zu einer deutlichen Zunahme der Fallzahlen gekommen (ambulant +62%, stationär -27%). Diese Veränderungen könnten auch darauf zurückzuführen sein, dass die seit 2007 hinzugekommenen neuen Einrichtungen hinsichtlich der Patientenzahlen sehr groß oder auf gewisse Störungsgruppen spezialisiert sind.

Hinsichtlich der substanzbezogenen Komorbiditäten konnten einige Verschiebungen seit 2007 beobachtet werden, die wesentliche Veränderungen in den Substanzkonsummustern widerspiegeln. Aus der Vielzahl von möglichen Substanzkombinationen und deren Veränderungen über die Zeit können nur die allerdeutlichsten berichtet werden. So ist eine positive Veränderung darin zu bemerken, dass Personen mit der Hauptdiagnose Opioide in wesentlich geringerem Maße Crack (ambulant -76%, stationär -18%) oder flüchtige Lösungsmittel (ambulant -62%, stationär -42%) konsumieren als noch 2007. Die Komorbidität mit Buprenorphin scheint allgemein angestiegen zu sein, so besonders mit den Hauptdiagnosen Opioide (ambulant +5%, stationär +73%) und Cannabis (ambulant +42%, stationär +138%). Komorbiditäten mit Barbituraten, MDMA, anderen (untypischen) Halluzinogenen, aber auch Tabak sind über alle Hauptdiagnosegruppen im ambulanten und stationären Bereich rückläufig. Komorbiditäten mit Cannabis sind ebenfalls in allen Bereichen rückläufig seit 2007, mit der Ausnahme, dass alkoholbezogene Hauptdiagnosen im ambulanten Bereich heute häufiger mit Cannabiskonsum assoziiert sind als noch 2007. Der Rückgang der Komorbiditäten mit MDMA könnte damit zusammenhängen, dass die Substanz weniger verfügbar geworden ist, oder aus anderen Gründen vermehrt die chemisch einfachere Substanz „Speed" und andere Stimulanzien missbraucht werden. Der Rückgang der Derivate der Barbitursäure dürfte darauf zurückzuführen sein, dass nunmehr modernere Psychopharmaka zur Verfügung stehen, die wirksamer, aber nebenwirkungsärmer sind. Der Rückgang der Komorbiditäten mit Cannabis dürfte damit zu tun haben, dass der Höhepunkt in der Prävalenz des Cannabiskonsums vor 10-15 Jahren lag und mit einer Latenzzeit von etwa 10 Jahren in der Suchthilfelandschaft angekommen und damit wieder im Abnehmen begriffen sein dürfte.

Deutliche Veränderungen im Störungsbild bzw. der in Therapie kommenden Klientel scheinen beim pathologischen Glücksspiel zu verzeichnen sein. Eine besondere Zunahme der Komorbidität zeigt sich zwischen pathologischem Glücksspiel und Amphetaminkonsum (ambulant +30%; stationär +225%), wobei hier besonders MDMA eine Rolle zu spielen scheint. Außerdem geben Personen mit Störungen aufgrund von pathologischem Glücksspiel zunehmend auch den Konsum von Cannabis (ambulant +45%, stationär +36%) an. Dies könnte darauf zurückzuführen sein, dass in den letzten Jahren zunehmend eine jüngere Subgruppe pathologischer Spieler in Behandlung kommt, was sich auch in einer Reduktion des Durchschnittsalters dieser Hauptdiagnosegruppe verdeutlicht. Möglicherweise handelt es sich bei dieser Gruppe vermehrt auch um jene pathologischen Spieler, die vornehmlich im Internet Glücksspiel betreiben, da an öffentlichen Spielorten Cannabiskonsum schwieriger als im privaten Bereich zu praktizieren ist.

In Bezug auf das mittlere Alter der Patienten ist es seit 2007 nur zu geringfügigen Veränderungen gekommen, sodass sich keine der Patientengruppen im ambulanten und stationären Bereich um mehr als 6% hinsichtlich des Alters verändert hat. Im Vergleich zu 2007 zeigen sich bei Opioiden (ambulant +6%; stationär +6%), Cannabis (ambulant +2%; stationär +5%), Kokain (+4%; stationär +2%), Stimulanzien (ambulant +4%; stationär +4%) und Alkohol (ambulant +1%; stationär +2%) Zunahmen des durchschnittlichen Alters, während im Bereich des pathologischen Glücksspiels (ambulant -1%; stationär -1%) eine leichte Reduktion des durchschnittlichen Alters zu verzeichnen ist. Die Reduktion des mittleren Alters der pathologischen Spieler ist vor allem auf eine deutliche Erhöhung des Anteils der bis 24-Jährigen zurückzuführen, was darauf hindeuten könnte, dass neue Spielangebote (Internet-Casinos, „kleines Glücksspiel") Jüngere zunehmend besser erreichen (oder diese Altersgruppe aus anderen Gründen eine höhere Therapiewahrscheinlichkeit aufweist). Die Erhöhung des Durchschnittsalters bei allen anderen Hauptdiagnosegruppen könnte ein Hinweis darauf sein, dass ungefähr im letzten Jahrzehnt eine Abnahme der Neuerkrankungsrate (Inzidenz) stattgefunden hat. Mit letzter Sicherheit lassen sich solche Veränderungen nur anhand von Inzidenzschätzungen belegen, die auch die für eine Substanz typische Latenzperiode zwischen Erkrankung und Therapieinanspruchnahme ins Kalkül ziehen. Mit hoher Wahrscheinlichkeit kann aber angenommen werden, dass zunehmendes Durchschnittsalter auf eine Inzidenzreduktion in der näheren Vergangenheit (ca. eine Dekade) hindeutet.

Der Beziehungsstatus der untersuchten Patientengruppen weist im zeitlichen Verlauf seit 2007 kaum relevante Veränderungen auf. Lediglich bei pathologischem Spielen hat der Anteil der Personen in festen Beziehungen im ambulanten Bereich seit 2007 um 6% abgenommen, was mit der angesprochenen Altersreduktion in dieser Patientengruppe korrespondiert. Im stationären Bereich liegen noch geringere prozentuale Differenzen (±3%) für Alkohol, Kokain, Stimulanzien und pathologisches Glücksspiel vor. Lediglich opioid- (+12%) und cannabisbezogene (+19%) Störungen weisen eine Zunahme der Patienten auf, die sich in festen Beziehungen befinden, was auch mit der Zunahme des durchschnittlichen Alters in diesen Patientengruppen zusammenhängen könnte.

Im zeitlichen Verlauf seit 2007 ist der Anteil der Erwerbslosen zum Teil deutlich gestiegen. Besonders bei pathologischem Glücksspiel (ambulant +22%; stationär +28%), Stimulanzien (ambulant +12%; stationär +20%), Kokain (ambulant +8%; stationär +11%), Cannabis (ambulant +12%; stationär +7%) und Opioiden (ambulant +6%; stationär +8%). Lediglich bei alkoholbezogenen Störungen ist der Anstieg der Erwerbslosen seit 2007 etwas geringer (ambulant -1%; stationär +5%).

Im zeitlichen Verlauf seit 2007 hat sich die Behandlungsdauer leicht verändert. Im ambulanten Bereich kam es zu einer Verkürzung der Therapien bei Alkohol (-3,4%) und pathologischem Glücksspiel (-8,1%), während eine längere Behandlung bei den illegalen Substanzen Opioide (+7,8%), Cannabis (+1,4%), Kokain (+1,7%) und Stimulanzien (+4,7%) zu beobachten ist. Im stationären Bereich zeigt sich im zeitlichen Verlauf seit 2007 eine Verringerung der durchschnittlichen Therapiedauer für alle Störungsgruppen.

Die deutlichste Verkürzung der durchschnittlichen Therapiedauer fanden sich bei Kokain (-8,7%) und Cannabis (-6,9%). Geringere, aber auch negative Veränderungen der Therapiedauer traten bei Alkohol (-2,8%), Opioiden (-2,4%), Stimulanzien (-0,5%) und pathologischem Glücksspiel (-1,7%) zu Tage.

Im zeitlichen Verlauf seit 2007 sind nur geringe Veränderungen hinsichtlich der Planmäßigkeit der Beendigung zu beobachten. Im ambulanten und stationären Bereich ist störungsübergreifend eine leichte Verbesserung zu sehen, d.h. ein höherer Anteil an Personen mit planmäßiger Veränderung zu verzeichnen. Im ambulanten Bereich haben sich die Raten unplanmäßiger Beender vor allem bei Alkohol (-8%) und Kokain (-7%) reduziert. Im stationären Bereich ist eine Reduktion der unplanmäßigen Beender bei allen Substanzen deutlich (Alkohol -10%; Opioide -9%; Cannabis -6%; Kokain -2%; pathologisches Glücksspiel -18%). Der Zusammenhang zwischen Planmäßigkeit der Beendigung und dem Behandlungserfolg weist im zeitlichen Verlauf seit 2007 eine hohe Stabilität auf. Leichte Veränderungen dieser Struktur fanden sich im ambulanten Bereich darin, dass der Anteil der Personen mit negativem Ergebnis unter den unplanmäßigen Beendern etwas zugenommen hat (+9%), während der Anteil der positiven Ergebnisse unter den unplanmäßigen Beendern etwas abgenommen hat (-6%). Dies spricht für eine Verstärkung dieses Zusammenhangsmusters zwischen Planmäßigkeit und Therapieerfolg im ambulanten Bereich. Im stationären Bereich zeigten sich geringere Veränderungen dieser Zusammenhangsstruktur als im ambulanten Bereich. Lediglich der Anteil an positiven Ergebnissen unter den unplanmäßigen Beendern hat seit 2007 zugenommen (+13%). Diese Veränderung spricht für eine Schwächung des Zusammenhangsmusters zwischen Planmäßigkeit und Therapieerfolg im stationären Bereich.

Literatur

Bauer, C.; Hildebrandt, A.; Wegmann, L.; Sonntag, D. (2009): Patienten mit alkoholbezogenen Störungen: Analyse soziodemographischer und behandlungsbezogener Daten der Deutschen Suchthilfestatistik 2007. In: Sucht, 55 (Sonderheft 1), 35-42

Bauer, C.; Sonntag, D.; Hildebrandt, A.; Bühringer, G.; Kraus, L. (2009): Studiendesign und Methodik der Suchthilfestatistik 2007. In: Sucht, 55 (Sonderheft 1), 6-14

Deutsche Hauptstelle für Suchtfragen (Hrsg.) (2008): Deutscher Kerndatensatz zur Dokumentation im Bereich der Suchtkrankenhilfe (KDS). Definitionen und Erläuterungen zum Gebrauch. Hamm. Internet: http://www.dhs.de/makeit/cms/cms_upload/dhs/kds_manual_ev_080623.pdf, Zugriff: 29.09.2010

Dilling, H.; Mombour, W.; Schmidt, M.H. (Hrsg.) (2009): Internationale Klassifikation psychischer Störungen. ICD-10 Kapitel V (F) Klinisch diagnostische Leitlinien. Bern: Huber.

Hildebrand, Anja et al. (2009): Versorgung Suchtkranker in Deutschland: Ergebnisse der Suchthilfestatistik 2007. In: Sucht, 55 (Sonderheft 1), 15-34.

Pfeiffer-Gerschel, Tim et al. (2010): Jahresstatistik 2008 der professionellen Suchtkrankenhilfe. In: Deutsche Hauptstelle für Suchtfragen (Hrsg.): Jahrbuch Sucht 2010. Geesthacht: Neuland. 165-188.

Sonntag, Dilek; Bauer, Christina; Eichmann, Anja (2009): Jahresstatistik der professionellen Suchtkrankenhilfe. In: Deutsche Hauptstelle für Suchtfragen (Hrsg.): Jahrbuch Sucht 2009 Geesthacht: Neuland. 188–207.

3.3 Suchtrehabilitation durch die Rentenversicherung

Ulrike Beckmann, Barbara Naumann

Zusammenfassung

Leistungen der Deutschen Rentenversicherung zur stationären und ambulanten Rehabilitation Suchtkranker werden im zeitlichen Verlauf, geschlechtsspezifisch und nach wesentlichen soziodemografischen und rehabezogenen Merkmalen dargestellt. Die Inanspruchnahme zeigt einen relativ stetigen Verlauf mit einem leichten Rückgang im Jahr 2010. Der Erfolg der Rehabilitation wird im Hinblick auf die berufliche Integration zwei Jahre nach Suchtrehabilitation untersucht: Der größte Teil der Rehabilitanden verbleibt im Erwerbsleben. Ein weiterer Indikator zur Ergebnisqualität wird in der routinemäßig durchgeführten Rehabilitandenbefragung erhoben. Auch hier gibt es positive Ergebnisse: 83% der Rehabilitanden stellen eine Besserung des allgemeinen Gesundheitszustands nach der Rehabilitation fest. Die Analysen von therapeutischen Leistungsdaten verdeutlichen, dass die Versorgungsrealität in weiten Bereichen den Anforderungen entspricht, allerdings mit erheblichen Unterschieden je nach Reha-Einrichtung.

Abstract

Payments of the German Federal Pension Fund for inpatient and outpatient rehabilitation treatment of substance abuse patients are presented and time course of payments as well as gender-related, sociodemographic and treatment characteristics are specified. Use of services shows a relatively continuous trend with a slight decline in 2010. Positive outcome of rehabilitation treatment will be assessed with regard to work-related integration after 2 years post rehabilitation: The majority of the rehabilitation patients start or continue to work. Another indicator of outcome quality which is routinely investigated, also yields positive results: 83% of rehabilitation patients report improved general health after re-

habilitation treatment. Analyses of therapeutic health insurance data specify that health care provision largely corresponds to health care needs, however, there are significant differences in-between the differents treatment facilities.

Inanspruchnahme von Leistungen der Suchtrehabilitation

Im Jahr 2010 wurden 109.503 Anträge auf Leistungen zur Suchtrehabilitation bei der RV gestellt. Im gleichen Zeitraum wurden 82.164 Leistungen zur medizinischen Rehabilitation Abhängigkeitskranker bewilligt. In Abbildung 1 ist die Entwicklung der Anträge und Bewilligungen seit dem Jahr 2001 dargestellt. Im Zeitverlauf nimmt die Inanspruchnahme von Leistungen zur Suchtrehabilitation im Jahr 2004 deutlich zu. Diese Steigerung ist auf die zusätzliche Erfassung der ambulanten Leistungen in der

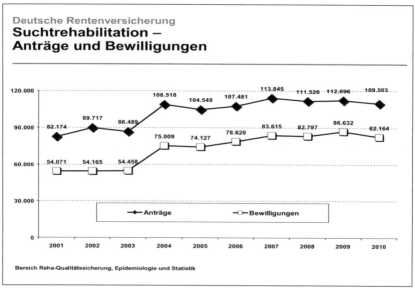

Abbildung 1
Quelle: Deutsche Rentenversicherung, Anträge und Bewilligungen, Suchtrehabilitation im Zeitverlauf (*ab 2004 einschließlich ambulante Rehabilitation).

Statistik zurückzuführen. Im Übrigen zeigt sich ein relativ stetiger Verlauf mit einem leichten Rückgang im Jahr 2010. Die Zahlen der beantragten, bewilligten und abgeschlossenen Leistungen zur Suchtrehabilitation können nicht direkt miteinander verglichen werden, da das Verhältnis durch unterschiedliche Bezugszeiträume, Wartezeiten, mögliche Änderungen der Nichtantrittsquote bzw. unterschiedliche Behandlungsdauern beeinflusst wird (Beckmann, Naumann, 2011). 56.997 Rehabilitationen für Abhängigkeitskranke (entsprechend 6% der 996.154 Leistungen zur medizinischen Rehabilitation der RV insgesamt) wurden stationär (n=46.403) und ambulant (n=10.594) durch die RV im Jahr 2010 durchgeführt.

Die Kosten der Suchtrehabilitation betrugen knapp 500 Mio. Euro und entsprachen damit 17% der Gesamt-Ausgaben für medizinische Rehabilitationsleistungen der RV (3.011 Mio. Euro ohne Übergangsgeld). Abbildung 2 verdeutlicht, dass bis zum Jahr 2007 die Zahl der durchgeführten ambulanten Suchtrehabilitationen fast ständig zugenommen hat, seither mit 10,4 bis 10,8 Tsd. Fällen relativ konstant ist. Im Jahr 2010 wurde

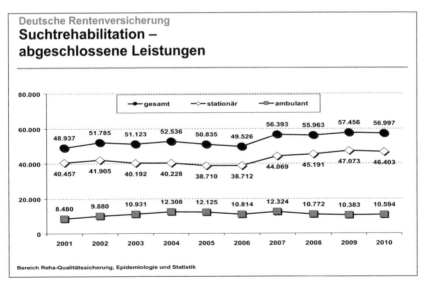

Abbildung 2
Quelle: Deutsche Rentenversicherung, abgeschlossene Leistungen der ambulanten und stationären Suchtrehabilitation im Zeitverlauf.

Tab. 1: Leistungen nach Suchtmittel und Geschlecht

Männer	2001	2002	2003	2004	2005	2006	2007	2008	2009	2010
Leistungen zur Sucht-Rehabilitation	39.041	41.059	40.341	41.104	39.615	38.148	43.585	43.601	44.730	44.167
Alkohol	75%	74%	74%	74%	72%	69%	68%	68%	67%	67%
Drogen	19%	19%	18%	18%	20%	21%	21%	21%	22%	21%
Mehrfach-abhängig	6%	7%	8%	8%	8%	9%	10%	11%	11%	11%
Medikamente	0%	0%	0%	0%	0%	0%	0%	0%	0%	0%

Frauen	2001	2002	2003	2004	2005	2006	2007	2008	2009	2010
Leistungen zur Sucht-Rehabilitation	9.896	10.726	10.782	11.432	11.220	11.378	12.808	12.362	12.726	12.830
Alkohol	80%	79%	80%	81%	80%	80%	79%	76%	77%	77%
Drogen	13%	13%	13%	11%	13%	13%	13%	14%	15%	14%
Mehrfach-abhängig	5%	5%	5%	5%	5%	6%	7%	8%	7%	7%
Medikamente	2%	2%	2%	2%	2%	2%	2%	2%	1%	2%

Quelle: Deutsche Rentenversicherung, abgeschlossene Leistungen der Suchtrehabilitation nach Geschlecht und Suchtmittel im Zeitverlauf.

knapp ein Fünftel der Entwöhnungsbehandlungen ambulant durchgeführt.

Die Tabelle 1 zeigt die Leistungen zur Suchtrehabilitation aufgegliedert nach Suchtmitteln für Männer und Frauen. Der Anteil der alkoholabhängigen Rehabilitanden sank im Zeitraum 2001 bis 2010 von 76% (2001: Männer 75%, Frauen 80%) auf 70% (2010: Männer 67%, Frauen 77%). Als zweithäufigste Diagnose wird in 20% der Fälle im Jahr 2010 (Männer 21%, Frauen 14%) eine Drogenabhängigkeit angegeben. Mehrfach- bzw. Medikamentenabhängigkeit sind eher selten der Grund für eine Entwöhnungsbehandlung durch die Rentenversicherung.

1. Ausgewählte Merkmale alkoholabhängiger Rehabilitanden im Jahr 2009

Die folgenden Angaben beziehen sich auf im Jahr 2009 abgeschlossene Rehabilitationen der RV in einer stationären oder ganztägig ambulanten Reha-Einrichtung für Abhängigkeitskranke (n=41.493). Das Durchschnittsalter der Männer lag bei 40 Jahren. Die Frauen waren im Durchschnitt etwa 42 Jahre alt. Der überwiegende Teil (Männer: 61%, Frauen: 64%) beendete die Rehabilitation regulär, jeder Vierte jedoch vorzeitig (Männer: 27%, Frauen: 28%). Erwerbstätig vor der Rehabilitation waren 47% der Männer und 51% der Frauen. Knapp drei Viertel der erwerbsfähigen Rehabilitanden waren in den letzten 12 Monaten vor der Rehabilitation arbeitsunfähig. 82% der weiblichen und sogar 87% der männlichen Rehabilitanden wurden jedoch als arbeitsfähig entlassen.

Das Leistungsvermögen in der letzten beruflichen Tätigkeit wurde bei 84% der Rehabilitandinnen und bei 94% der Rehabilitanden mit 6 Stunden und mehr angegeben, das Leistungsvermögen auf dem allgemeinen Arbeitsmarkt wird definitionsgemäß noch höher eingeschätzt. Insgesamt zeigen sich im Hinblick auf die soziodemografischen und erwerbsbezogenen Merkmale deutliche Unterschiede zwischen Männern und Frauen.

Tab. 2a: Soziodemografische und reha-bezogene Merkmale I – Entwöhnungsbehandlungen 2009 (Frauen n=8.972, Männer n=32.521)

	Frauen	Männer
Alter		
18 – 29 Jahre	18%	22%
30 – 39 Jahre	20%	26%
40 – 49 Jahre	37%	32%
50 – 59 Jahre	22%	19%
60 Jahre und älter	2%	1%
Durchschnittsalter	41,9 Jahre	40,0 Jahre
Familienstand		
Ledig	33%	41%
Verheiratet	43%	36%
Geschieden/verwitwet	24%	23%
Entlassungsform		
Regulär	64%	61%
Vorzeitig	28%	27%
Disziplinarisch	5%	8%
Verlegt	2%	2%
Wechsel in andere Reha-Form	2%	3%
Gestorben	0%	0%
Arbeit vor Antragstellung		
Nicht erwerbstätig	18%	13%
Ganztags ohne Wechselschicht	24%	35%
Ganztags mit Wechselschicht	5%	7%
Ganztags mit Nachtschicht	2%	3%
Teilzeitarbeit weniger als die Hälfte der üblichen Arbeitszeit	4%	1%
Teilzeitarbeit mehr als die Hälfte der üblichen Arbeitszeit	10%	1%
Ausschließlich Hausfrau/ Hausmann	5%	0%
Arbeitslos i. S. SGB III	31%	40%

Quelle: Deutsche Rentenversicherung, Reha-Entlassungsberichte 2009, Reha-Einrichtungen für stationäre und ganztägig ambulante Entwöhnungsbehandlungen.

Tab. 2b: Soziodemografische und reha-bezogene Merkmale II – Entwöhnungsbehandlungen 2009 (Frauen n=8.972, Männer n=32.521)

	Frauen	Männer
Stellung im Beruf		
Nicht erwerbstätig	20%	10%
Auszubildender	3%	3%
Ungelernter Arbeiter	20%	23%
Angelernter Arbeiter	6%	10%
Facharbeiter	19%	40%
Meister, Polier	0%	1%
Angestellter	30%	11%
Selbständiger	2%	2%
Arbeitsunfähigkeit vor Reha		
Keine AU-Zeiten innerhalb von 12 Monaten vor Reha	26%	30%
Bis unter 3 Mon. AU	47%	51%
3 bis unter 6 Mon. AU	13%	10%
6 und mehr Mon. AU	14%	9%
Arbeitsfähigkeit bei Entlassung		
Arbeitsfähig	82%	87%
Arbeitsunfähig	18%	13%
Leistungsfähigkeit (letzte berufliche Tätigkeit)		
6 Stunden und mehr	84%	94%
3 bis unter 6 Stunden	4%	2%
unter 3 Stunden	12%	4%
Leistungsfähigkeit (allgemeiner Arbeitsmarkt)		
6 Stunden und mehr	91%	95%
3 bis unter 6 Stunden	4%	2%
unter 3 Stunden	5%	3%

Quelle: Deutsche Rentenversicherung, Reha-Entlassungsberichte 2009, Reha-Einrichtungen für stationäre und ganztägig ambulante Entwöhnungsbehandlungen.

2. Sozialmedizinischer 2-Jahres-Verlauf nach Suchtrehabilitation

Durch die Zusammenführung von Leistungs- und Versicherungsdaten kann personenbezogen der sozialmedizinisch relevante Verlauf nach einer Rehabilitation dargestellt werden (Deutsche Rentenversicherung Bund, 2011).

Abbildung 3 zeigt den 2-Jahres-Verlauf für Rehabilitanden, die im Jahr 2006 eine stationäre oder ganztägig ambulante Entwöhnungsbehandlung beendet haben. 90% dieser Gruppe sind im Beobachtungszeitraum im Erwerbsleben verblieben, dabei wurden durchschnittlich 9 Monatsbeiträge aus versicherungspflichtiger Beschäftigung und 10 Monate wegen Arbeitslosigkeit entrichtet. 6% der Rehabilitanden erhielten eine Erwerbsminderungsrente. Die für diese Altersgruppe (Durchschnittsalter 41 Jahre) erheb-

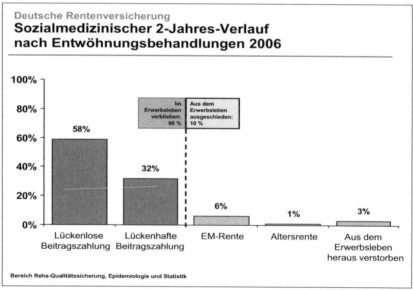

Abbildung 3
Quelle: Deutsche Rentenversicherung, sozialmedizinischer Verlauf in Bezug auf die berufliche Integration zwei Jahre nach stationärer und ganztägig ambulanter Entwöhnungsbehandlung im Jahr 2006, (n= 27.134, Durchschnittsalter 41 Jahre) pflichtversichert bei Antragstellung.

liche Sterblichkeit von 3% pro Jahr entspricht in etwa dem generell höheren Sterberisiko der Alkoholkranken.

3. Qualitätssicherung der Suchtrehabilitation

Umfassende Aktivitäten der Rentenversicherung zur Reha-Qualitätssicherung begannen im Jahr 1994. Seither werden neue Erhebungsinstrumente entwickelt und bestehende an die aktuellen Bedingungen angepasst (Klosterhuis et al., 2010). Die umfängliche Berichterstattung an die Reha-Einrichtungen wird durch indikationsbezogene Bewertungen und Vergleichsanalysen ergänzt (Beckmann et al., 2009). Aktuell sind Bewertungskennzahlen zur Versorgungsqualität aus den Routinedatenbeständen in das Qualitätssicherungsprogramm integriert worden (vgl. Kap. 4.3). Alle aktuellen Instrumente und weiteren Informationen zur Reha-Qualitätssicherung der RV sind veröffentlicht im Internet unter www.deutsche-renten versicherung.de, Rubrik: Rehabilitation, Reha-Qualitätssicherung.

3.1 Aus Sicht der Betroffenen

Seit vielen Jahren werden Rehabilitanden der RV 8 bis 12 Wochen nach Abschluss der Reha-Maßnahme zu folgenden Bereichen befragt: Zur Rehabilitation, zu den gesundheitlichen Beschwerden, den gesundheitsbedingten Einschränkungen im Beruf und Alltag, den Lebensgewohnheiten, zur Erwerbstätigkeit, dem Leistungsvermögen und zu Rentenanträgen (Widera, 2010). 76% der im ersten Halbjahr 2009 befragten Abhängigkeitskranken (n=3.442) beurteilten die Suchtrehabilitation insgesamt als gut oder sehr gut. Abbildung 4 gibt einen Überblick über die Anteile der 2.602 befragten Rehabilitanden und 840 Rehabilitandinnen mit Angabe einer überwiegenden Besserung in verschiedenen Problembereichen. Der subjektive Behandlungserfolg wurde zwischen 46% (Männer: 43%; Frauen: 52%) bei „Medikamentenkonsum" und 83% „allgemeiner Gesundheitszustand" angegeben. Hierbei ist zu beachten, dass sich die Anteile jeweils nur auf die Rehabilitanden und Rehabilitandinnen beziehen, die auch über Probleme in den entsprechenden Bereichen berichtet hatten.

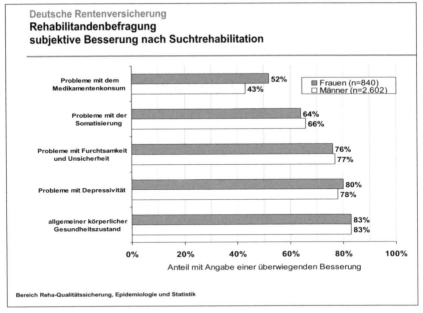

Abbildung 4
Quelle: Deutsche Rentenversicherung, Rehabilitandenbefragung zum subjektiven Behandlungserfolg (n=3.442), Rehabilitation in Sucht-Einrichtungen im 1. Halbjahr 2009.

3.2 Aus Sicht der Fachkollegen

In einem Peer Review-Verfahren überprüfen Fachkollegen die Prozess- und Ergebnisqualität anhand von Reha-Entlassungsberichten und individuellen Therapieplänen (Baumgarten, Klosterhuis, 2007). Bewertet werden qualitätsrelevante Bereiche (Anamnese, Diagnostik, Therapieziele/Therapie, klinische Epikrise, sozialmedizinische Epikrise, weiterführende Maßnahmen und Nachsorge) und den gesamten Reha-Prozess. Im Peer Review des Jahres 2011 wurden 3.375 Fälle – Rehabilitation im Jahr 2010 – aus 204 Sucht-Einrichtungen von 168 Peers geprüft. Der Bereich „weiterführende Maßnahmen und Nachsorge" war bei der Analyse mit nur 11% substanziellen Mängeln am besten bewertet, der Bereich „sozialmedizinische Epikrise" mit 20% am schlechtesten. Insgesamt zeigte sich jedoch eine ebenso gute Bewertung wie bei der Vorerhebung. In früheren Peer Review-

3.3 Suchtrehabilitation durch die Rentenversicherung

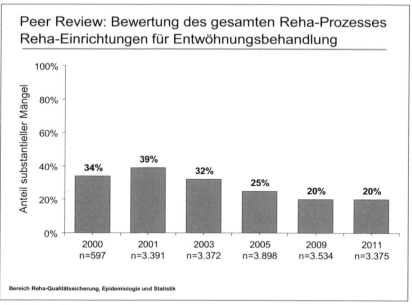

Abbildung 5
Quelle: Deutsche Rentenversicherung, Peer Review-Verfahren, Sucht-Einrichtungen, 2000 - 2011.

Verfahren wurden deutlich häufiger substanzielle Mängel bei der Bewertung durch die Fachkollegen gesehen, wie Abbildung 5 exemplarisch für den Bereich „gesamter Reha-Prozess" zeigt.

3.3 Bewertung der therapeutischen Versorgung anhand von Leistungsdaten

Neben den explizit für die Qualitätssicherung erhobenen Daten (Rehabilitandenbefragung, Peer Review) können auch die Routinedaten der RV zur Qualitätsbewertung genutzt werden, z. B. die in den Reha-Entlassungsberichten anhand der Klassifikation therapeutischer Leistungen in der medizinischen Rehabilitation (KTL) erfassten Leistungsdaten (Zander, Beckmann, 2010).

Tabelle 3 zeigt die therapeutische Versorgung abhängigkeitskranker Rehabilitanden in stationären und ganztägig ambulanten Entwöhnungseinrichtungen. Fast jeder der stationären Rehabilitanden erhält Leistungen der Psychotherapie, klinischen Sozialarbeit und -therapie sowie Information, Motivation, Schulung. Der Anteil behandelter Rehabilitanden liegt zwar in der ganztägig ambulanten Rehabilitation in fast allen Therapiebereichen niedriger als in der stationären, die durchschnittliche Dauer der Reha-Leistung jedoch höher. So dauert die Psychotherapie pro Woche in der ganztä-

Tab. 3: Therapeutische Versorgung (KTL) Entwöhnungsbehandlungen 2009

		Anteil behandelter Rehabilitanden		Dauer der Reha-Leistungen (Stunden pro Woche)	
		ganztägig ambulante Reha n =513	stationäre Reha n = 17.091	ganztägig ambulante Reha	stationäre Reha
A	Sport- und Bewegungstherapie	84%	88%	2,1	2,0
B	Physiotherapie	3%	28%	0,2	0,4
C	Information, Motivation, Schulung	87%	97%	2,0	1,6
D	Klinische Sozialarbeit, Sozialtherapie	90%	95%	3,3	1,5
E	Ergotherapie, Arbeitstherapie und andere funktionelle Therapien	83%	88%	5,4	6,2
F	Klinische Psychologie, Neuropsychologie	87%	81%	3,1	1,6
G	Psychotherapie	91%	97%	9,8	7,1
H	Reha-Pflege	20%	31%	0,6	0,3
K	Physikalische Therapie	15%	37%	0,5	0,4
L	Rekreationstherapie	68%	64%	1,5	1,3

Quelle: Deutsche Rentenversicherung, therapeutische Leistungen, Reha-Entlassungsberichte 2009 mit mind. einem gültigen KTL-Code, Mindestaufenthaltsdauer 2 Tage (n=17.604), Reha-Einrichtungen für stationäre und ganztägig ambulante Entwöhnungsbehandlungen.

gig ambulanten Rehabilitation durchschnittlich fast 10 Stunden, in der stationären nur etwa 7 Stunden. Die beiden Reha-Formen zeigen insgesamt unterschiedliche Behandlungsmuster, die allein durch ein spezifisches Patientenklientel nicht zu erklären sind.

Um Reha-Einrichtungsvergleiche zu ermöglichen wurden Bewertungskennzahlen, die einen orientierenden Rahmen der Leistungserbringung vorgeben, entwickelt. In die Bewertung der therapeutischen Versorgung gehen drei Kennzahlen (Leistungsmenge, -dauer, -verteilung) ein. Sie bilden den Qualitätsindikator, der einrichtungsbezogen als Qualitätspunktewert analysiert und dem durchschnittlichen Ergebnis der Vergleichsgruppe gegenüber gestellt wird. 66 Reha-Einrichtungen für Abhängigkeitskranke erreichen durchschnittlich 74 von 100 möglichen Qualitätspunkten. Die Ergebnisse der einzelnen Reha-Einrichtungen variieren von 68 bis 82 Qualitätspunkten.

3.4 Reha-Therapiestandards Alkoholabhängigkeit

Im Rahmen des Reha-Leitlinienprogramms der RV sind in Zusammenarbeit mit wissenschaftlichen Instituten evidenzbasierte Reha-Therapiestandards entwickelt worden, auch für die Rehabilitation Alkoholabhängigkeitskranker (Köhler, Schmidt, Soyka 2007). Reha-Leistungsbereiche werden zu sogenannten evidenzbasierten Therapiemodulen „ETM" zusammengefasst. Die Qualität der rehabilitativen Versorgung wird anhand der Dauer und Häufigkeit der durchgeführten Therapien (KTL-Codierungen) bewertet (Lindow, Kranzmann, Klosterhuis, 2011). In Tabelle 4 sind Analysen von KTL-Daten aus dem Jahr 2010 im Vergleich zu den in den Reha-Therapiestandards geforderten Mindestanteilen entsprechend zu behandelnder Rehabilitanden dargestellt. Insgesamt stellt sich die Versorgungssituation recht positiv dar, vor allem bei den Rehabilitandinnen. Ein Teil der in den evidenzbasierten Therapiemodulen festgelegten Mindestanforderungen wurde bereits im Jahr der Implementierung der Therapiestandards (2009) erfüllt. Im Jahr 2010 zeigt sich in der Gesamtgruppe eine weitere Verbesserung, hier ist jedoch von einer erheblichen Einrichtungsvarianz auszugehen.

Tab. 4: Reha-Therapiestandards Alkoholabhängigkeit – Anforderungen und Versorgungsrealität Jahr 2010

ETM	Bezeichnung	Mindestanteil entsprechend zu behandelnder Rehabilitanden	Mindestanforderungen erfüllt	
			Frauen n=2.897	Männer n=6.507
1	Allgemeine Psychotherapie bei Alkoholabhängigkeit	90%	66%	59%
2	Indikative Therapien: themenzentrierte Interventionen zur psychischen Komorbidität	30%	58%	54%
3	Indikative Therapien: Förderung von psychosozialer Kompetenz	50%	68%	68%
4	Angehörigenorientierte Interventionen	25%	21%	12%
5a	Arbeitsbezogene Leistungen für Arbeitslose (Frauen n = 752, Männer n = 2.773)	90%	71%	73%
5b	Arbeitsbezogene Leistungen für Rehabilitanden mit Arbeit und Nicht-Erwerbstätige	50%	75%	72%
6	Tabakentwöhnung	10%	10%	12%
7	Entspannungstraining	40%	52%	42%
8	Sport- und Bewegungstherapie	70%	80%	79%
9	Gesundheitsbildung und Schulung	80%	72%	68%
10	Ernährungsschulung und -beratung	80%	61%	54%
11	Gestalterische Ergotherapie, Künstlerische Therapien und Freizeitgestaltung	70%	52%	42%
12	Förderung sozialer Integration: Ergotherapie	10%	19%	21%
13a	Arbeitsbezogene Leistungen: Klinische Sozialarbeit für Arbeitslose (Frauen n = 752, Männer n = 2.773)	90%	57%	54%
13b	Arbeitsbezogene Leistungen: Klin. Sozialarbeit für Rehabilitanden mit Arbeit u. Nicht-Erwerbstätige	90%	70%	68%
14	Förderung sozialer Integration: Klinische Sozialarbeit	50%	74%	68%

Quelle: Deutsche Rentenversicherung, Reha-Entlassungsberichte, stationäre und ganztägige ambulante Rehabilitation im Jahr 2010, Erstdiagnose Alkoholabhängigkeitssyndrom, Behandlungsdauer 78 bis 142 Tage.

3.5 Weitere Qualitätssicherungsaktivitäten

Neben den beschriebenen Instrumenten zur Prozess- und Ergebnisqualität wird im Rahmen der Reha-Qualitätssicherung der RV regelmäßig eine Strukturerhebung zu den baulichen, technischen und personellen Rahmenbedingungen durchgeführt. Die Strukturerhebungsdaten werden zur Bewertung der Strukturqualität anhand der für den Bereich der RV definierten Anforderungen analysiert (Deutsche Rentenversicherung Bund, 2010). Derzeit werden die Erhebungsbogen an die Entwicklung der personellen Veränderungen auf Grund des Bologna-Prozesses angepasst.

Das QS-Instrumentarium wird durch strukturierte Dialoge mit der Leitung und den Mitarbeitern der Reha-Einrichtung sowie den Patienten „vor Ort" ergänzt (Klosterhuis et al., 2010). Hierbei handelt es sich um Visitationen von ärztlichen und Verwaltungsmitarbeitern der RV-Träger, einerseits um weitere Informationen über die Leistungen zu erhalten und andererseits um die Reha-Einrichtungen zu beraten.

Literatur

Baumgarten, E.; Klosterhuis, H. (2007): Aktuelles aus der Reha-Qualitätssicherung: Peer Review-Verfahren ausgewertet – bessere Reha-Qualität, aber deutliche Unterschiede zwischen Reha-Einrichtungen. In: RVaktuell, 54(5), 152-154.

Beckmann, Ulrike; Naumann, Barbara (2011): Statistische Auswertungen. In: Deutsche Rentenversicherung Bund (Hrsg.): Sozialmedizinische Begutachtung für die gesetzliche Rentenversicherung. 7. aktualisierte Auflage. Berlin. 115-129.

Beckmann, Ulrike (et al.) (2009): Aktuelle Ergebnisse aus der Qualitätssicherung der Sucht-Rehabilitation. In: Sucht aktuell, 16(2), 29-34.

Deutsche Rentenversicherung Bund (Hrsg.) (2010): Strukturqualität von Reha-Einrichtungen – Anforderungen der Deutschen Rentenversicherung – Stationäre medizinische Reha-Einrichtungen. Berlin.

Deutsche Rentenversicherung Bund (Hrsg.) (2011): Reha-Bericht, Update 2011. Die medizinische und berufliche Rehabilitation der Rentenversicherung im Licht der Statistik.Berlin.

Klosterhuis, Here et al. (2010): Ein aktueller Überblick zur Reha-Qualitätssicherung der Rentenversicherung. In: Die Rehabilitation, 49, 356-367.

Köhler, Joachim; Schmidt, Peggy; Soyka, Michael (2007): Leitlinie für die stationäre Rehabilitation bei Alkoholabhängigkeit – Aktueller Stand der Umsetzung. In: Sucht aktuell, 14(1), 31-34.

Lindow, Berthold; Kranzmann, Angela; Klosterhuis, Here (2011): Aktuelles zur Qualität der Sucht-Rehabilitation – wie groß sind die Einrichtungsunterschiede? In: Sucht aktuell, 18 (1), 6-14.

Widera, T. (2010): Aktuelles aus der Reha-Qualitätssicherung – neue Ergebnisse der Rehabilitandenbefragung. In: RVaktuell, 57(4), 153-159.

Zander J.; Beckmann U. (2010): Ausmaß und Struktur von dokumentierten Leistungen (KTL) zu Information, Motivation und Schulung während der medizinischen Rehabilitation. In: DRV-Schriften, 88, 43-46.

4 Aktuelle Themen

4.1 Suchtmittelkonsum und Prostitution in Deutschland

Christina Rummel

Zusammenfassung

Frauen und Männer, die sich für Geld verkaufen, tun dies selten aus Lust am Geschäft, sondern meist aus Zwang und blanker Not. Oftmals geht der Verkauf des eigenen Körpers mit dem Konsum psychoaktiver Substanzen einher: Sei es, um durch die Prostitution die Sucht zu finanzieren oder um durch den Suchtmittelkonsum die Situation erträglich zu machen. Doch trotz der offensichtlich prekären Lage der Betroffenen wird dem Thema weder in der Öffentlichkeit noch auf politischer Ebene angemessene Beachtung geschenkt. Die letzte größere Aufmerksamkeit erlangten die schätzungsweise 400.000 in Deutschland lebenden Prostituierten im Jahr 2002 zur Einführung des Prostitutionsgesetzes. Doch das Medienecho ist längst verhallt, das Gesetz ging an der Lebensrealität der Betroffenen vorbei. Der folgende Artikel soll die weiterhin menschenunwürdige Situation Suchtmittel konsumierender Prostituierter ins Gedächtnis rufen. Er soll Aufschluss geben über Merkmale der professionellen Prostitution und Beschaffungsprostitution sowie die Lebensbedingungen und belastenden Erfahrungen der Betroffenen. Ebenso wie die nicht vorhandene öffentliche Debatte ist auch die Datenlage zu Suchtmittel konsumierenden Prostituierten in Deutschland äußerst defizitär. Nichtsdestotrotz benötigen Hilfe suchende Betroffene – ob sie nun Suchtmittel konsumieren oder nicht – maßgeschneiderte und niedrigschwellige Angebote. Positive Beispiele finden sich vor allem in den Großstädten.

Abstract

Women and men who prostitute themselves less do so because of the pleasure of business but rather of compulsion and misery. Prostitution is often attended by drug consumption: Be it to finance the addiction by prostitution or to make the situation somewhat bearable. But despite the obvious plight of the affected, neither in public nor at political level the subject is given adequate attention. The last substantial attention to the estimated 400.000 prostitutes was drawn in 2002 when the Prostitution Act (ProstG) was passed. But the media coverage has faded away long ago, the law missed the reality of life for the affected. The following article is supposed to commemorate the inhumane situation of drug taking prostitutes. It will provide information regarding the features of professional prostitution and prostitution for the procurement of drugs as well as living conditions and stressful experiences of those affected. As well as the non-existent public debate, data on drug consuming prostitutes in Germany is extremely poor. Nonetheless help-seeking prostitutes – whether they are taking drugs or not – need low threshold offers. Good examples mainly exist in big cities.

Einleitung

„*Verachtet und ignoriert, doppelt stigmatisiert – Drogenprostituierte leben am Rande der Gesellschaft*" (Wüst, 2008, S. 84).

Die Situation der in Deutschland lebenden Suchtmittel konsumierenden Prostituierten ist mit „prekär" noch vorsichtig umschrieben. Allein der Begriff Prostitution, der über das Alltagsverständnis der „gewerbsmäßige[n] Ausübung des Geschlechtsverkehrs" hinaus „Herabwürdigung, öffentliche Preisgabe, Bloßstellung" bedeutet (Duden, 1974, S. 597), nimmt eine moralisch wertende Sichtweise vorweg. De jure galt Prostitution bis zum Jahr 2000 als „sittenwidriges Verhalten" (Bergdoll, Wurms, 2008, S. 672). Doch weder die verklärende Zusprechung eines „Plüsch- und Rotlichtzaubers" (Zeit, 2009) noch die plakative Anschauung, es handele sich bei Prostitution um eine Form (modernen?) Sklaverei ist für eine ernsthafte Auseinandersetzung hilfreich. Von der Verurteilung aus religiöser oder sexualmoralischer Überzeugung ganz zu schweigen. Fakt ist: Prostitution ist in all ihren Ausprägungen alltäglich, vollzieht sich jedoch weiterhin im Verborgenen. Neben der überwiegenden Erscheinungsform der weiblichen heterosexuellen Prostitution halten sich auch Jugendliche und junge Männer in der mann-männlichen Prostitutionsszene auf. Diese sind durch das doppelte Tabu (Homosexualität und Prostitution) permanenten Diskriminierungs- und Stigmatisierungsprozessen ausgesetzt (Deutsche AIDS-Hilfe, 2007, S. 8). Menschenhandel, Missbrauch und Gewalt, Zwangsprostitution und Minderjährigenprostitution sind weiterhin dominierende Probleme. Doch die Identifizierung der Betroffenen bleibt schwierig, diese zu einer Aussage vor den Strafverfolgungsbehörden zu bewegen nicht minder (Bundeskriminalamt, 2011, S. 2).

Ein zusätzliches erhebliches gesundheitliches Risiko ist der Konsum psychoaktiver Substanzen. Die ehemalige Familienministerin Rita Süßmuth fasste Ende der 80er Jahre die Situation Suchtmittel konsumierender Prostituierter so zusammen: *„Um die Sucht zu finanzieren, ist die Prostitution notwendig, und um die Prostitution auszuhalten, wird nicht selten zum Suchtmittel gegriffen"* (Brakhoff, 1989, S. 9). Doch ein einfacher Ursache-Wirkungs-Zusammenhang wird weder der Komplexität der biographischen Belastungen noch der aktuellen Lebenswelt und -bedingungen der Suchtmittel konsumierenden Prostituierten gerecht (siehe v.a. Henning, 2008). Der vorliegende Beitrag soll die Situation der Suchtmittel konsumierenden – hier vornehmlich weiblichen – Prostituierten aus der Perspektive der Suchthilfe beleuchten, um daraus abzuleiten, wie die Betroffenen effektiver unterstützt werden müssen.

Statistik

Schätzungen zufolge leben ca. 400.000 weibliche Prostituierte in Deutschland (BMFSFJ, 2010), davon ca. 10% unter 18 Jahren (Bergdoll, Wurms, 2008, S. 675). Exakte Angaben liegen nicht vor. Viele Frauen gehen dieser Tätigkeit nebenbei, gelegentlich oder für einen kurzen Lebensabschnitt nach. Etwa 50-60% arbeiten in Bordellen, ca. 20% auf der Straße, ca. 20-30% als Begleithostessen oder in Privatwohnungen. Der jährliche Umsatz im Prostitutionsgeschäft wird für Deutschland auf etwa 5 Mrd. Euro geschätzt. Gemäß neueren Untersuchungen sank das durchschnittliche Einstiegsalter in die Prostitution auf einen Wert zwischen 12 und 14 Jahren (ebd.). Facheinrichtungen schätzen den Anteil der sich prostituierenden Migrantinnen auf bis zu 50%, wovon die meisten den osteuropäischen Ländern entstammen (BMFSFJ, 2010). Für die Frankfurter Bordellprostitution wird der Anteil deutscher Frauen auf gar nur 4% kalkuliert (Henning, 2008, S. 334ff). Massenprostitution in Verbindung mit Frauenhandel und Sextourismus ist in Ländern der Dritten Welt v.a. auf fehlende alternative Erwerbsmöglichkeiten bzw. die blanke Not zurückzuführen. Teilweise gilt dies auch für osteuropäische Länder seit der Öffnung der Grenzen und dem Zusammenbruch des Wirtschafts- und Gesellschaftssystems. Mehr als 100.000 osteuropäische Frauen gehen nach Schätzungen des BKA allein in Westdeutschland auf den Straßenstrich (Bergdoll, Wurms, 2008, S. 675). Eine Erhöhung des Migrantinnenanteils aufgrund der Reisefreiheit für die osteuropäischen Staaten lässt sich nicht zuverlässig beurteilen. Laut BKA wurden im Jahr 2010 470 Ermittlungsverfahren wegen Menschenhandels zur sexuellen Ausbeutung abgeschlossen, ein Rückgang um 12% zum Vorjahr. Der Großteil der Opfer (85%) stammte aus dem europäischen Raum, wobei rumänische (119 Opfer) und bulgarische (115 Opfer) Staatsangehörige dominierten.

Rechtslage

2002 wurde das Prostitutionsgesetz (ProstG) mit dem Ziel eingeführt, die rechtliche und soziale Situation Prostituierter zu verbessern und das kriminelle Umfeld wirkungsvoller zu bekämpfen. Doch bisher konnten nur wenige Prostituierte davon überzeugt werden, ihre Erwerbstätigkeit sozialversicherungspflichtig anzumelden (BMFSFJ, 2007a, 2010). Nach einer Untersuchung zu den Auswirkungen des ProstG ist für 60% der befragten Prostituierten ein Arbeitsvertrag keine wünschenswerte Option (BMFSFJ, 2007a, S. 15f.). Sie befürchten bei Arbeitsverträgen den Verlust ihrer sexuellen Autonomie sowie ihrer selbst bestimmten Wahl von Arbeitszeit und Ort. Außerdem besteht Sorge vor dem Verlust der Anonymität und den damit verbundenen negativen sozialen Konsequenzen (ebd., S. 17). Als Erfolg wird das seit dem 01.01.2001 in Kraft getretene Infektionsschutzgesetz (IfSG) gewertet (BMJ 2000), da gerade Suchtmittel konsumierende Prostituierte gefährdet sind, sich mit dem HI-Virus oder anderen Infektionskrankheiten zu infizieren (vgl. Guggenbühl, Berger, 2001). Abgeschafft wurden die diskriminierenden Pflichtuntersuchungen, Aufklärung und Prävention stehen im Vordergrund. Die Erfahrungen zeigen, dass sowohl professionell arbeitende Prostituierte, aber auch bei den vielen illegal in der Branche arbeitenden Migrantinnen und in der verbotenen Kinder- und Jugendprostitution für Hygiene und Gesundheitsschutz mehr durch freiwillige Angebote und aufsuchende Beratung zu erreichen ist als mit Zwang (Bergdoll, Wurms, 2008, S. 674).

Merkmale von professioneller Prostitution und Beschaffungsprostitution

In der Prostitution werden sexuelle Dienstleistungen öffentlich angeboten und bezahlt. Prostituierte gehen mit einem größeren Kundenkreis sexuelle Kontakte ein, wobei diese Kontakte flüchtiger und sachlicher Art sind, die bei den sich prostituierenden Frauen eine Kompetenz zur Grenzziehung zwischen den Polen der Intimität und Anonymität voraussetzt (Guggenbühl, Berger, 2001, S. 12; Zurhold, 2005, S.19). Eine scharfe Abgrenzung zwischen professioneller Prostitution und Beschaffungsprostitution (auch Drogenprostitution genannt) ist aufgrund von Überschneidungen der Arbeitsbereiche und Settings schwierig. Zurhold (2005, 19f.) führt acht wesentliche Merkmale der Beschaffungsprostitution auf (vgl. auch Guggenbühl, Berger, 2001, S. 16):

- Der Suchtmittelkonsum ist das Hauptmotiv für die Prostitutionstätigkeit.
- Die Beschaffungsprostitution ist durch einen schnellen Einstieg, flexible Arbeitszeiten, die räumliche Nähe zur Drogenszene und eine hohe Mobilität gekennzeichnet.
- Aufgrund des hohen Finanzbedarfs der Frauen sind Suchtmittel konsumierende Prostituierte für Zuhälter weniger interessant. Die Einnahmen aus der Sexarbeit verbleiben zu 100% bei den Frauen.
- Die Prostitution findet zumeist in Formen der Straßenprostitution statt. Die Straße ist dabei der Ort, an dem die Kontakte hergestellt werden, die sexuellen Leistungen finden dann im Auto, an abgelegenen Orten im Freien oder in Stundenhotels statt.
- Der Drogenstraßenstrich befindet sich zumeist im Sperrgebiet, wo die Ausübung der Prostitution verboten oder zeitlich beschränkt ist.

- Es besteht ein geringer Professionalisierungsgrad, da entweder keine oder nur eine höchst fragmentarische Einführung in die Prostitutionstätigkeit stattfindet. Aus diesem Grund liegt nur unzureichendes Wissen über gängige Preise, Dienstleistungen und Schutzmaßnahmen vor. Die angewendeten Schutzmechanismen sind stark individualisiert, da die Frauen auf sich alleine gestellt sind.
- Der Einfluss der Suchtmittel schränkt die Möglichkeiten ein, bestimmten Anforderungen der Sexarbeit wie Preiseinhaltung und Schutzstrategien gerecht zu werden.
- Durch die räumliche Verquickung des Drogen- und Prostituiertenmilieus überschneiden sich Lebens- und Arbeitsraum. Den Frauen fehlt somit ein Rückzugs- und Schutzraum.

Ursachen und Erklärungsansätze

Die Wege in die (Beschaffungs-) Prostitution sind vielseitig und lassen sich auf *begünstigende* Motive (frühe sexuelle Erfahrungen, sexuelle Gewalterfahrungen in der Kindheit/Jugend), *anziehende* Motive (u.a. die Aussicht auf hohe Einkünfte, finanzielle Unabhängigkeit) und *situationsbezogene* Motive (u.a. biografische Krisen, Verschuldung, akute Konsumbedürfnisse) zurückführen (Stallberg, 1999 zit. n. Guggenbühl, Berger, 2001, S. 14; vgl. Bergdoll, Wurms, 2008, S. 675). Lange Zeit wurde die Prostitution als abweichendes Verhalten definiert und aus einem pathologisierenden Blickwinkel Persönlichkeitsstörungen als ursächlich angesehen (ebd.). Zurhold (2005) hat ein Bild zu den Lebensbedingungen und belastenden Erfahrungen von 94 Drogen konsumierenden Prostituierten in Hamburg erhoben und einen Zusammenhang zwischen dem quantitativen Ausmaß der Belastungen in der Biographie und dem illegalen Suchtmittelkonsum und/oder Prostitution festgestellt (S. 89). Schwierige Familienverhältnisse, wie z.B. Fremdunterbringung, Substanzabhängigkeit der Eltern und/oder Gewalterfahrungen stehen hier im Mittelpunkt (vgl. Abb. 1).

Im Durchschnitt erlebten die befragten Frauen vier der acht o.a. Belastungen. Vor allem die Trennung von der Familie steht in einem überzufälligen Zusammenhang zum Beginn des Substanzkonsums und/oder dem Beginn der Prostitution (ebd.). 44,7% waren in Pflegefamilien oder Jugendeinrichtungen untergebracht, ein beinahe ebenso großer Anteil der

4.1 Suchtmittelkonsum und Prostitution in Deutschland

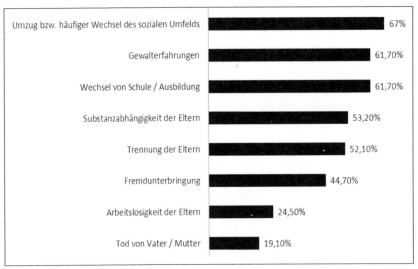

Abb. 1: *Prozentsatz der angegebenen Lebensereignisse (N=94)*
Quelle: mod. n. Zurhold 2005, S. 89.

Frauen (41,5%) hat bereits bis zum 14. Lebensjahr nicht mehr hauptsächlich bei den Eltern gewohnt (ebd., S. 94).

Nach subjektiver Einschätzung der befragten Frauen haben insbesondere Gewalterfahrungen ihr Leben stark verändert. 61,7% der Mädchen erlebten die Familie als Ort der Gewaltandrohung und physischer und/oder sexueller Gewaltausübung (ebd., S. 101). Auch die aktuelle Lebenssituation ist durch Gewalterfahrungen gekennzeichnet. 68,1% der Befragten erlebte mindestens einmal im Rahmen ihrer Tätigkeit als Prostituierte Bedrohung durch Worte, Waffen oder Taten. Die Häufigkeit beträgt hier im Mittel 5,5. Körperliche Angriffe (Schläge, Verletzungen) erlebten 56,4% im Mittel 3,4-mal und 47,9% (im Mittel 3,5-mal) durchlebten eine Vergewaltigung (erzwungener Sex oder Zwang, etwas anderes als vereinbart durchzuführen) (ebd., S. 129).

Weiterhin leben die Befragten in instabilen Verhältnissen: Knapp 60% haben eine ungesicherte Wohnsituation und halten sich durchschnittlich 10 Stunden auf dem Drogenstrich auf, um etwa 6 Freier pro Tag zu bedienen (ebd., S. 303f.).

Daten zum Suchtmittelkonsum

Die vorhandenen statistischen Angaben zu Suchtmittel konsumierenden Prostituierten müssen vorsichtig betrachtet werden. Keine der angegebenen Studien kann eine methodisch unstrittige Vorgehensweise vorweisen. Aufgrund der Schwierigkeit, Zugang zu den konsumierenden Frauen zu erhalten, sind die Stichproben der Befragten höchst selektiv gewählt. Vergleiche zwischen dem Suchtmittelkonsum Prostituierter und dem Konsum der Allgemeinbevölkerung sind demnach eher schwierig. Insbesondere Henning (2008) macht darauf aufmerksam, dass die Aussagekraft der ohnehin nur in geringer Anzahl vorhandenen Studien zu wünschen übrig lässt. Im Folgenden werden die vorhandenen Ergebnisse aufgezeigt und vor allem in Hinblick auf die Datengenerierung und -darstellung kritisch betrachtet.

Maßgeblich wird in der Fachöffentlichkeit und Literatur – gemäß des Henne-Ei-Problems – die Frage des kausalen Zusammenhangs zum Einstiegsverlauf in die Beschaffungsprostitution gestellt. Befragungen von Suchtmittel konsumierenden Prostituierten aus dem anglo-amerikanischen Raum zeugen davon, dass zwei Drittel der befragten Frauen vor Beginn der Prostitution Suchtmittel konsumierten und ihren Einstieg in die Sexarbeit mit der Finanzierung ihres Konsums begründeten (Church et al., 2001; Potterat et al., 1998; Gossop et al., 1994). Zurhold (2005, S. 115f.) ermittelte in ihrer quantitativen Untersuchung im Hamburger Stadtteil St. Georg (N=94), dass bei 58% der Befragten der Beschaffungsdruck durch den Suchtmittelkonsum zur Prostitution führte, 12% waren bereits vor dem Drogengebrauch als Prostituierte tätig und den zeitgleichen Einstieg gaben 29% an. Insbesondere die Finanzierung des Heroinkonsums führte bei über der Hälfte aller Befragten zur Prostitutionstätigkeit, der Crack-Konsum folgte überwiegend nach Aufnahme der Prostitutionstätigkeit (vgl. Abb. 2). Das durchschnittliche Einstiegsalter in den regelmäßigen Heroin- und Kokainkonsum liegt bei den Befragten bei 15,7 bzw. 15,8 Jahren, der regelmäßige Crackkonsum begann über 2,5 Jahre später (ebd., S. 104). Die regelmäßige Sexarbeit wurde durchschnittlich mit 17,3 Jahren aufgenommen (ebd., S. 109).

Im Monat vor der Befragung konsumierten 91% der Befragten Crack (67,4% täglich) und 85% Heroin (52,5% täglich) (ebd., S. 137). Etwa die Hälfte konsumiert Cannabis und in der Regel zusätzlich zu Heroin und/ oder Crack (S. 138). Es liegt überwiegend polyvalenter Suchtmittelkon-

4.1 Suchtmittelkonsum und Prostitution in Deutschland

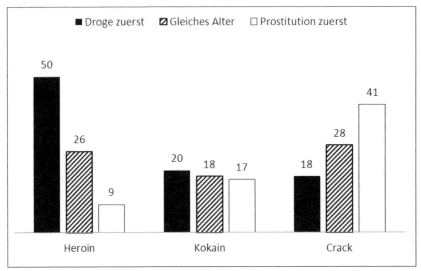

Abb. 2: *Einstiegsalter in Drogengebrauch und/oder Prostitution getrennt nach Substanzen (Angaben in absoluten Zahlen)*
Quelle: Zurhold 2005, S. 117.

sum vor. Insbesondere beim Crack- und Kokainkonsum konnte ein lang anhaltender, ununterbrochener Konsum („bingeing") ermittelt werden, der im Mittel 4,6 Tage in den letzten 30 Tagen vor Befragung beträgt (ebd., S. 145). Bei drei Vierteln aller Befragten stieg der Suchtmittelkonsum seit Beginn der Prostitution progressiv an (ebd., S. 177). Bezüglich der Untersuchungsmethodik muss angemerkt werden, dass in der quantitativen Analyse der Zugang zu den Betroffenen über drei Hilfeeinrichtungen ermöglicht wurde. Durch diese Art der Stichproben-Selektion besteht eine Einschränkung in der Repräsentativität der gewonnenen Daten insofern, als sie jenen Teil der Gesamtgruppe der Prostituierten stärker abbilden, die mit Hilfeeinrichtungen in Kontakt stehen. Zudem wurde angestrebt, ca. 300 Mädchen und Frauen, die im Hamburger Stadtteil St. Georg in der Beschaffungsprostitution tätig sind, zu befragen. Im Rahmen der Fragebogenerhebung konnten jedoch nur 94 Befragte in die Auswertung einbezogen werden (ebd., S. 75). Eine qualitative Befragung von 20 sich prostituierender Frauen und vier Mitarbeiterinnen einer Hilfeeinrichtung ergänzen die Ergebnisse der quantitativen Befragung.

In einer umfassenden Studie des Bundeministeriums für Familie, Senioren, Frauen und Jugendliche (BMFSFJ, 2004) zur Lebenssituation, Sicherheit und Gesundheit von Frauen wurden in einer Teilstichprobe 110 Prostituierte (statt ursprünglich angestrebten 250 Frauen) insbesondere in Bezug auf Gewalterfahrungen befragt und Vergleiche zu den Ergebnissen der Hauptuntersuchung (HU) gezogen. In der HU wurden 10.150 qualitative Interviews mit Frauen zwischen 16 und 85 Jahren auf Basis einer repräsentativen Gemeindestichprobe durchgeführt. Der Zugang zu den befragten Prostituierten wurde hier ebenfalls über Hilfeeinrichtungen ermöglicht. Die Untersuchung fokussiert sich auf die Gewalterfahrungen sowie Ausmaß und Bedingungen von Gewalt im spezifischen Kontext der Ausübung der Prostitution. Der Suchtmittelkonsum wurde nur untergeordnet behandelt. Ein Anspruch auf Repräsentativität wird von den Autorinnen nicht erhoben, dennoch bietet der Umfang der Stichprobe einen Einblick in Lebensbedingungen der Untersuchungsgruppe.

Um Aussagen über den Medikamenten- oder Drogenkonsum der Prostituierten treffen zu können, wurden die Befragten zu Alkohol-, Drogen-, Tabak- und Medikamentenkonsum in den letzten zwölf Monaten bzw. in den letzten fünf Jahren befragt (ebd., S. 65). Erfasst wurde der Konsum von Schmerzmitteln, Beruhigungsmitteln, Medikamenten gegen Schlaflosigkeit, Antidepressiva oder Aufputschmitteln, anderen Psychopharmaka sowie illegalen Suchtmitteln wie z.B. Haschisch, LSD, Heroin oder Ecstasy. 88% der befragten Prostituierten bejahten, dass sie zumindest eines der aufgeführten Mittel innerhalb der letzten fünf Jahre konsumiert haben (ebd., S. 65). 38% der Befragten hatten Beruhigungsmittel, 37% Schlafmittel, 34% Antidepressiva, 19% Aufputschmittel und 10% andere Psychopharmaka genommen. Insbesondere im Bereich der Psychopharmaka wurden von diesen Befragten anteilsmäßig um das 2- bis 3-fache, teilweise um ein Vielfaches häufiger Medikamente konsumiert als von den Befragten der HU (ebd.). Im Bereich der illegalen Suchtmittel nahmen 41% der Prostituierten innerhalb der letzten fünf Jahre Haschisch, LSD, Heroin oder Ecstasy. Dem gegenüber stehen 3% der Frauen der HU. Die weite Zeitspanne von fünf Jahren lässt nur bedingt Rückschlüsse auf den riskanten Konsum psychoaktiver Substanzen zu, da über die Häufigkeit des Konsums keine Angaben erfasst wurden. Dies wird vor allem deutlich, wenn man bedenkt, dass bereits die einmalige Einnahme von Schmerzmitteln zu dem Schluss führt, dass ein hoher, wenn nicht gar riskanter Medikamentenkonsum der befragten Prostituierten vorliegt.

Des Weiteren wurden Angaben zum Alkoholkonsum der befragten Prostituierten erhoben (ebd., S. 66). Innerhalb der letzten zwölf Monate vor Befragung tranken 14% nie, 15% seltener als alle zwei Monate und 18% alle ein oder zwei Monate Alkohol. Allerdings tranken 52% mehr als einmal im Monat Alkohol, davon 21% alle ein bis zwei Wochen, 12% zwei bis dreimal die Woche und gar 19% täglich oder fast täglich. Den täglichen Alkoholkonsum gaben in der HU 3% der Frauen an. Auch unterscheiden sich die Frauen der HU und die der Gruppe der Prostituierten angehörigen bei der Häufigkeit, in den letzten vier Wochen fünf oder mehr alkoholische Getränke[1] zu sich genommen zu haben: Tranken 7% sowohl der Prostituierten als auch der Frauen der HU einmal fünf oder mehr alkoholische Getränke innerhalb der letzten vier Wochen, so taten dies zwei- bis fünfmal 11% (HU: 6%) und mehr als fünfmal 17% der Prostituierten. Dies gaben in der HU nur 2% der Befragten an. Aus den Befunden lässt sich zum einen ablesen, dass ein deutlich höherer Anteil der befragten Prostituierten Merkmale von Alkoholmissbrauch aufweist, dass aber zum anderen auch ein relevanter und mit der Hauptuntersuchung vergleichbar hoher Teil der Befragten wenig bis keinen Alkohol zu sich nimmt. Die Autorinnen zeigen sich von diesen erhobenen Ergebnissen überrascht, da in der Fachliteratur häufig darauf verwiesen wird, dass Frauen im sexuellen Dienstleistungsgewerbe zum einen beruflich oft konsumieren müssten, zum anderen zur Bewältigung schwieriger Lebenssituationen im privaten Bereich häufig und viel Alkohol konsumieren (ebd.).

Auch das Rauchverhalten wurde untersucht. 68% der Prostituierten gaben an zu rauchen (ebd.) Mehr als 20 Zigaretten täglich rauchen 27% der Prostituierten und 4% der Befragten aus der HU.

Insgesamt ist die Erhebung gerade in Bezug auf den Konsum psychoaktiver Substanzen Prostituierter im Vergleich zu den Befragten der Hauptuntersuchung kritisch zu betrachten, da hier die Gefahr besteht, stigmatisierende Rückschlüsse auf die Gesamtheit der Prostituierten zu ziehen (vgl. Henning 2008, S. 333). Zudem muss betont werden, dass 32% der befrag-

---

[1] Als ein alkoholisches Getränk zählt eine Flasche Bier, ein Glas Wein, ein kleines Glas Wodka, Likör o.Ä.

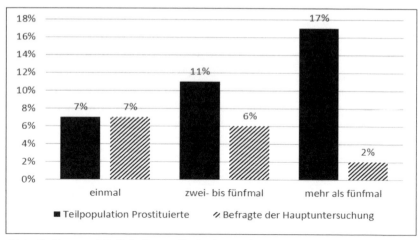

Abb. 3: Konsumhäufigkeit von fünf oder mehr alkoholischen Getränken innerhalb der letzten 4 Wochen vor Befragung
Quelle: BMFSFJ 2004, S. 66.

ten Frauen längst aus der Prostitution ausgestiegen waren (BMFSFJ, 2004, S. 20). Eine Vergleichbarkeit mit den Frauen der HU ist aufgrund der selektiven Stichprobenziehung problematisch. Henning (2008, S. 333) bemerkt zudem, dass nicht erläutert wird, ob es sich bei den Befragten um klassische Beschaffungsprostituierte handelt, deren Drogenproblematik der Prostitution vorgelagert ist, oder ob der Drogenkonsum möglicherweise eine Folge der Belastungen in der Prostitutionstätigkeit ist.

Explizit muss auf die Konsumunterschiede zwischen Straßen- und Bordellprostitution aufmerksam gemacht werden. Church u.a. (2001) kommen zu dem Ergebnis, dass 63% der von ihnen befragten Straßenprostituierten dort arbeiteten, um ihren Suchtmittelkonsum – Heroin und Crack Kokain – zu finanzieren, während es in der Bordell- und Wohnungsprostitution nur 1% war. Letztere konsumierten eher Beruhigungsmittel und Amphetamine (zit. n. BMFSFJ, 2007b, S. 16f.). Henning (2008) beschreibt in ihrer Untersuchung den Umgang mit illegalen Suchtmitteln in der Frankfurter Bordellprostitution und fokussiert insbesondere auf den Kokainkonsum. Auf Basis qualitativer Interviews (N=12) wird der Anteil Kokain konsumierender Frauen auf 4 bis 10% geschätzt (ebd., S. 368). Im Umkehrschluss steht die Aussage im Vordergrund, dass 90-95% der Bordellprostituierten keine Suchtmittelkonsumentinnen sind. Die Frauen betonen in der Befragung eine kritische Haltung gegenüber dem Drogenkonsum („Null-Toleranz-Linie"), dennoch ist auch in der Bordellprostitution der Konsum von Suchtmitteln alltäglich. 2 bis 5% aller Kunden konsumieren Kokain (ebd., S. 366). Für Prostituierte stellt der Kokainhandel einen lukrativen Zusatzverdienst von bis zu 25% Umsatzplus dar bei gleichzeitig 10% weniger sexuellen Dienstleistungen (ebd., S. 370). Die Dienstleistung wird nach Zeit abgerechnet und ein Kokain konsumierender Kunde bleibt in der Regel länger auf dem Zimmer. Rund 10% der Bordellprostituierten beteiligen sich als Zwischenhändlerinnen (ebd., S. 372). Die Autorin schätzt den Gesamtkonsum von Kokain in Frankfurter Bordellen auf 72 kg jährlich (ebd., S. 370) und veranschlagt 6% des Gesamtumsatzes in der Bordellprostitution durch Kokain (ebd., S. 371). An dieser Stelle muss betont werden, dass die relativ geringe Anzahl der Interviews und eine nicht näher erläuterte Zählung der Prostituierten in Frankfurter Bordellen, durchgeführt von der Autorin im Jahr 2006, die Datenqualität dieser Schätzungen äußerst fragil erscheinen lassen.

Es bleibt zu resümieren, dass die Datenlage nur unzureichend das Abbild der Lebenssituation und -bedingungen Suchtmittel konsumierender Prostituierter abzeichnet. Hinter den Schätzungen und Statistiken stehen Frauen am Rande der Gesellschaft, die durch mannigfaltige Problemlagen belastet sind und die durch unterstützende Hilfeangebote nur unzureichend erreicht werden.

Zugang zu und Hilfemöglichkeiten für Betroffene

Der Zugang zu Suchtmittel konsumierenden Prostituierten gestaltet sich schwierig, denn nur ein Bruchteil sucht eine Beratungsstelle aus eigenem Antrieb auf. Die Anforderungen an die Suchthilfe sind hoch, denn nur eine langfristige, niedrigschwellige, zugehende und frauengerechte Arbeit kann den besonderen Hilfebedürfnissen der Frauen gerecht werden.

In Deutschland gibt es bereits gute Umsetzungsbeispiele und niedrigschwellige Einrichtungen, die sich vor allem in den Ballungszentren befinden. Hier sind zum Beispiel die Einrichtungen Hydra e.V. und Frauentreff Olga in Berlin, „Ragazza e.V." in Hamburg oder das Modellprogramm „Geestemünder Straße" der Stadt Köln zu nennen. Auch fördert das

BMFSJF Modellprojekte, wie z.B. DIWA – Der individuelle Weg zur Alternative (Hydra e.V., Berlin), OPERA – Optimieren, probieren, erfahren, ausbilden (Kassandra e.V., Nürnberg) oder P.I.N.K. – Prostitution, Integration, Neustart, Know-How (Diakonisches Werk, Freiburg), um Frauen realistische und nachhaltige Perspektiven für einen eigenverantwortlichen Lebensunterhalt außerhalb der Prostitution zu eröffnen (BMFSFJ, 2011). Dennoch sind Hilfeangebote in Kleinstädten gerade für diese Zielgruppe eher die Ausnahme.

Kooperationen der Suchthilfe mit anderen Institutionen, insbesondere sozialen Einrichtungen, die für die Betroffenen weiterführende und komplementäre Dienste anbieten, sind Grundvoraussetzung für einen gelingenden Zugang. Aufgrund der überdurchschnittlich hohen Gewalterfahrungen der Frauen sind als Kooperationspartner explizit Einrichtungen der Gewaltopferhilfe und medizinische Institutionen zu nennen. Suchthilfe und Jugendhilfe sind in der Zusammenarbeit aufeinander angewiesen, da die Frauen meist minderjährig in die Sexarbeit und/oder in den Suchtmittelkonsum einsteigen. Des Weiteren müssen aufgrund des hohen Migrationsanteils sprachliche Barrieren ab- und eine Zusammenarbeit mit Migrationsfachdiensten aufgebaut werden.

Ausgedehnte Öffnungszeiten – am besten rund um die Uhr – sind den Bedürfnissen der Frauen angemessen, um Schutz- und Schlafräume zu jeder Tageszeit anbieten zu können. Erforderlich sind insbesondere betreute Wohnangebote, da die Frauen meist in unsicheren Lebensverhältnissen leben. Laut Zurhold (2005, S. 307) hat sich vor allem die aktive aufsuchende Straßensozialarbeit bewährt, um Kontakt zu schwer erreichbaren Suchtmittel konsumierenden Prostituierten herzustellen und ihnen eine Brücke zu den vorhandenen Hilfeangeboten zu bauen. Konsumierende Prostituierte unterscheiden sich nicht von anderen Suchtmittelkonsumenten/-innen, wenn sie eine schnelle und unbürokratische Hilfe verlangen. Individuelle und zeitnahe Angebote steigern die Bereitschaft zur Inanspruchnahme von Hilfe, ebenso wie das Gefühl der Wertschätzung und persönlichen Ansprache. Prostituierte sind vielfachen Diskriminierungen ausgesetzt und haben weder in der allgemein öffentlichen als auch in der politischen Diskussion einen hohen thematischen Stellenwert. Dass in der Wissenschaft dieses Thema nur defizitär behandelt wird, ist bereits erwähnt worden.

Dringend erforderlich sind demnach umfassende Unterstützungsmöglichkeiten, die von den Frauen auch akzeptiert und in Anspruch genommen werden. Nicht nur die Suchthilfe, Politik und Finanzierungsträger sind hier in der Pflicht. Auch die gesamtgesellschaftliche Betrachtungsweise muss sich verändern: Respekt und Akzeptanz gegenüber den von der vermeintlichen „Norm" abweichenden Lebenswegen und -verhältnissen der Frauen sollten die (noch nicht vorhandene) Diskussion bestimmen. Repression und Ausgrenzung sind der falsche Weg, um den Frauen vorurteilsfrei angemessene Hilfe zukommen zu lassen.

Literatur

Bergdoll, Karin; Wurms, Renate (2008): Prostitution. In: Kreft, Dieter; Mielenz, Ingrid (Hrsg.): Wörterbuch Soziale Arbeit. Aufgaben, Praxisfelder, Begriffe und Methoden der Sozialarbeit und Sozialpädagogik. 8. akt. Aufl. Weinheim; München: Juventa. 672-678.

Brakhoff, Jutta (Hrsg.) (1989): Sucht und Prostitution. Freiburg im Breisgau: Lambertus.

Bundeskriminalamt (BKA) (2011): Bundeslagebild Menschenhandel 2010. Wiesbaden. Internet: http://www.bka.de/DE/Presse/Pressemitteilungen/Presse2011/ 110926__BundeslagebildMenschenhandel2010.html?__nnn=true, Zugriff: 03.11.2011.

Bundesministerium der Justiz (BMJ) (2000): Gesetz zur Verhütung und Bekämpfung von Infektionskrankheiten beim Menschen (Infektionsschutzgesetz – IfSG). Berlin. Internet: http://www.gesetze-im-internet.de/ifsg/BJNR104510000.html, Zugriff: 03.11.2011.

Bundesministerium für Familie, Senioren, Frauen und Jugend (BMFSFJ) (2011): Bundesmodellprojekt „DIWA" zeigt Alternativen zur Prostitution auf. Berlin. Internet: http://www.bmfsfj.de/BMFSFJ/gleichstellung,did=168444.html, Zugriff: 29.08.2011.

Bundesministerium für Familie, Senioren, Frauen und Jugend (BMFSFJ) (2010): Fragen und Antworten zum Bericht der Bundesregierung zu den Auswirkungen des Prostitutionsgesetzes. Berlin. Stand: 02.01.2010. Internet: http://www.bmfsfj.de/ BMFSFJ/gleichstellung,did=132012,textfragment=131998.html#fragment, Zugriff: 08.08.2011.

Bundesministerium für Familie, Senioren, Frauen und Jugend (BMFSFJ) (Hrsg.) (2007a): Bericht der Bundesregierung zu den Auswirkungen des Gesetzes zur Regelung der Rechtsverhältnisse der Prostituierten (Prostitutionsgesetz – ProstG). Berlin.

Bundesministerium für Familie, Senioren, Frauen und Jugend (BMFSFJ) (Hrsg.) (2007b): Vertiefung spezifischer Fragestellungen zu den Auswirkungen des Prostitutionsgesetzes: Ausstieg aus der Prostitution. Kriminalitätsbekämpfung und Prostitutionsgesetz. Berlin.

Bundesministerium für Familie, Senioren, Frauen und Jugend (BMFSFJ) (Hrsg.) (2004): II. Teilpopulationen-Erhebung bei Prostituierten. „Lebenssituation, Sicherheit und Gesundheit von Frauen in Deutschland". Berlin.

Church, S.; Henderson, M. et al. (2001): Violence by clients towards female prostitutes in different work settings: questionnaire survey. In: British Medical Journal, 332(7285), 524–525.

Duden (1974): Das Fremdwörterbuch. Bd. 5. 3. völlig neu bearb. u. erweit. Aufl. Mannheim; Wien, Zürich: Dudenverlag.

Gossop, M.; Powis, B., et al. (1994): Sexual behaviour and its relationship to drug-taking among prostitutes in south London. In: Addiction, 89(8), 961-970.

Guggenbühl, Lisa; Berger, Christa (2001): Subjektive Risikowahrnehmung und Schutzstrategien sich prostituierender Drogenkonsumentinnen. Eine qualitative Studie unter besonderer Berücksichtigung HIV-relevanten Risiko- und Schutzverhaltens. Zürich. (Forschungsbericht aus dem Institut für Suchtforschung Schweiz; 134)

Henning, Rosina Juanita (2008): Drogen im Bordell. Eine empirische Untersuchung zum Umgang mit Drogen in der Frankfurter Bordellprostitution. In: Werse, Bernd (Hrsg.): Drogenmärkte. Strukturen und Szenen des Kleinhandels. Frankfurt; New York: Campus. 329-374.

Langer, A.; Behr, R.; Hess, H. (2002): Krass drauf. Aus der Lebenswelt von Drogenprostituierten. In: Forschung Frankfurt, 20(4),42-47.

Potterat, J.J.; Rothenberg, R.B. et al. (1998): Pathways to Prostitution. The Chronology of Sexual and Drug Abuse Milestones. In: Journal of Sex Research, 35(4), 333-340.

Ragazza e.V. (2011): Herzlich Willkommen bei Ragazza e.V. Internet: http://www.ragazza-hamburg.de/, Zugriff: 29.08.2011.

Stadt Köln (2011): Zehn Jahre Straßenstrich „Geestemünder Straße" in Köln. Erfahrungsbericht des Gesundheitsamtes Köln (März 2011). Köln. Internet: http://www.stadt-koeln.de/mediaasset/content/pdf53/2.pdf, Zugriff: 29.08.2011.

Wüst, Ann-Kristin (2008): Drogenprostitution: Zur Lebenswelt opiatabhängiger Frauen. Münster: INDRO, Institut zur Förderung qualitativer Drogenforschung, akzeptierender Drogenarbeit und rationaler Drogenpolitik.

Zurhold, Heike (2005): Entwicklungsverläufe von Mädchen und jungen Frauen in der Drogenprostitution. Eine explorative Studie. Berlin: VWB. (Studien zur qualitativen Drogenforschung und akzeptierenden Drogenarbeit; 42).

Zurhold, Heike (2002): Interaktionen in der Sexarbeit – Gesundheitsförderung und Em-powerment für Beschaffungsprostituierte. In: Böllinger, Lorenz; Heino Stöver (Hrsg.): Drogenpraxis, Drogenrecht, Drogenpolitik: Handbuch für Drogenbenutzei, Eltern, Drogenberater, Ärzte und Juristen. 5., vollst. überarb. Aufl. Frankfurt am Main: Fach-hochschulverlag. 104-119.

4.2 Lobbyismus im Glücksspielbereich – Eine Momentaufnahme

Dietmar Jazbinsek

Einleitung: Eine Branche im Umbruch

Auf dem Glücksspielmarkt in Deutschland werden rund 31 Milliarden Euro pro Jahr umgesetzt – das ist mehr als drei Mal so viel wie auf dem Buchmarkt. Die Bundesländer verdanken den staatlich konzessionierten Lottogesellschaften und Spielbanken einen erheblichen Teil ihrer Steuereinnahmen, weshalb sie nicht zuletzt das Staatsmonopol in diesem Marktsegment lange Zeit vehement verteidigt haben. Die Konkurrenz der privatwirtschaftlich betriebenen Spielhallen wiederum verfügt traditionell über exzellente Kontakte zum Bundeswirtschaftsministerium, das für die Regulierung des Spielbetriebs zuständig ist. Dieses institutionelle Arrangement ist in den letzten Jahren ins Wanken geraten.

Auslöser waren zum einen die Urteile des Bundesverfassungsgerichts und des Europäischen Gerichtshofs: Beide Gerichte haben festgestellt, dass die massiven Kampagnen zur Marktausweitung im Lotto-, Sportwetten- und Spielbankenbereich mit der offiziellen Begründung des Staatsmonopols – der Bekämpfung der Spielsucht - unvereinbar sind. Zum anderen haben die Bundesländer im Zuge der Föderalismusreform mehr Kompetenzen im Bereich der gewerblichen Automatenwirtschaft erhalten. Hinzugekommen ist das Problem, wie der Boom der kommerziellen Spielangebote im Internet in geregelte Bahnen gelenkt werden kann.

Das zähe Ringen um den neuen Glücksspielstaatsvertrag ist Ausdruck des Bemühens, einen institutionellen Rahmen für die Bewirtschaftung der Spielleidenschaft zu schaffen, der den neuen juristischen und technischen Herausforderungen Rechnung trägt. Mit der wachsenden Zahl der anstehenden Reformen haben sich die Bemühungen der Branchenvertreter intensiviert, Einfluss auf den politischen Entscheidungsprozess zu nehmen. Den Ton geben dabei die Hersteller und Aufsteller von Spielautomaten an. Die Automatenwirtschaft war schon immer bemüht, ihr Negativimage durch politische Landschaftspflege zu kompensieren. Doch auch die anderen Akteure im Glücksspielbereich haben aufgerüstet, was das Arsenal ihrer Lobbystrategien betrifft. Da der Kampf der Branchenvertreter um möglichst günstige Rahmenbedingungen noch in vollem Gange ist, kann die folgende Skizze nicht mehr sein als eine Momentaufnahme.

Parteispenden, offene und verdeckte

Angesichts der Regelungsdichte im Glücksspielsektor fällt auf, dass in den Rechenschaftsberichten der Parteien nur relativ wenige Zuwendungen aus diesem Wirtschaftsbereich zu finden sind. Hier einige Beispiele:

Geldgeber	Jahr	Empfänger	Betrag
Eurolottoclub AG (kommerzielle Spielgemeinschaft)	2003	SPD	65.894 €
Verband der Deutschen Automatenindustrie (VDAI)	2005	CDU	10.300 €
NSM Löwen Entertainment (Gerätehersteller)	2009	FDP	13.000 €
Bundesverband Automatenunternehmer (BA)	2009	FDP	14.500 €
Verband der Deutschen Automatenindustrie (VDAI)	2009	CDU	28.000 €

Schon diese wenigen Zahlen deuten darauf hin, dass die Automatenwirtschaft in Jahren mit einer Bundestagswahl mehr an die ihr nahestehenden Parteien zahlt als sonst. Allerdings geben die offiziell gemeldeten Geldeingänge nur einen vagen Eindruck von den realen Finanztransaktionen. Denn in Deutschland müssen Parteien eine Spende erst dann veröffentlichen, wenn sie den Betrag von 10.000 € überschreitet. Diesen Schwellenwert hat sich die Gauselmann AG zu Nutze gemacht, um die Publikationspflicht zu umgehen. Vor kurzem wurde bekannt, dass Paul Gauselmann seine Manager seit 1990 regelmäßig dazu aufgefordert hat, ausgewählte Abgeordnete und Parteigliederungen mit Spenden in vierstelliger Höhe zu versorgen. Gauselmann selbst hat die Schecks dann gebündelt und an die Adressaten verschickt (Leyendecker et al., 2011). Nutznießer dieser Spendenpraxis waren CDU, FDP, SPD und ein Abgeordneter des grünen Landesverbandes NRW. Die Absichten des Geldgebers gehen aus einem internen Aktenvermerk aus dem Jahr 2005 hervor: „...um nach der Wahl die SpielV(erordnung) auf den Weg zu bringen, benötigen wir Verständnis in den unterschiedlichen Parteien. Hilfreich dabei ist, wenn wir Politikern helfen, ihren Wahlkampf zu begleichen" (Opalka, Adamek, 2011). Zu beanstanden wäre dies nach geltender Rechtslage nur, wenn der Firmenchef seinen leitenden Angestellten die Spendengelder zurückerstattet hätte. Doch dafür fand die Bielefelder Staatsanwaltschaft bei der Durchsuchung der Firmenbüros keine Belege. Gauselmann fühlt sich durch die Einstellung der Ermittlungen in seiner Haltung bestärkt: „Ich habe das getan, was ein anständiger Bürger tut. Er spendet dann, wenn er gefragt wird." Sofern der anständige Bürger in dem Moment gerade ein paar Tausend Euro übrig hat.

Inserate in Parteizeitungen

Schon die relativ überschaubaren Publikationspflichten im geltenden Parteienrecht können für die Beteiligten unangenehme Folgen haben, wie die öffentliche Resonanz auf die Mövenpick-Spende an die FDP belegt. Der Geldtransfer aus der Wirtschaft verlagert sich deshalb zunehmend von den Parteispenden auf das Parteisponsoring. Eine der weniger auffälligen Formen der Subventionierung von Politik ist das Inserieren in Parteizeitungen. Unternehmen und Verbände werben hier nicht für ihre Produkte, sondern für ihre politischen Anliegen. Von dieser Möglichkeit macht die Lobbyorganisation der Spielgerätebranche – die Automatenwirtschaft-Info GmbH – ausgiebig Gebrauch. Hier einige Beispiele:

Partei	Zeitschrift	Ausgabe	Slogan der AWI-Info GmbH
FDP	Elde	2/2009	Der Kopf soll klar sein!
Grüne	Schrägstrich	3/2009	99% aller Menschen spielen ohne Probleme!
CDU	Die Entscheidung	7/2009	Der Fluch der guten Tat
SPD	Vorwärts	9/2010	Wir bekennen uns zum Standort Deutschland!
CSU	Bayernkurier	40/2011	Wir bekennen uns zum Standort Deutschland!

Die große Mehrzahl der Experten ist davon überzeugt, dass dem Automatenspiel wegen seiner Ereignisfrequenz ein besonders hohes Suchtpotenzial zukommt. Tatsächlich geben bis zu 80% der Klienten von Beratungsstellen an, durch Geldspielgeräte spielsüchtig geworden zu sein. Die Hersteller führen diesen hohen Anteil auf den Umstand zurück, dass sie freiwillig Piktogramme mit einer Info-Nummer für Spielsüchtige an der Frontscheibe der Geräte anbringen. Der Kampagnenslogan „Der Fluch der guten Tat" signalisiert, dass die Unternehmen als Opfer der eigenen Wohltätigkeit gesehen werden wollen.

Parteizeitungen sind ein ideales Medium für derartige PR-Botschaften, weil sie nicht nur an alle Mitglieder verschickt, sondern auch von Spitzenpolitikern und Journalisten gelesen werden. Die Parteien wiederum haben allen Grund, den Inserenten dankbar zu sein, weil die meisten Zeitschriften aufgrund des Mitgliederschwunds unter chronischen Finanzproblemen leiden. Im Wahljahr 2009 hat die Automatenwirtschaft deutlich mehr Geld für Inserate ausgegeben als in den Jahren davor und danach. Die drei ganzseitigen Anzeigen in der FDP-Zeitschrift Elde haben einen Listenpreis von insgesamt 48.000 Euro. Die beiden AWI-Anzeigen auf den Umschlagseiten des Vorwärts kosteten zusammen offiziell knapp 38.000 Euro. Eine der beiden Annoncen ist in der Vorwärts-Ausgabe zur Bundestagswahl 2009 erschienen. In derselben Ausgabe findet sich auch eines der wenigen Inserate der Konkurrenz. Darin erinnert die Lotterie-Treuhandgesellschaft Hessen die Sozialdemokraten an den Beitrag der Lottoveranstalter zur Denkmalpflege.

Sponsoring von Parteiveranstaltungen

Lobbyisten und andere Profis des Politikbetriebs betrachten die Nähe zu Entscheidungsträgern wie eine Ware, die man kaufen und verkaufen kann. Deutlich wurde dies zuletzt im Verlauf der Rüttgers-Affäre. Anfang 2010 hatte der damalige Generalsekretär der CDU in Nordrhein-Westfalen Unternehmen und Verbänden ein „Partnerpaket" für den bevorstehenden Landesparteitag angeboten. Demnach sollte ein 15 qm großer Infostand auf dem eintägigen Kongress 20.000 Euro kosten, „Einzelgespräche mit dem Ministerpräsidenten (damals Jürgen Rüttgers) und den Ministern/innen" inklusive.

Zu den langjährigen Sponsoren der nordrhein-westfälischen Christdemokraten gehören der Deutsche Automaten-Verband und die AWI Info GmbH, die auch auf dem Parteitag im März 2010 vertreten waren. In den beiden Jahren zuvor hatte Ministerpräsident Rüttgers den Stand der Automatenwirtschaft besucht. Doch es gibt noch zahlreiche andere Parteien und Parteigliederungen, die von dem Sponsoring der Geldgerätefirmen profitieren. Hier einige Beispiele:

Partei	Veranstaltung	Datum	Sponsoren	Kontakte
FDP	Bundesparteitag	4/2010	AWI-Info	Jörg van Essen, Heinz-Peter Haustein u.a.
SPD	Sommerfest "Vorwärts"	9/2010	BallyWulff; Schmidt-Gruppe	Barbara Hendricks u.a.
CSU	Parteitag	10/2010	Bayer. Automaten-verband; AWI-Info	Ilse Aigner, Hans-Peter Friedrich u.a.
Grüne	Bundesdelegiertenkonferenz	11/2010	AWI-Info	Cem Özdemir u.a.
CDU	Zukunftskongress Hessen	10/2011	Hessischer Münzautomaten-Verband	Volker Bouffier, Günther Oettinger u.a.

Auch Nachwuchsorganisationen wie die Junge Union oder die Jungen Liberalen werden mit Sponsorengeldern bedacht.

Im Vergleich zu anderen Branchen präsentiert sich die Automatenlobby auf ihren Webseiten auffällig häufig mit Politikerfotos. Offenbar legt man großen Wert darauf, in der Öffentlichkeit als respektabler Gesprächspartner wahrgenommen zu werden. Um die Besucher der Parteiveranstaltungen auf ihren Stand aufmerksam zu machen, lädt die Automatenwirtschaft die Delegierten zum Tischkicker ein. Dieses Angebot kommt bei den Politikern allem Anschein nach sehr gut an, wie die Vielzahl der Schnappschüsse von prominenten Tischfußballern belegt. Fotos von Abgeordneten am Geldspielgerät finden sich in den Parteitagsberichten nicht.

Unterhaltungsangebote für Parlamentarier und ihre Mitarbeiter

Die Erfahrung, dass der Spaß am Spiel ein idealer Anlass ist, um zwanglos mit Politikern in Kontakt zu kommen, wird von der Glücksspielbranche bei ihrer Lobbyarbeit systematisch genutzt. Die AWI-Info GmbH und der Gerätehersteller Bally Wulff gehören ebenso wie der Lottoblock und Dutzende anderer Unternehmen zu den Förderern der Sportgemeinschaft Deutscher Bundestag. 2010 nahm Karl Besse, der Ehrenpräsident des Bundesverbandes Automatenunternehmer, am Golfpokal des Bundestages teil; 2011 gewann ein Team aus Mitarbeitern der Gauselmann AG und der SchmidtGruppe das Hallenfußball-Turnier des Bundestages.

Darüber hinaus veranstaltet die Automatenwirtschaft seit 2002 gemeinsam mit dem Deutschen Skatverband ein parlamentarisches Skatturnier, das sich bei Abgeordneten und Büroleitern großer Beliebtheit erfreut, da das Startgeld für gemeinnützige Zwecke gespendet wird. Schirmherr der Veranstaltung ist der Schatzmeister der FDP, Herrmann Otto Solms, der Ende der 70er Jahre selber als Unternehmer in der Spielbranche tätig war.

Die positive Resonanz auf ihre Bundestagspräsenz hat die Automatenwirtschaft dazu beflügelt, auch auf Länderebene aktiv zu werden. So organisiert sie in den Landesparlamenten von Baden-Württemberg und Nordrhein-Westfalen Skatturniere. Weil man in Bayern lieber Schafkopf spielt, wurde 2003 auf Bitten der CSU ein parlamentarisches Schafkopfturnier ins Leben gerufen. Veranstalter ist wieder einmal die AWI-Info GmbH, zusammen mit dem Bayerischen Automatenverband und dem „Deutschen Institut für Reines Bier" (1. Parlamentarisches Schafkopfturnier, 2003).

Welches Kalkül hinter Aktivitäten steht, die auf den ersten Blick als harmloses Vergnügen erscheinen, geht aus einem Strategiepapier der Berliner Lobbyagentur PRGS hervor. Demnach sollte bei geselligen Veranstaltungen für Parlamentarier „der Netzwerk-Aspekt und nicht das singuläre Thema" im Vordergrund stehen: „Das Unternehmen soll dabei in einem positiven Licht erscheinen und politische Forderungen nur beiläufig, z.B. im Grußwort, gestellt werden. Im Nachgang erfolgen dann separate Ansprachen der relevanten Teilnehmer." Was hier für eine Kampagne zur Verlängerung der AKW-Laufzeiten formuliert wurde, lässt sich problemlos auf andere Lobbykampagnen übertragen.

Politiker in Beiräten und Aufsichtsräten

„Lotto? Klasse!" – auf diese Kurzformel bringt Klaus Wowereit seine Haltung zur Stiftung der Deutschen Klassenlotterie Berlin in deren Jahresbericht 2010. Der Berliner Bürgermeister ist Vorsitzender des Stiftungsrats und Berlin zugleich Nutznießer von Stiftungsgeldern.

Weniger euphorisch fällt das Urteil des Berliner Rechnungshofes aus, wenn es um die Arbeit der Lotteriestiftung geht. Er kritisierte in seinem Jahresbericht 2010, dass die Klassenlotterie für ihre Mitarbeiter eine Cafeteria unterhält, die jährlich mehr als 300.000 Euro Verlust macht, weil sie von den Beschäftigten kaum genutzt wird. Die Rüge des Berliner Rechnungshofes ist nur eine Episode in der langen Skandalchronik der Lottogesellschaften, die immer wieder durch überhöhte Provisionen, obskure Destinatäre oder fragwürdige Werbemethoden auf sich aufmerksam machen (Köpf, 1999). Dass die staatlich konzessionierten Lottoveranstalter ihr Monopol bis heute behaupten konnten, führen Vertreter des privaten Glücksspielsektors auf die personellen Überschneidungen mit der Landespolitik zurück. Tatsächlich finden sich in den Aufsichtsräten der Lottogesellschaften zahlreiche Landesminister, Staatssekretäre, Ministerialdirigenten und Landtagsabgeordnete.

Doch auch die anderen Sektoren des Glücksspielsektors vergeben lukrative Positionen an Politiker. Hier einige Beispiele:

Person	Partei	Politisches Amt	Positionen	Betrieb
Theo Waigel	CSU	Ehemaliger Finanzminister	Aufsichtsratsvorsitzender	NSM Löwen GmbH
Wolfgang Gerhardt	FDP	Bundestagsabgeordneter	Mitglied des Beirats [bis April 2011]	Bundesverband privater Spielbanken
Frank Steffel	CDU	Bundestagsabgeordneter	Mitglied des Beirats	Spielbank Berlin GmbH & Co. KG
Annegret Kramp-Karrenbauer	CDU	Saarländische Ministerpräsidentin	Stellv. Aufsichtsratsvorsitzende	Saarland Spielbank GmbH
			Aufsichtsratsvorsitzende	Saarland Sporttoto GmbH

Was die Höhe der Vergütungen für ihre Beiratstätigkeit betrifft, haben Wolfgang Gerhardt „jährlich Stufe 3" (über 7.000 Euro) und Frank Steffel „monatlich Stufe 1" (1.000 bis 3.500 Euro) angekreuzt. Wie viel Geld sie nun tatsächlich von den Spielbanken erhalten haben, ist nicht ersichtlich.

Kommunale Ebene: Wahlkreisarbeit

In dem Werbevideo einer Berliner Public Affairs-Agentur wird auf den Punkt gebracht, was einen Bundesabgeordneten aus Sicht des Lobbyisten vor allem umtreibt: „Meine Fraktion. Meine Wiederwahl. Mein Mandat. Mein Wahlkreis." Viele Parlamentarier betonen, dass sie sich in erster Linie als Interessenvertreter ihrer Heimatregion im fernen Berlin verstehen. Das ist auch in der Glücksspielbranche nicht unbemerkt geblieben: „Laden Sie Politiker in Ihren Betrieb ein!" heißt es beispielsweise in einem Aufruf des Hessischen Münzautomaten-Verbands.

Dem Aufruf gefolgt ist die Firma Schäfer-Automaten aus Korbach, die im September 2011 Besuch von dem FDP-Bundestagsabgeordneten Björn Sänger (Wahlkreis Waldeck und Kassel-Land) bekam. Die drogenpolitische Sprecherin der CDU-Bundestagsfraktion Karin Maag (Wahlkreis Stuttgart II) war einen Monat später bei der Firma Lauser-Automaten in Stuttgart-Dürrlewang zu Gast. Ihr Parteikollege Steffen Kampeter (Wahlkreis Minden-Lübbecke I) besucht regelmäßig den Firmensitz der Gauselmann AG in Espelkamp. Als er nach der Bundestagswahl 2009 zum Finanzstaatssekretär ernannt wurde, versprach er der Familie Gauselmann bei seinem Antrittsbesuch, die Interessen des Wahlkreises direkt in die Regierungsarbeit einzubringen (Politischer Gedankenaustausch, 2009).

Doch auch Politiker anderer Parteien kommen zu Besuch. So zeigte sich die Linken-Politikerin und damalige Senatorin Carola Bluhm bei einer Betriebsbesichtigung im April 2011 davon beeindruckt, wie vorbildlich der Gerätehersteller Bally Wulff mit den Fördergeldern des Berliner Senats wirtschaftet.

Die Firmen der Automatenwirtschaft lassen keine Gelegenheit aus, um sich der Politik gegenüber als Familienunternehmen und typische Vertreter des Mittelstands zu präsentieren. Für viele scheint die Kategorie „Mittelstand" gleichbedeutend mit Seriosität und der Status „Familienbetrieb" klingt vertrauenserweckend, selbst wenn der Betrieb – wie im Fall der Familie Gauselmann – Milliardenumsätze erzielt.

Landesebene: Das Beispiel Schleswig-Holstein

Als Paradebeispiel für den Einfluss des Lobbyismus im Glücksspielbereich gilt das Ausscheren Schleswigs-Holsteins bei den Verhandlungen der Bundesländer zum neuen Glücksspielstaatsvertrag. Hans-Jörn Arp, Mittelstandsbeauftragter der Landesregierung und Schatzmeister der schleswig-holsteinischen CDU, hatte sich im März 2010 von Vertretern der Wettbranche zum „World Gambling Briefing" in das Hilton Hotel auf Malta einladen lassen. Ein Jahr später gehörte er zu den Gästen einer exklusiven Fachtagung im Hotel Budersand auf Sylt, die von dem Branchenblatt „Sponsor's" ausgerichtet wurde. Im August 2011 schließlich nahm Arp eine Einladung der Firma Bwin in deren VIP-Lounge in der Münchener Allianz-Arena an.

Doch es ist fraglich, ob die Haltung der Kieler Koalitionsregierung eine andere wäre, wenn die Treffen mit den privaten Wettanbietern und Spielveranstaltern im Landtagsgebäude stattgefunden hätten. Denn die Lobbyisten der Branche haben es geschafft, die Spitzen der CDU-FDP-Koalition davon zu überzeugen, dass deren Alleingang für Schleswig-Holstein viele Vorteile haben könnte. Diese Überzeugungsarbeit beruht jedoch nicht auf Fakten, sondern auf Vorhersagen. Rund 40 Firmen der Glücksspielbranche haben die Absicht bekundet, ihren Sitz in das nördlichste Bundesland zu verlegen und dort 2.000 neue Arbeitsplätze zu schaffen. Hans-Jörn Arp zufolge darf Schleswig-Holstein dann auf Mehreinnahmen in Höhe von 60 Millionen Euro pro Jahr durch Steuern und Lizenzen hoffen.

Man kann das Glücksspiel als eine säkulare Form von Religiosität ansehen, weil ihm die Hoffnung auf ein Wunder, auf die Erlösung im Diesseits zugrundeliegt. Jens Beckert und Mark Lutter haben das Geschäftsmodell der Glücksspielbranche deshalb auf die treffende Formel von der „Baugenehmigung für Luftschlösser" gebracht. Dieselbe Formel scheint für den Traum einiger Landespolitiker von einem „Las Vegas im Norden" zu gelten. Denn wie viel von dem Umsatz, der heute auf Malta oder in Gibraltar mit Online-Wetten erzielt wird, tatsächlich nach Schleswig-Holstein umgelenkt werden kann und was passiert, wenn die anderen Bundesländer wie angekündigt auf den Liberalisierungskurs einschwenken, vermag niemand vorherzusehen. Sollte sich in einigen Jahren herausstellen, dass deutlich weniger Arbeitsplätze geschaffen und sehr viel geringere Einnahmen erzielt wurden, sind wahrscheinlich andere Politiker in der Verantwortung und kaum ein Journalist wird sich für die Fehlprognosen von Vorgestern interessieren. Die Wett- und Pokerlobby aber hat ihr Ziel – eine weitgehende Kommerzialisierung des Glücksspielmarkts in Deutschland – bis dahin in jedem Fall erreicht.

EU-Ebene: Intransparenz trotz Lobbyregister

Entscheidende Impulse zur Liberalisierung des Glücksspielmarkts sind in den letzten Jahren von Brüssel ausgegangen. Die EU-Kommission hat die Regulierungsmodelle in rund einem Dutzend Mitgliedsstaaten untersucht und Änderungen angemahnt, um den freien Dienstleistungsverkehr innerhalb Europas zu gewährleisten. Aktuell konzentrieren sich die Lobbyaktivitäten in Brüssel auf eine Konsultation zur Regelung der Online-Glücksspiele. Im März 2011 hat die Kommission ein Grünbuch mit einer Reihe von Detailfragen vorgelegt, zu denen sich Experten, Anbieter und Regierungen bis zum 31.Juli äußern konnten.

Die EU-Kommissare hatten die Einladung zum Konsultationsverfahren mit der Aufforderung an die teilnehmenden Organisationen verknüpft, einen Verhaltenskodex für Lobbyarbeit zu unterzeichnen und die eigenen Budgets im Brüsseler Lobbyregister transparent zu machen. Dieser Aufforderung ist nur ein Viertel der rund 200 Organisationen nachgekommen, die sich an dem Verfahren beteiligt haben. Die Tabelle auf der folgenden Seite zeigt einige Beispiele.

Der Europäische Dachverband der Automatenwirtschaft lässt sich bei seinen Aktivitäten in Brüssel von der Agentur Policy Action unterstützen. Dass die Inanspruchnahme einer Lobbyagentur samt Unterhalt der eigenen Geschäftsstelle weniger als 50.000 € pro Jahr kosten soll, ist wenig glaubwürdig. Unterboten wird diese Zahlenangabe noch vom Bundesverband privater Spielbanken, der sich ebenfalls am Konsultationsverfahren beteiligt hat und für seine Brüsseler Lobbyarbeit im Jahr 2010 ein Budget von 0 € – in Worten: null Euro – veranschlagt. Von Transparenz kann angesichts der fehlenden oder zweifelhaften Finanzdaten der beteiligten Ak-

Dachverband	Dt. Mitglieder	Branche	Lobby-Etat laut EU-Register
European Casino Association	Spielbank SH GmbH	Spielbanken mit staatlicher Konzession	weniger als 50.000 € (2009)
European Gaming and Amusement Federation	BA; VDAI; DGAV	Automatenwirtschaft	weniger als 50.000 € (2009)
European Gaming and Betting Association	[bwin.party, Gibraltar]	Online-Glücksspiele und -Wettbörsen	350.000-400.000 € (2010)
European Lotteries	Klassenlotterien & Lottogesellschaften	Lotto	200.000-250.000 € (2010)
European Pari Mutuel Association	German Tote GmbH	Pferderennen	300.000-350.000 € (2010)
Remote Gambling Association	[betfair, London]	Online-Glücksspiele und -Wettbörsen	150.000 € (2010)

teure also keine Rede sein. Das betrifft die Glückspiel-Regulierung ebenso wie die anderen Politikthemen, die auf EU-Ebene behandelt werden.

Corporate Social Responsibility

Zu den Klassikern der Lobbyarbeit gehört die Strategie, gesetzlich verbindliche Regelungen zu verhindern oder zu verzögern, indem sich Firmen freiwillig dazu bereit erklären, die negativen Folgen der eigenen Geschäftstätigkeit zu kompensieren. Entsprechende Goodwill-Aktionen firmieren heute unter dem Oberbegriff der „Corporate Social Responsibility". Ein Fallbeispiel aus dem Glücksspielsektor sind die „Responsible Gaming"-Kampagnen der kommerziellen Sportwetten-Anbieter, die ihren Kunden im Internet die Möglichkeit zum Selbsttest und zur Selbstsperre sowie diverse Beratungsdienste – bei Bwin ist das eine Telefonnummer in Großbritannien, bei Betfair eine Nummer in Österreich – offerieren.

Die Gauselmann Gruppe hat 2008 die Stiftung Kinderfamilien-Hilfe ins Leben gerufen, um Kinder zu unterstützen, die „durch die übertriebene Spielleidenschaft ihrer Eltern oder eines Elternteils an Unterhaltungsspielgeräten mit Geldgewinnmöglichkeit in finanzielle Schwierigkeiten geraten sind." Mitglied im Kuratorium der Stiftung ist der ehemalige wirtschaftspolitische Sprecher der SPD-Bundestagsfraktion Rainer Wend.

Dem Sponsoringbericht des Gesundheitsministeriums zufolge haben die Verbände der Automatenwirtschaft von 2009 bis 2011 jedes Jahr 111.500 Euro an die Bundeszentrale für gesundheitliche Aufklärung gezahlt. Im selben Zeitraum hat die Kölner Behörde mehr als 2,5 Mio. Euro von der Staatlichen Toto-Lotto GmbH Baden-Württemberg im Namen der Lottoveranstalter für die „Prävention von Glücksspielsucht" bekommen. Glücksspielsucht wird in diesem Zusammenhang als ein Problem der Verhaltensprävention begriffen, das durch Verhaltensänderungen auf Seiten der Spieler zu lösen ist.

Auch Einrichtungen der Suchthilfe gehören zu den Nutznießern der Wohltätigkeit von Glücksspiel-Anbietern. So finanziert die Automatenwirtschaft seit Januar 2011 ein bundesweites Schulungsprogramm der Caritas, um Mitarbeiter von Spielhallen zur „Frühintervention bei pathologischem Spielverhalten" zu motivieren. Seitdem lassen die Interessenvertreter der Branche kaum eine Gelegenheit verstreichen, um öffentlich auf die Zusammenarbeit mit der Hilfsorganisation der katholischen Kirche hinzuweisen. Der Deutsche Caritasverband sah sich deshalb zu der Klarstellung veranlasst, dass diese Zusammenarbeit „zum gegenwärtigen Zeitpunkt" allein für den Caritasverband des Erzbistums Berlin gilt.

In der Sprache der PR-Strategen firmieren die Versuche von Unternehmen, mit ihren Kritikern ins Gespräch zu kommen, unter dem Begriff der „Stakeholder-Dialoge". Im zweiten Halbjahr 2011 hat die Merkur Spielotheken GmbH der Gauselmann Gruppe Vertreter regionaler Suchthilfeeinrichtungen zu „Runden Tischen" eingeladen, um den „Dialog zwischen dem Hilfesystem und der Anbieterseite" voranzubringen. Initiativen, die sich weigerten, an den Treffen teilzunehmen und dagegen protestierten, dass sie auf Flyern der Automatenwirtschaft als Anlaufstellen und Kooperationspartner vereinnahmt werden, wurden in einem Schreiben an die Gesundheitsministerien mehrerer Bundesländer als verantwortungslos denunziert. Es stelle sich die Frage, so AWI-Geschäftsführer Dirk Lamprecht, ob es zu rechtfertigen sei, diese Stellen aus Steuermitteln zu fördern.

Strategische Allianzen

Die Erfolge von Lobbykampagnen lassen sich nicht nur durch die Kooperation mit Vertretern der „Zivilgesellschaft" erhöhen. Ebenso bedeutsam sind temporäre Bündnisse von Unternehmen und Verbänden unterschiedlicher Branchen, die in der Lobbyterminologie als „strategische Allianzen" bezeichnet werden. Den Initiatoren solcher Allianzen bieten sich grundsätzlich zwei Möglichkeiten, um Bündnispartner in anderen Wirtschaftssektoren zu rekrutieren: Sie können die Hoffnung auf höhere Gewinne wecken oder die Befürchtungen möglicher Umsatzeinbußen fördern.

So haben die Gewinnprognosen der kommerziellen Wettanbieter Sportverbände wie den Deutschen Fußballbund und den Deutschen Olympischen Sportbund dazu veranlasst, sich für eine Liberalisierung des Wettmarkts einzusetzen. Dasselbe gilt für die Initiative Profisport Deutschland, in der sich die Deutsche Fußball Liga, die Basketball Bundesliga, die Deutsche Eishockey Liga und die Toyota Handball-Bundesliga zusammengeschlossen haben. Schon bei der Gründung des Dachverbands im November 2009 war davon die Rede, dass der Profisport Mehreinnahmen in Millionenhöhe erzielen könnte, wenn die „unsinnigen Werbeverbote" auf dem Sportwettenmarkt aufgehoben würden. Die Aussicht auf höhere Werbeeinnahmen ist auch der Grund, warum der Verband Privater Rundfunk- und Telemedien für die Zulassung privater Sportwetten eintritt. Der Verband ist zugleich Mitglied im Drogen- und Suchtrat der Bundesregierung.

Ein Beispiel für die Wirksamkeit von Angstkampagnen ist die Allianz der Automatenwirtschaft mit den Interessenvertretern des Gastgewerbes. Überlegungen in der Politik, nicht zuletzt der Drogenbeauftragten der Bundesregierung, Mechthild Dyckmans (FDP), die Aufstellung von Glücksspielautomaten in Gaststätten zu untersagen oder zumindest das seit 2005 zulässige dritte Geldspielgerät wieder zu verbieten, haben die Aufstellunternehmen mit der Warnung vor einem drohenden Kneipensterben quittiert. Dieses Szenario hat den Deutschen Hotel- und Gaststättenverband dazu veranlasst, den „Aktionismus der Politik" bei der Bekämpfung der Spielsucht anzuprangern. Die Vereinigung Deutscher Autohöfe wiederum hat die „Vernichtung" von bis zu 6.000 Lkw-Parkplätzen in Aussicht gestellt, falls die Autohöfe an den Autobahnen keine Spielhallen mehr betreiben dürfen.

Zu den traditionellen Bündnispartnern der Glücksspielindustrie gehört auch die Tabakindustrie. Beide Branchen bemühen sich seit langem darum, den Suchtbegriff in einer Weise zu definieren, die ihre Produkte als mehr oder weniger harmlos und einzelne Konsumenten als verantwortungslos darstellt. Die Hersteller von Spielautomaten und die Hersteller von Zigarettenautomaten arbeiten auf Verbandsebene eng zusammen. Spielhallen und Spielbanken gehören zu den entschiedenen Gegnern von Rauchverboten, vermutlich weil ihre im Spiel versunkenen Kunden zur Besinnung kommen könnten, wenn sie zum Rauchen vor die Tür müssen.

Welche Wucht eine strategische Allianz entfalten kann, belegt die „Bayern sagt Nein!"-Kampagne im Vorfeld des Volksentscheids zum Rauchverbot im Gastgewerbe. Neben dem Bayerischen Automatenverband waren hieran Zigarettenkonzerne, Gastronomiefunktionäre, Werbeagenturen und Brauereien beteiligt. Die Tabakwirtschaft steuerte drei Viertel des offiziell auf 615.000 Euro bezifferten Bündnisbudgets bei. Das Geld wurde in Millionen von Plakaten, Aufklebern und Gratis-Feuerzeugen investiert. „Wer in der Demokratie einschläft, wacht in der Diktatur auf" – so lautete eine der Parolen, die mit großem Aufwand in Umlauf gebracht wurden. Auf der Kampagnenplattform im Internet waren jubelnde Menschen vor blinkenden Spielautomaten zu sehen. Das Beispiel der „Bayern sagt Nein!"-Kampagne belegt aber auch, dass die Macht des Lobbyismus keineswegs grenzenlos ist: Am 4. Juli 2010 votierte eine Mehrheit von 61% der bayerischen Wähler für eine rauchfreie Gastronomie und bereitete der Industrieallianz damit eine herbe Niederlage.

Perspektiven der Suchtprävention

Die aktuellen Lobbystrategien im Glücksspielbereich konnten hier nur an Einzelbeispielen illustriert werden, wobei wichtige Aspekte wie die Serienproduktion von Befragungsdaten und Rechtsgutachten nicht einmal ansatzweise gestreift wurden. Trotz dieser Einschränkung lässt sich eine wesentliche Schlussfolgerung ziehen: Der Kampf um Marktanteile, den die Glücksspiel-Anbieter derzeit auf der politischen Bühne austragen, läuft auf eine Marktausweitung hinaus. Es wird in naher Zukunft mehr Werbung, höhere Spielanreize – Stichwort: „Eurojackpot" –, mehr Spielgelegenheiten, mehr Spieler und darum auch mehr Spielsüchtige als bisher geben.

Das Bundesverfassungsgericht hat die Bekämpfung der Spielsucht als ein „überragend wichtiges Gemeinwohlziel" bezeichnet. Der Europäische Gerichtshof hat eine kohärente Gesetzgebung eingefordert, die sämtliche Marktsegmente in vergleichbarer Weise reguliert. Beide Vorgaben könnte man dadurch einlösen, dass die Auflagen zum Spielerschutz optimiert, vereinheitlicht und gegenüber allen Anbietern durchgesetzt werden, auch gegenüber denen auf dem Schwarzmarkt. Dass ein solches am Verbraucherschutz orientiertes Regulierungsmodell heute kaum noch politischen Rückhalt findet, ist ein Ergebnis von Lobbyarbeit. Daher genügt es nicht, die Psyche der Spieler zu erforschen, wenn man die Spielsucht bekämpfen will. Mindestens ebenso wichtig wie die individuellen Ursachen sind die strukturellen Faktoren, die zu einer pathologischen Spielweise beitragen. Einige dieser Faktoren gehen aus den geschilderten Fallbeispielen hervor: dies sind die Abhängigkeit der Parteien von Spenden und Sponsorengeldern aus der Privatwirtschaft, die Intransparenz der Nebentätigkeiten von Berufspolitikern, das Fehlen eines aussagekräftigen und obligatorischen Lobbyregisters – sowohl in Brüssel als auch in Berlin.

Literatur

1. Parlamentarisches Schafkopfturnier – Bayerisches Traditionskartenspiel erobert die Hauptstadt. NA-Presseportal vom 07.11.2003. Internet: http://www.presseportal.de/pm/42934/497652/1-parlamentarisches-schafkopfturnier-bayerisches-traditionskartenspiel-erobert-die-hauptstadt, Zugriff: 12.01.2012.
Köpf, Peter (1999): Die Lotto-Mafia. München: Bertelsmann.
Leyendecker, H.; Ott, K.; Richter, N. (2011): Dubiose Parteispenden aus Glücksspielkonzern. Abgeordnete erhielten Schecks. In: Süddeutsche Zeitung vom 04.05.2011. Internet: http://www.sueddeutsche.de/politik/2.220/abgeordnete-erhielten-schecks-dubiose-parteispenden-aus-gluecksspielkonzern-1.1061744, Zugriff: 12.01.2012.
Opalka, S.K.; Adamek, S. (2011): Boom bei Spielhallen – Die Parteispenden der Lobbyisten. rbb Rundfunk Berlin-Brandenburg vom 24.02.2011. Internet: http://www.rbb-online.de/kontraste/archiv/kontraste_vom_24_02/boom_bei_spielhallen.html, Zugriff: 12.01.2012.
Politischer Gedankenaustausch: Kampeter zu Gast bei Unternehmerfamilie Gauselmann. Meldung vom 16.11.2009. Internet: http://www.isa-casinos.com/print/articles/27667.html, Zugriff: 12.01.2012.
Weitere Quellenangaben auf Nachfrage beim Verfasser.

4.3 Was Sie außerirdischen Besuchern besser nicht zu erklären versuchen...
Teil 4: Suchthilfe im Gefängnis
Raphael Gaßmann

Sucht- und Drogenpolitik stützt sich, nicht nur in Deutschland und politisch weitgehend parteiübergreifend, auf vier sog. „Säulen". Diese werden nicht immer gleich benannt (und in ihren unterschiedlichen Bezeichnungen offenbart sich bisweilen schon einiges von den sucht- und drogenpolitischen Vorstellungen jener, die sie formulieren). Doch das ist ein anderes Thema. Die Bundesregierung jedenfalls bezeichnet diese Säulen wie folgt: Prävention, Beratung/Behandlung, Schadensreduzierung und: Repression.

Repression, verankert im Betäubungsmittelrecht, soll dabei ‚die Verfügbarkeit illegaler Drogen verringern' (Dyckmans 2010, 7). Als unmittelbare Folge dieser Säule wurden im Jahr 2010 rund 231.000 Rauschgiftdelikte polizeilich registriert (Bundeskriminalamt 2011). Hierzu zählen sowohl Drogenherstellung, -schmuggel und -handel als auch der Besitz zum eigenen Konsum. 60.693 Personen waren am 31.03.2010 aufgrund dieser Verstöße gegen das BtMG in Haft, was, soweit sie Konsumenten sind, die allgemeine Drogenverfügbarkeit zwar nicht reduziert, doch neben der Freiheit der Gefangenen oft auch ihren eigenen Konsum.

In diesem Zusammenhang müssen wir davon ausgehen, dass die Mehrzahl aller wegen Konsumdelikten Inhaftierter bis zum Haftantritt sehr missbräuchliche, in der Regel abhängige Konsummuster aufwies, denn das Risiko von Entdeckung und Haftstrafe steigt zwangsläufig mit der Konsumintensität. Doch mehr als diese plausible Vermutung bleibt uns kaum, denn zur Frage abhängiger Strafgefangener liegen keinerlei statistische Daten vor.

So gibt man zwar für Deutschland insgesamt ca. 175.000 Opiatabhängige an (Keppler et al. 2010, 239). Wie viele der rund 20.000 wegen Opiatkonsums Inhaftierten allerdings tatsächlich abhängig sind, bleibt bislang unerforscht.

Doch eine höhere fünfstellige Zahl der in Deutschland Inhaftierten ist ohne Zweifel abhängig von illegalen Drogen. Und da Inhaftierte nicht die Möglichkeit besitzen, ihre medizinische und soziale Versorgung selber sicherzustellen, obliegt dem Staat hierfür eine besonders weitreichende Fürsorgepflicht. Tatsächlich sind diesem Umstand mehrere Vorschriften des Strafvollzugsgesetzes gewidmet: „Im Vollzug der Freiheitsstrafe soll der Gefangene fähig werden, künftig in sozialer Verantwortung ein Leben ohne Straftaten zu führen" (§ 2). „Das Leben im Vollzug soll den allgemeinen Lebensverhältnissen soweit als möglich angeglichen werden. Schädlichen Folgen des Freiheitsentzuges ist entgegenzuwirken" (§3). „Für die körperliche und geistige Gesundheit des Gefangenen ist zu sorgen" (§ 56). „Gefangene haben Anspruch auf ärztliche Behandlung" (§ 57). „Für die Art der Gesundheitsuntersuchungen und medizinischen Vorsorgeleistungen sowie für den Umfang dieser Leistungen und der Leistungen zur Krankenbehandlung [...] gelten die entsprechenden Vorschriften des Sozialgesetzbuchs" (§ 61). (alle: StVollzG. Bundesministerium der Justiz 2009)

Mit der Wirklichkeit hat dies so viel gemein wie ein Luftballon mit Stecknadeln. Die Substitutionsquote in Freiheit beträgt aktuell ca. 40 (Keppler et al. 2010, 239) bis 50 Prozent (Husmann 2010), die Substitutionsquote im Strafvollzug jedoch mit etwa 2 bis 4 Prozent (nach Keppler et al. 2010, 239) bzw. maximal 5 Prozent (Husmann 2010) nicht mehr als ein Zehntel hiervon, in Bayern, wie kaum anders zu erwarten, noch einmal viel weniger. Und sterile Spritzbestecke, diese hoch wirksame Prävention von HIV/HCV-Infektionen, werden allenfalls in einer Hand voll (in Zahlen: max. 5) von 185 deutschen Gefängnissen ausgegeben (Deutsche AIDS-Hilfe 2011). Recht auf körperliche und geistige Gesundheit? Keine schädlichen Folgen des Freiheitsentzugs? Sozialgesetzbuch? Alles Phantasie und Schneegestöber! Dabei ist unbestritten, dass Opioidabhängigkeit eine behandlungsbedürftige Erkrankung darstellt. Und dass Substitution in Gefängnissen positive Auswirkungen auf die Gesundheit der Betroffenen wie auch insgesamt auf die Haftanstalten hat, das Vollzugsziel der (Re-)Integration in die Gesellschaft maßgeblich fördert und, nicht zuletzt, Todesfälle kurz nach der Entlassung vermeidet. Dennoch wird dauerhafte Substitution kaum durchgeführt und ist in etwa jedem vierten Gefängnis überhaupt gar nicht möglich (Schulte et al. 2009, 3). Nicht besser steht es in den Haftanstalten um die Suchtberatung. Ihre unverzichtbare Aufgabe kann,

wie bis in die 1990er Jahre hinein schon einmal, „nur noch rudimentär erfüllt werden" (Landmann 2011, 4).
Die Verantwortung für die Gesundheitsversorgung in den deutschen Justizvollzugsanstalten obliegt den Justizministerien. Dies ist unter haushaltspolitischen Gesichtspunkten ohne Frage eine zumindest erklärbare Entscheidung – allerdings nur unter diesen. Seit vielen Jahren und aus vielen fachlichen Gründen (die noch weit über das Problem der Versorgung Suchtmittelabhängiger hinausreichen) empfiehlt eine Armada von Gesundheits- und Haftexperten dringlich, die Gesundheit in Haft endlich den Gesundheitsministerien anzuvertrauen oder zumindest diese maßgeblich daran zu beteiligen. Warum das auch trotz gleichartiger Empfehlungen der Weltgesundheitsorganisation, der Vereinten Nationen und des Europarats in Deutschland bis heute nicht möglich ist, versuchen Sie besser gar nicht erst außerirdischen Besuchern zu erklären. Und warum Menschen, die mit der persönlichen Freiheit u. a. auch der freien Arztwahl verlustig gehen, nicht einfach krankenversichert werden, und damit ganz konkret Anspruch auf eine ordentliche Gesundheitsversorgung bekommen: besser auch nicht.

Literatur

Bundeskriminalamt (2011): Rauschgiftkriminalität. Bundeslagebild 2010 – Tabellenanhang. Wiesbaden.
Bundesministerium der Justiz (2009): Gesetz über den Vollzug der Freiheitsstrafe und der freiheitsentziehenden Maßregeln der Besserung und Sicherung (Strafvollzugsgesetz – StVollzG). Stand: 29.7.2009.
Deutsche AIDS-Hilfe: Pressemitteilung vom 9.11.2011.
Deutsche Hauptstelle für Suchtfragen (DHS) (Hrsg.) (2012): Jahrbuch Sucht 2012. Lengerich (u.a.): Pabst.
Deutsche Hauptstelle gegen die Suchtgefahren; Gaßmann, Raphael (Hrsg.) (2002): Suchtprobleme hinter Mauern. Drogen, Sucht und Therapie im Straf- und Maßregelvollzug. Freiburg i. Br.: Lambertus.
Deutsche Hauptstelle gegen die Suchtgefahren (Hrsg.) (1983): Sucht und Delinquenz. Hamm: Hoheneck-Verlag.
Dyckmans, Mechthild (Drogenbeauftragte der Bundesregierung) (2010): Moderne Drogen- und Suchtpolitik. Der Mensch im Mittelpunkt. Berlin.
Husmann, Klaus (Justizministerium des Landes Nordrhein-Westfalen) (2010): Die suchtmedizinische Behandlung inhaftierter Drogenabhängiger. Vortrag beim

DBDD-Workshop Drogen & Haft am 19.11.2010 in Berlin.

Keppler, K. et al. (2010): Prison Health is Public Health! Angleichungs- und Umsetzungsprobleme in der gesundheitlichen Versorgung Gefangener im deutschen Justizvollzug. Ein Übersichtsbeitrag. In: Bundesgesundheitsblatt, 53, 233-244.

Landmann, Walter (2011): Suchtarbeit im Strafvollzug braucht neue Übereinkunft. In: ConNews,(2), S. 4.

Lehmann, Marc (Justizvollzugskrankenhaus Berlin) (2010): Drogenkonsum in den Justizvollzugsanstalten Deutschlands. Was wir „wirklich" wissen. Vortrag beim DBDD-Workshop Drogen & Haft am 19.11.2010 in Berlin.

Schulte, B. et al. (2009): Substitution treatment and HCV/HIV infection in a sample of 31 German prisons for sentenced inmates. In: International Journal of Prisoner Health, 5(1), 39-44.

Statistisches Bundesamt (2010): Rechtspflege. Strafvollzug – Demographische und kriminologische Merkmale der Strafgefangenen zum Stichtag 31.03.2010. Wiesbaden. (Fachserie 10, Reihe 4.1)

5 AutorInnenverzeichnis

Dr. med. Martina Albrecht
Bundesanstalt für Straßenwesen
Postfach 10 01 50
51401 Bergisch-Gladbach
Tel.: (0 22 04) 43 - 4 31
Fax: (0 22 04) 43 - 4 03
E-Mail: albrecht@bast.de

Gabriele Bartsch
Deutsche Hauptstelle für Suchtfragen e.V.
Westenwall 4
59065 Hamm
Tel.: (0 23 81) 90 15 - 17
Fax: (0 23 81) 90 15 - 30
E-Mail: bartsch@dhs.de

Dr. Ulrike Beckmann
Deutsche Rentenversicherung Bund
Bereich Reha-Qualitätssicherung,
Epidemiologie und Statistik
Leiterin des Referats Grundsatzfragen
und Weiterentwicklung
der Qualitätssicherung
10704 Berlin
Tel.: (0 30) 8 65 - 3 18 36
E-Mail:
ulrike.beckmann@drv-bund.de

Sigrid Borse
2. Vorsitzende des Bundesfach-
verbandes Essstörungen BFE
Frankfurter Zentrum für
Ess-Störungen
Hansaallee 18
60322 Frankfurt
Tel.: (0 69) 55 73 62
Fax: (0 69) 59 61 723
E-Mail:
borse@esstoerungen-frankfurt.de

Prof. Dr. Rudolf Egg
Kriminologische Zentralstelle
Viktoriastr. 35
65189 Wiesbaden
Tel.: (06 11) 1 57 58 - 0
Fax: (06 11) 1 57 58 - 10
E-Mail: r.egg@krimz.de

Dr. Jennis Freyer-Adam
Institut für Epidemiologie und
Sozialmedizin
Universitätsmedizin Greifswald
Walther-Rathenau-Str. 48
17475 Greifswald
Tel.: (0 38 34) 86 77 24
E-Mail: freyer@uni-greifswald.de

Dr. Raphael Gaßmann
Deutsche Hauptstelle für Suchtfragen e.V.
Westenwall 4
59065 Hamm
Tel.: (0 23 81) 90 15 - 15
Fax: (0 23 81) 90 15 - 30
E-Mail: gassmann@dhs.de

Dr. Beate Gaertner
Institut für Biometrie und Klinische Epidemiologie
Charité Universitätsmedizin Berlin
Hindenburgdamm 30
12203 Berlin

Prof. Dr. Gerd Glaeske
Universität Bremen
Zentrum für Sozialpolitik
Co-Leiter der Abteilung für Gesundheitsökonomie, Gesundheitspolitik und Versorgungsforschung
UNICOM-Gebäude
Mary-Somerville-Str. 5, Raum 4270
28359 Bremen
Tel.: (04 21) 218 - 58559
Fax: (04 21) 218 - 58617
E-Mail: gglaeske@zes.uni-bremen.de

Stefanie Heinrich
Bundesanstalt für Straßenwesen
Postfach 10 01 50
51401 Bergisch-Gladbach
Tel.: (0 22 04) 43 - 4 28
Fax: (0 22 04) 43 - 4 03
E-Mail: stefanie.heinrich@bast.de

Dietmar Jazbinsek
Fürbringerstr. 15
10961 Berlin
E-Mail: jazbinsek@online.de

Prof. Dr. Ulrich John
Institut für Epidemiologie und Sozialmedizin
Universitätsmedizin Greifswald
Walther-Rathenau-Str. 48
17475 Greifswald
Tel.: (0 38 34) 86 77 00
E-Mail: ujohn@uni-greifswald.de

Jolanthe Kepp
Deutsche Hauptstelle für Suchtfragen e.V.
Westenwall 4
59065 Hamm
Tel.: (0 23 81) 90 15 - 19
Fax: (0 23 81) 90 15 - 30
E-Mail: kepp@dhs.de

PD Dr. Ludwig Kraus
IFT Institut für Therapieforschung
Parzivalstr. 25
80804 München
Tel.: (0 89) 36 08 04 - 30
Fax: (0 89) 36 08 04 - 49
E-Mail: kraus@ift.de

Jutta Künzel
IFT Institut für Therapieforschung
Parzivalstr. 25
80804 München
Tel.: (0 89) 36 08 04 - 15
Fax: (0 89) 36 08 04 - 19
E-Mail: kuenzel@ift.de

Dr. Thomas Lampert
Robert Koch-Institut
FG27 Gesundheitsberichterstattung
General-Pape-Str. 62-64
12101 Berlin
Tel.: (0 30) 1 87 54 - 33 04
Fax: (0 30) 1 87 54 - 35 13
E-Mail: t.lampert@rki.de

Birgit Lehner
Deutsche Hauptstelle für Suchtfragen e.V.
Westenwall 4
59065 Hamm
Tel.: (0 23 81) 90 15 - 13
Fax: (0 23 81) 90 15 - 30
E-Mail: lehner@dhs.de

Jost Leune
Fachverband Drogen- und Suchthilfe e.V.
Odeonstr. 14
30159 Hannover
Tel.: (05 11) 1 83 33
Fax: (05 11) 1 83 26
E-Mail: mail@fdr-online.info

PD Dr. Christian Meyer
Institut für Epidemiologie und Sozialmedizin
Universitätsmedizin Greifswald
Walther-Rathenau-Straße 48
17475 Greifswald
Tel.: (0 38 34) 86 77 23
E-Mail: chmeyer@uni-greifswald.de

Prof. Dr. rer. nat. Gerhard Meyer
Universität Bremen
Institut für Psychologie und Kognitionsforschung
Grazer Str. 4
28359 Bremen
Tel.: (04 21) 2 18 - 6 87 01
Fax: (04 21) 2 18 - 6 87 19
E-Mail: gerhard.meyer@uni-bremen.de

Barbara Naumann
Deutsche Rentenversicherung Bund
Hauptsachbearbeiterin im Bereich
Reha-Qualitätssicherung,
Epidemiologie und Statistik
10704 Berlin
Tel.: (0 30) 865 33275
Fax: (0 30) 865 27482
E-Mail: barbara.naumann@drv-bund.de

Boris Orth
Bundeszentrale für gesundheitliche Aufklärung
Referat 2-25 Wissenschaftliche Untersuchungen, Qualitätssicherung
Ostmerheimer Str. 220
51109 Köln
Tel.: (02 21) 89 92 - 326
Fax: (02 21) 89 92 - 300
E-Mail: boris.orth@bzga.de

Dr. Tim Pfeiffer-Gerschel
IFT Institut für Therapieforschung
Parzivalstr. 25
80804 München
Tel.: (0 89) 36 08 04 - 40
Fax: (0 89) 36 08 04 - 40
E-Mail: pfeiffer-gerschel@ift.de

Dr. Daniela Piontek
IFT Institut für Therapieforschung
Parzivalstr. 25
80804 München
Tel.: (0 89) 36 08 04 - 82
Fax: (0 89) 36 08 04 - 69
E-Mail: piontek@ift.de

Christina Rummel
Deutsche Hauptstelle für Suchtfragen e.V.
Westenwall 4
59065 Hamm
Tel.: (0 23 81) 90 15 - 24
Fax: (0 23 81) 90 15 - 30
E-Mail: rummel@dhs.de

Andreas Schnebel
Vorsitzender des Bundesfachverbandes
Essstörungen BFE
ANAD e.V.
Poccistr. 5
80336 München
Tel.: (0 89) 21 99 73 - 0
Fax: (0 89) 21 99 73 - 23
E-Mail: schnebel@anad.de

Dr. Horst Schulze
Bundesanstalt für Straßenwesen
Postfach 10 01 50
51401 Bergisch-Gladbach
Tel.: (0 22 04) 43 - 4 01
Fax: (0 22 04) 43 - 4 03
E-Mail: schulze@bast.de

Klaus Stempel
Bundeskriminalamt
SO 51
65173 Wiesbaden
Tel.: (06 11) 5 51 48 92
Fax: (06 11) 5 54 53 08
E-Mail: klaus.stempel@bka.bund.de

Martin Steppan
IFT Institut für Therapieforschung
Parzivalstr. 25
80804 München
Tel.: (0 89) 36 08 04 - 62
E-Mail: steppan@ift.de

Prof. Dr. Eva Wunderer
Fachhochschule Landshut
Am Lurzenhof 1
84036 Landshut
Tel.: (0 89) 51 99 77 75
Fax: (0 89) 51 99 77 74
E-Mail: wunderer@fh-landshut.de

6 Anschriften aus dem Suchtbereich

6.1	**Bundesweit tätige Organisationen**	**297**
6.1.1	Verbände der Suchtkrankenhilfe	297
6.1.2	Selbsthilfe- und Abstinenzorganisationen	299
6.1.3	Behörden und Kammern	302
6.1.4	Einrichtungen der Suchtforschung	303
6.1.5	Sonstige Organisationen	305
6.2	**Anschriften in den Bundesländern**	**309**
6.2.1	Baden-Württemberg	309
6.2.2	Bayern	309
6.2.3	Berlin	310
6.2.4	Brandenburg	311
6.2.5	Bremen	311
6.2.6	Hamburg	312
6.2.7	Hessen	312
6.2.8	Mecklenburg-Vorpommern	313
6.2.9	Niedersachsen	314
6.2.10	Nordrhein-Westfalen	314
6.2.11	Rheinland-Pfalz	315
6.2.12	Saarland	316
6.2.13	Sachsen	316
6.2.14	Sachsen-Anhalt	317
6.2.15	Schleswig-Holstein	317
6.2.16	Thüringen	318
6.3	**Fachverlage**	**318**
6.4	**Europäisches Ausland**	**319**
6.4.1	Mitglieder des Europäischen Informationsnetzes REITOX	319
6.4.2	Sonstige Organisationen	323

6.1 Bundesweit tätige Organisationen

6.1.1 Verbände der Suchtkrankenhilfe

**Deutsche Hauptstelle
für Suchtfragen e.V. (DHS)**
59065 Hamm, Westenwall 4
59003 Hamm, Postfach 13 69
Tel.: +49 2381 9015-0
Fax: +49 2381 9015-30
info@dhs.de
www.dhs.de
Dr. Raphael Gaßmann
BZgA-Länder-Kooperationskreis
Suchtprävention: Christa Merfert-Diete,
Tel.: +49 2381 9015-18,
merfert-diete@dhs.de

akzept e.V.
Bundesverband für akzeptierende
Drogenarbeit und humane Drogenpolitik
12161 Berlin, Südwestkorso 14
Tel.: +49 30 82706946
Fax: +49 30 8222802
akzeptbuero@yahoo.de
www.akzept.org; www.gesundinhaft.eu
Christine Kluge Haberkorn

Arbeiterwohlfahrt (AWO)
Bundesverband e.V.
10961 Berlin, Blücherstr. 62-63
Tel.: +49 30 26309-157 und -0
Fax: +49 30 26309-32157
hedi.boss@awo.org
www.awo.org
Hedi Boss

**Bundesfachverband
Essstörungen e.V. (BFE)**
80538 München, Pilotystr. 6/Rgb.
Tel.: +49 89 23684119
Fax: +49 89 21997323
bfe-essstoerungen@gmx.de
www.bundesfachverbandessstoerungen.de
Andreas Schnebel

**Bundesverband für stationäre
Suchtkrankenhilfe e.V. »buss«**
34131 Kassel,
Wilhelmshöher Allee 273
Tel.: +49 561 779351
Fax: +49 561 102883
buss@suchthilfe.de
www.suchthilfe.de
Dr. Andreas Koch

Caritas Suchthilfe e.V. (CaSu)
Bundesverband der Suchthilfeeinrichtungen im Deutschen
Caritasverband
79104 Freiburg, Karlstr. 40
79004 Freiburg, Postfach 4 20
Tel.: +49 761 200-303
Fax: +49 761 200-350
stefan.buerkle@caritas.de
www.caritas-suchthilfe.de
Stefan Bürkle

6 Anschriften aus dem Suchtbereich

Deutsche Gesellschaft für Essstörungen e.V.
Prof. Dr. med. Martina de Zwaan
Klinik für Psychosomatik und Psychotherapie
Medizinische Hochschule Hannover
30625 Hannover,
Carl-Neuberg-Straße 1
Tel.: +49 511 5326570
Fax: +49 511 5323190
dezwaan.martina@mh-hannover.de
www.dgess.de

Deutscher Caritasverband e.V.
Referat Basisdienste
und Besondere Lebenslagen
79104 Freiburg, Karlstr. 40
79004 Freiburg, Postfach 4 20
Tel.: +49 761 200-369
Fax: +49 761 200-350
renate.walter-hamann@caritas.de
www.caritas.de
Renate Walter-Hamann

Deutsches Rotes Kreuz e.V. (DRK)
Generalsekretariat, Team 44
12205 Berlin, Carstennstr. 58
Tel.: +49 30 85404-120
Fax: +49 30 85404-451
luebcked@drk.de
www.drk.de
Dorian Lübcke

Fachverband Drogen- und Suchthilfe e.V. (fdr)
30159 Hannover, Odeonstr. 14
Tel.: +49 511 18333
Fax: +49 511 18326
mail@fdr-online.info
www.fdr-online.info
Jost Leune

Fachverband Glücksspielsucht e.V.
32052 Herford, Arndtstr. 10
32004 Herford, Postfach 14 14
Tel.: +49 5221 1022670
Fax: +49 5221 1022680
spielsucht@t-online.de
www.gluecksspielsucht.de
www.forum-gluecksspielsucht.de
Ilona Füchtenschnieder-Petry

Fachverband Medienabhängigkeit e.V.
Medizinische Hochschule Hannover
30177 Hannover,
Podbielskistraße 168
Tel.: +49 511 532-7350
Fax: +49 511 532-7348
info@fv-medienabhaengigkeit.de
www.fv-medienabhaengigkeit.de
PD Dr. med. Bert Theodor te Wildt
Dorothee Mücken

Fachverband Sucht e.V.
53175 Bonn, Walramstr. 3
Tel.: +49 228 261555
Fax: +49 228 215885
sucht@sucht.de
www.sucht.de
Dr. Volker Weissinger

Gesamtverband für Suchtkrankenhilfe
im Diakonischen Werk der
Evangelischen
Kirche in Deutschland e.V. (GVS)
14195 Berlin, Altensteinstr. 51
Tel.: +49 30 84312355
Fax: +49 30 84418336
gvs@sucht.org
www.sucht.org
Dr. Theo Wessel

Der PARITÄTische
Wohlfahrtsverband –
Gesamtverband e.V.
Fachbereich Gefährdetenhilfe
10178 Berlin,
Oranienburger Str. 13-14
Tel.: +49 30 24636-317
Fax: +49 30 24636-110
gefaehrdetenhilfe@paritaet.org
www.der-paritaetische.de
Eberhard Ewers

6.1.2 Selbsthilfe- und Abstinenzorganisationen

Al-Anon Familiengruppen
Selbsthilfegruppen für Angehörige
und Freunde von Alkoholikern
45128 Essen, Emilienstr. 4
Tel.: +49 201 773007
Fax: +49 201 773008
zdb@al-anon.de
www.al-anon.de
Hartmut Große

Alateen
Selbsthilfegruppen für jugendliche
Angehörige von Alkoholikern
45128 Essen, Emilienstr. 4
Tel.: +49 201 773007
Fax: +49 201 773008
zdb@al-anon.de
www.al-anon.de
Hartmut Große

Anonyme Alkoholiker (AA)
Interessengemeinschaft e. V.
84122 Dingolfing, Postfach 11 51
Tel.: +49 8731 32573-0
Fax: +49 8731 32573-20
sekretariat@anonyme-alkoholiker.de
www.anonyme-alkoholiker.de
Günther Habedank
Regionale Kontaktstellen sind auch unter
der bundeseinheitlichen Rufnummer
(Vorwahl) + 1 92 95 zu erreichen.

**Blaues Kreuz in der
Evangelischen Kirche**
Bundesverband e.V.
44149 Dortmund,
Julius-Vogel-Str. 44
Tel.: +49 231 5864132
Fax: +49 231 5864133
bke@blaues-kreuz.org
www.blaues-kreuz.org
Heinz-Günter Grimm

6 Anschriften aus dem Suchtbereich

Blaues Kreuz in Deutschland e.V.
42289 Wuppertal, Schubertstr. 41
42202 Wuppertal, Postfach 20 02 52
Tel.: +49 202 62003-0
Fax: +49 202 62003-81
bkd@blaues-kreuz.de
www.blaues-kreuz.de
Reinhard Jahn

Bundesarbeitsgemeinschaft „Suchtberatung in der Polizei"
Ministerium für Inneres und Europaangelegenheiten
Abteilung D / Referat D 3
Polizeiärztlicher Dienst
Suchtberatung
66121 Saarbrücken, Hellwigstr. 2-4
Tel.: +49 681 5013568
Fax: +49 681 5013569
d.senges@innen.saarland.de
www.bag-sucht.de
Dieter Senges

Bundesverband der Eltern und Angehörigen für akzeptierende Drogenarbeit e.V. (1993)
c/o Jürgen Heimchen
42117 Wuppertal,
Ravensberger Str. 44
Tel.: +49 202 423519
Fax: +49 202 428577
info@akzeptierende-eltern.de
www.akzeptierende-eltern.de

Bundesverband der Elternkreise suchtgefährdeter und suchtkranker Söhne und Töchter e.V.
48155 Münster, Braunsbergstraße 23
48095 Münster, Postfach 20 14 23
Tel.: +49 251 1420733
Fax: +49 251 13302757
info@bvek.org
www.bvek.org

Deutscher Frauenbund für alkoholfreie Kultur e.V.
Bundesverband
28217 Bremen, Vegesacker Straße 87
Tel.: +49 421 84734724
haeuschen@deutscher-frauenbund.de
www.deutscher-frauenbund.de
Marieanne Häuschen

FASD Deutschland e.V.
49809 Lingen, Hügelweg 4
Tel.: +49 591 7106700
Fax: +49 591 8003564
giselamichalowski@fasworld.de
www.fasd-deutschland.de
Gisela Michalowski

Freundeskreise für Suchtkrankenhilfe Bundesverband e.V.
34117 Kassel, Untere Königstr. 86
Tel.: +49 561 780413
Fax: +49 561 711282
mail@freundeskreise-sucht.de
www.freundeskreise-sucht.de

Guttempler in Deutschland
Deutscher Guttempler-Orden (I.O.G.T.) e.V.
20097 Hamburg, Adenauerallee 45
Tel.: +49 40 245880
Fax: +49 40 241430
info@guttempler.de
www.guttempler.de
Wiebke Schneider

Stiftung Hilfe zur Selbsthilfe Suchtkranker und Suchtgefährdeter
Gemeinnützige Stiftung dbR
69115 Heidelberg, Römerstr. 3
Tel.: +49 6221 7255552
Fax: +49 6221 5999267
kontakt@die-suchthilfestiftung.de
www.die-suchthilfestiftung.de
Ralph-Dieter Wilk

JES Bundesverband e.V.
Junkies | Ehemalige | Substituierte
10963 Berlin, Wilhelmstr. 138
Tel.: +49 30 690087-56
Fax: +49 30 690087-42
vorstand@jes-bundesverband.de
www.jes-bundesverband.de
Marco Jesse

JUVENTE
Jugendabteilung der Guttempler
20097 Hamburg, Adenauerallee 45
Tel.: +49 40 245880
Fax: +49 40 241430
vorstand@juvente.de
www.juvente.de
Frédéric Mauss

Kreuzbund e.V.
Selbsthilfe- und Helfergemeinschaft
für Suchtkranke und Angehörige
59065 Hamm, Münsterstr. 25
59008 Hamm, Postfach 18 67
Tel.: +49 2381 67272-0
Fax: +49 2381 6727233
info@kreuzbund.de
www.kreuzbund.de
Heinz-Josef Janßen

Narcotics Anonymous
NA Service Komitee (NARSK e.V.)
64225 Darmstadt, Postfach 11 10 10
info@narcotics-anonymous.de
www.narcotics-anonymous.de

Overeaters Anonymous
Interessengemeinschaft e.V.
47804 Krefeld,
Heckenrosenweg 33-35
Tel.: +49 2151 771909
Fax: +49 2151 779499
buero@overeatersanonymous.de
www.overeatersanonymous.de

Selbsthilfe junger Abhängiger
Bundesweite Koordinationsst. der
Caritas
10117 Berlin, Reinhardtstr. 13
Tel.: +49 30 284447-38
Fax: +49 30 284447-33
marianne.kleinschmidt@caritas.de
www.caritas.de
Marianne Kleinschmidt

Selbsthilfe Sucht in der AWO
Arbeiterwohlfahrt Bundesverband e.V.
10961 Berlin, Blücherstr. 62-63
Tel.: +49 30 26309-157 und
-0 (Zentrale)
Fax: +49 30 26309-32157
hedi.boss@awo.org
www.awo.org
Hedi Boss

Soldatenselbsthilfe
gegen Sucht e.V.
48477 Hörstel, Bahnhofstr. 27
Tel.: +49 170 4776300
kontakt@soldatenselbsthilfe.de
www.soldatenselbsthilfe.de
Thomas Düsing

6.1.3 Behörden und Kammern

**Bundesministerium
für Gesundheit**
Referat Sucht und Drogen (124)
10177 Berlin, Friedrichstr. 108
11055 Berlin
Tel.: +49 30 18441-2808
Fax. +49 30 18441-3775
124@bmg.bund.de
www.bmg.bund.de
Mitglied im BZgA-Länder-Kooperationskreis Suchtprävention

**Drogenbeauftragte der
Bundesregierung**
Mechthild Dyckmans, MdB
Bundesministerium für Gesundheit
10117 Berlin, Friedrichstr. 108
11055 Berlin
Tel.: +49 1888 441-1450
Fax: +49 1888 441-4960
drogenbeauftragte@bmg.bund.de
www.drogenbeauftragte.de
Bundesweite Sucht- und Drogen-Hotline:
+49 1805 313031

Bundesärztekammer
Arbeitsgemeinschaft der
Deutschen Ärztekammern
10623 Berlin, Herbert-Lewin-Platz 1
10598 Berlin, Postfach 12 08 64
Tel.: +49 30 400456-413
Fax: +49 30 400456-429
cme@baek.de
www.bundesaerztekammer.de
Dr. Wilfried Kunstmann

Bundeskriminalamt (BKA)
Öffentlichkeitsarbeit und
Bürgeranfragen
Fachbereich KI 35
65193 Wiesbaden, Thaerstr. 11
65173 Wiesbaden
Tel.: +49 611 55-16111
Fax: +49 611 55-14806
www.bka.de

**Bundesministerium für Familie,
Senioren, Frauen und Jugend**
10117 Berlin, Glinkastr. 24
11018 Berlin
Tel.: +49 30 18555-0
Fax: +49 30 20655-1145
poststelle@bmfsfj.bund.de
www.bmfsfj.de

Bundesministerium der Justiz
Referat II A 7
53113 Bonn, Adenauerallee 99-103
53010 Bonn, Postfach 20 40
Tel.: +49 228 99 580-9217
Fax: +49 228 99 580-8325
blath-ri@bmj.bund.de
und: batke-sy@bmj.bund.de
www.bmj.de
Mitglied im BZgA-Länder-Kooperationskreis Suchtprävention

**Bundesvereinigung Deutscher
Apothekerverbände (ABDA)**
Deutsches Apothekerhaus
10117 Berlin, Jägerstr. 49-50
Tel.: +49 30 40004-132
Fax: +49 30 40004-133
pressestelle@abda.aponet.de
www.abda.de

**Bundeszentrale für
gesundheitliche Aufklärung
(BZgA)**
51109 Köln, Ostmerheimer Str. 220
51071 Köln, Postfach 91 01 52
Tel.: +49 221 8992-474
Fax: +49 221 8992-300
michaela.goecke@bzga.de
www.bzga.de
Informationstelefon der BZgA zur Suchtvorbeugung
+49 221 892031
Mitglied im BZgA-Länder-Kooperationskreis Suchtprävention

**Deutsches Institut für
Medizinische Dokumentation
und Information (DIMDI)**
Presse- und Öffentlichkeitsarbeit
50676 Köln, Waisenhausgasse 36-38 a
Tel.: +49 221 4724-531
Fax: +49 221 4724-444
presse@dimdi.de
www.dimdi.de

Fachbeirat Glücksspielsucht
nach § 10 Abs. 1 Satz 2 GlüStV
Vorsitzender: Prof. Dr. Jobst Böning
Gemeinsame Geschäftsstelle
c/o Hessisches Ministerium des
Innern und für Sport – Referat II 6
65185 Wiesbaden,
Friedrich-Ebert-Allee 12
Tel.: +49 611 353-1080
ggs@hmdis.hessen.de
www.fachbeirat-gluecksspielsucht.de

Robert Koch-Institut
13353 Berlin, Nordufer 20
13302 Berlin, Postfach 65 02 61
Tel.: +49 30 18754-0
Fax: +49 30 18754-2328
zentrale@rki.de
www.rki.de
Presse- und Öffentlichkeitsarbeit:
Susanne Glasmacher, presse@rki.de,
Tel.: +49 30 18754-2286/ 2239

6.1.4 Einrichtungen der Suchtforschung

**Deutsche Gesellschaft
für Suchtforschung und
Suchttherapie e.V. (DG-Sucht)**
59069 Hamm, Ulmenstr. 7
59004 Hamm, Postfach 14 53
Tel.: +49 2381 417998
Fax: +49 2381 901530
dg-sucht@t-online.de
www.dg-sucht.de
Doris Kaldewei

**Bayerische Akademie für
Sucht- und Gesundheitsfragen BAS
Unternehmergesellschaft
(haftungsbeschränkt)**
80366 München, Landwehrstr. 60-62
Tel.: +49 89 530730-0
Fax: +49 89 530730-19
bas@bas-muenchen.de
www.bas-muenchen.de
Dipl.-Psych. Melanie Arnold

Deutsches Institut für Sucht- und Präventionsforschung (DISuP)
Kath. Hochschule Nordrhein-Westfalen
50668 Köln, Wörthstr. 10
Tel.: +49 221 7757-156
Fax: +49 221 7757-180
disup@katho-nrw.de
www.disup.de
Prof. Dr. Michael Klein

Dt. Zentrum für Suchtfragen des Kindes- und Jugendalters (DZSKJ)
Universitätsklinikum Hamburg-Eppendorf
20246 Hamburg, Martinistr. 52
Tel.: +49 40 7410-59307
Fax: +49 40 7410-56571
sekretariat.dzskj@uke.de
www.dzskj.de
Prof. Dr. Rainer Thomasius

ICAA Library – DATA
Archer Tongue Collection
Hochschule Magdeburg-Stendal (FH)
39114 Magdeburg, Breitscheidstr. 2
Tel.: +49 391 886-4674/-4771
Fax: +49 391 886-4293
icaa-library@sgw.hs-magdeburg.de
www.hs-magdeburg.de
Dr. Sabine Schaller

IFT Institut für Therapieforschung
gemeinnützige GmbH
80804 München, Parzivalstr. 25
Tel.: +49 89 360804-0
Fax: +49 89 360804-49
ift@ift.de
www.ift.de
Prof. Dr. Gerhard Bühringer

IFT-NORD
Institut für Therapie- und Gesundheitsforschung gGmbH
24114 Kiel, Harmsstr. 2
Tel.: +49 431 570290
Fax: +49 431 5702929
hanewinkel@ift-nord.de
www.ift-nord.de
Prof. Dr. Reiner Hanewinkel

INDRO e.V.
48155 Münster, Bremer Platz 18-20
Tel.: +49 251 60123
Fax: +49 251 666580
indroev@t-online.de
www.indro-online.de
Dr. Wolfgang Schneider

Institut für interdisziplinäre Sucht- und Drogenforschung (ISD)
20207 Hamburg, Postfach 20 17 31
Tel.: +49 40 7410-54221
Fax: +49 40 7410-55121
kontakt@isd-hamburg.de
www.isd-hamburg.de
Dr. Peter Degkwitz

Institut für Suchtforschung (ISFF)
der Fachhochschule Frankfurt am Main
60318 Frankfurt, Nibelungenplatz 1
Tel.: +49 69 1533-2823
Fax: +49 69 1533-3125
hstoever@fb4.fh-frankfurt.de
www.isff.de; www.fh-frankfurt.de
Prof. Dr. Heino Stöver

ISS Institut für Sozialarbeit und Sozialpädagogik e.V.
60439 Frankfurt, Zeilweg 42
60391 Frankfurt, Postfach 50 01 51
Tel.: +49 69 95789-00
Fax: +49 69 95789-190
info@iss-ffm.de
www.iss-ffm.de

Norddeutscher
Suchtforschungsverbund e.V.
32312 Lübbecke, Virchowstr. 65
Tel.: +49 5741 35-4001
Fax: +49 5741 35-2731
nsfv@nsfv.de
www.nsfv.de
Prof. Dr. Udo Schneider

Stiftung Biomedizinische
Alkoholforschung
69198 Schriesheim, Blütenweg 90
Tel.: +49 6203 63284
Fax: +49 6203 660446
info@stiftung-alkoholforschung.de
www.stiftung-alkoholforschung.de
Prof. Dr. Manfred Singer

Westf. Akademie für Suchtfragen
in Forschung u. Praxis (WAKS e.V.)
48133 Münster, Warendorfer Str. 27
Tel.: +49 251 591-5481
Fax: +49 251 591-5484
info@waks.de
www.waks.de
Doris Sarrazin

Zentralinst. f. Seel. Gesundheit
Klinik f. Abh. Verhalten u.
Suchtmedizin
68159 Mannheim, J 5
68072 Mannheim, Postfach 12 21 20
Tel.: +49 621 1703-3803
Fax: +49 621 1703-3505
sucht@zi-mannheim.de
www.zi-mannheim.de
Prof. Dr. Karl Mann, Ärztlicher
Direktor
Suchtambulanz: Tel.: +49 621 1703-3803
(PatientInnen)

Zentrum für Interdisziplinäre
Suchtforschung
UKE Klinik für Psychiatrie
20246 Hamburg, Martinistr. 52
Tel.: +49 40 74105-7902
Fax: +49 40 74105-8351
meiboom@uke.de
www.zis-hamburg.de
PD Dr. Jens Reimer

6.1.5 Sonstige Organisationen

Aktionsbündnis Nichtrauchen (ABNR)
Geschäftsstelle Bonn
c/o Bundesvereinigung Prävention und
Gesundheitsförderung e.V. (BVPG)
53123 Bonn, Heilsbachstr. 30
Tel.: +49 228 98727-11
Fax: +49 228 6420024
www.abnr.de

Dr. Uwe Prümel-Philippsen
(Koordinator des ABNR)
pruemel-philippsen@abnr.de
Inga Jesinghaus (Referentin)
jesinghaus@abnr.de

6 Anschriften aus dem Suchtbereich

Aktionsbündnis Nichtrauchen (ABNR)
Büro Berlin
10117 Berlin, Schumannstr. 3
Tel.: +49 30 23457015
Fax: +49 30 25762091
bethke@abnr.de
Christina Bethke (Referentin)

Arbeitsgem. Christl. Lebenshilfen
34590 Wabern, Schlossstr. 6
Tel.: +49 5683 9980-0
Fax: +49 5683 9980-11
info@acl-deutschland.de
www.acl-deuschland.de
Gerhard Seemann

ARCHIDO
Informations- u. Forschungszentrum f.
Tabak, Alkohol, Drogen,
Medikamente und Sucht
60318 Frankfurt, Nibelungenplatz 3
Tel.: +49 69 1533-2823
Fax: +49 69 1533-62823
hstoever@fb4.fh-frankfurt.de
www.isff.de
Prof. Dr. Heino Stöver

Bund für drogenfreie Erziehung e.V. (BdE)
21493 Kollow,
Am Genesungsheim 12
info@drogenfreie-erziehung.de
www.drogenfreie-erziehung.de
Frank Lindemann

Bund gegen Alkohol und Drogen im Straßenverkehr e.V.
20249 Hamburg,
Arnold-Heise-Str. 26
Tel.: +49 40 440716
Fax: +49 40 4107616
zentrale@bads.de
www.bads.de
Marlies Eggert

Bundesarbeitsgemeinschaft der Freien Wohlfahrtspflege (BAGFW)
10178 Berlin,
Oranienburger Str. 13-14
Tel.: +49 30 24089-0
Fax: +49 30 24089-134
info@bag-wohlfahrt.de
www.bagfw.de
Bettina Neuhaus

BAG Kinder- und Jugendschutz e.V.
10178 Berlin, Mühlendamm 3
Tel.: +49 30 40040-300
Fax: +49 30 40040-333
info@bag-jugendschutz.de
www.bag-jugendschutz.de
Gerd Engels

Bundesfachverband Betriebliche Sozialarbeit e.V. (bbs)
72025 Tübingen, Postfach 21 02 28
Tel.: +49 700 02021994
Fax: +49 700 02021994
info@bbs-ev.de
www.bbs-ev.de
Angelica Smulders

Bundesvereinigung Prävention und Gesundheitsförderung e.V.
53123 Bonn, Heilsbachstr. 30
Tel.: +49 228 98727-0
Fax: +49 228 6420024
info@bvpraevention.de
www.bvpraevention.de
Vanessa Wandt

Deutsche AIDS-Hilfe e.V. (DAH)
Referat f. Drogen gebrauchende Menschen
10963 Berlin, Wilhelmstr. 138
Tel.: +49 30 690087-56
Fax: +49 30 690087-42
dirk.schaeffer@dah.aidshilfe.de
www.aidshilfe.de
Dirk Schäffer

Deutsche Fachgesellschaft
Psychose und Sucht (DFPS) e.V.
c/o Isar-Amper-Klinikum München-Ost
Station: Psychose & Sucht
85540 Haar, Vockestr. 72
hsad@markushaus.de
www.dfps.de
Sibylle Hornung-Knobel

deQus
Deutsche Gesellschaft für
Qualitätsmanagement in der
Suchttherapie e.V.
34131 Kassel,
Wilhelmshöher Allee 273
Tel.: +49 561 108441
Fax: +49 561 102883
info@dequs.de
www.dequs.de
Hildegard Winkler

**Dt. Gesellschaft für Soziale Arbeit
in der Suchthilfe (DG-SAS) e.V.**
c/o LWL-Koordinationsstelle Sucht
48133 Münster, Warendorfer Str. 27
info@dg-sas.de
www.dg-sas.de
Wolfgang Rometsch

**Deutsche Gesellschaft für
Suchtmedizin e.V.**
c/o Zentr. f. Interdisz.
Suchtforschung ZIS
20246 Hamburg, Martinistr. 52
Tel.: +49 40 7410-54221
Fax: +49 40 7410-55121
info@dgsuchtmedizin.de
www.dgsuchtmedizin.de

**Deutsche Gesellschaft für
Suchtpsychologie e.V. (DG SPS)**
Kath. Hochschule NRW, Abt. Köln
50668 Köln, Wörthstr. 10
Tel.: +49 221 7757-156 oder -315
Fax: +49 221 7757-180
info@suchtpsychologie.de
www.suchtpsychologie.de
Carmen Barthelmes

**Deutscher Verein für
Gesundheitspflege e.V. (DVG)**
73760 Ostfildern, Senefelderstr. 15
73745 Ostfildern, Postfach 42 60
Tel.: +49 711 4481950
Fax: +49 711 4481954
info@dvg-online.de
www.dvg-online.de
Bernd Wöhner

**Deutsches Zentralinstitut
für soziale Fragen (DZI)**
14195 Berlin, Bernadottestr. 94
Tel.: +49 30 839001-0 oder -13 (Bibliothek)
Fax: +49 30 8314750
sozialinfo@dzi.de
www.dzi.de
Burkhard Wilke

**Förderverein der Dt. Hauptstelle
für Suchtfragen (DHS) e.V.**
c/o LWL-Koordinationsstelle Sucht
48133 Münster, Warendorfer Str. 27
Tel.: +49 251 591-4710
Fax: +49 251 591-5499
wolfgang.rometsch@lwl.org
Wolfgang Rometsch

Int. Koordinations- u.
Informationsst. f. Auslandsreisen
v. Substitutionspatienten
48155 Münster, Bremer Platz 18-20
Tel.: +49 251 60123 oder
+49 2571 582765
Fax: +49 251 666580 oder
+49 2571 584868
indroev@t-online.de
www.indro-online.de/kontakt.htm
Ralf Gerlach

KiM – Kinder im Mittelpunkt
Kinderabteilung der Guttempler in
Deutschland
20097 Hamburg, Adenauerallee 45
Tel.: +49 40 245880
Fax: +49 40 241430
info@kinder-im-mittelpunkt.de
www.kinder-im-mittelpunkt.de
Kirsten Glasmacher

KOALA e.V.
Kinder ohne den schädlichen Einfluss von
Alkohol und anderen Drogen
50668 Köln, Wörthstr. 10
Tel.: +49 221 7757-156
Fax: +49 221 7757-180
koala-online@web.de
www.koala-online.de
Prof. Dr. Michael Klein
Hilfe für Kinder auf: www.kidkit.de

Marianne-von-Weizsäcker-Stiftung
Integrationshilfe f. ehemals
Suchtkranke e.V.
59063 Hamm, Grünstr. 99
Tel.: +49 2381 21006
Fax: +49 2381 21008
info@weizsaecker-stiftung.de
www.weizsaecker-stiftung.de
Rita Hornung

NACOA Deutschland
Interessenvertretung für Kinder
aus Suchtfamilien e.V.
10585 Berlin, Gierkezeile 39
Tel.: +49 30 35122430
Fax: +49 30 35122431
info@nacoa.de
www.nacoa.de
Henning Mielke
www.traudich.nacoa.de (Jugendseite)

**Nationale Kontakt- und
Informationsstelle zur Anregung
und Unterstützung von
Selbsthilfegruppen (NAKOS)**
10627 Berlin, Wilmersdorfer Str. 39
Tel.: +49 30 31018960
Fax: +49 30 31018970
selbsthilfe@nakos.de
www.nakos.de

**Nichtraucher-Initiative
Deutschland e.V. (NID)**
85716 Unterschleißheim,
Carl-von-Linde-Str. 11
Tel.: +49 89 3171212
Fax: +49 89 3174047
nid@nichtraucherschutz.de
www.nichtraucherschutz.de
Ernst-Günther Krause

6.2 Anschriften in den Bundesländern

6.2.1 Baden-Württemberg

Landesstelle für Suchtfragen
der Liga der freien Wohlfahrtspflege
in Baden-Württemberg e.V.
70173 Stuttgart, Stauffenbergstr. 3
Tel.: +49 711 61967-31
Fax: +49 711 61967-67
info@suchtfragen.de
www.suchtfragen.de
Eva Weiser

Baden-Württembergischer
Landesverband für Prävention
und Rehabilitation gGmbH
77871 Renchen, Renchtalstr. 14
77867 Renchen, Postfach 11 63
Tel.: +49 7843 949-141
Fax: +49 7843 949-168
christian.heise@bw-lv.de
www.bw-lv.de
Christian Heise

Landesgesundheitsamt
Baden-Württemberg
Im Regierungspräsidium Stuttgart
70191 Stuttgart,
Nordbahnhofstr. 135
Tel.: +49 711 904-35000
abteilung9@rps.bwl.de
www.spass-statt-sucht.de

Ministerium für Arbeit und
Sozialordnung, Familie, Frauen
und Senioren Baden-Württemberg
Abteilung 5, Referat 53
70174 Stuttgart, Schellingstr. 15
70029 Stuttgart, Postfach 10 34 43
Tel.: +49 711 123-0
Fax: +49 711 123-3999
poststelle@sm.bwl.de
www.sozialministerium-bw.de

6.2.2 Bayern

Koordinierungsstelle der
bayerischen Suchthilfe (KBS)
80336 München, Lessingstr. 1
Tel.: +49 89 536515
Fax: +49 89 5439203
info@kbs-bayern.de
www.kbs-bayern.de
Cornelia Poth

Landesstelle
Glücksspielsucht in Bayern
80686 München, Edelsbergstr. 10
Tel.: +49 89 5527359-0
Fax: +49 89 5527359-22
info@lsgbayern.de
www.lsgbayern.de
Franz Dobler

Bayerisches Staatsministerium
für Umwelt und Gesundheit
81925 München,
Rosenkavalierplatz 2
80792 München
Tel.: +49 89 9214-3292
Fax: +49 89 9214-2384
poststelle@stmug.bayern.de
www.stmug.bayern.de

6.2.3 Berlin

Landesstelle Berlin
für Suchtfragen e.V.
10585 Berlin, Gierkezeile 39
Tel.: +49 30 34389160
Fax: +49 30 34389162
buero@landesstelle-berlin.de
www.landesstelle-berlin.de
Ines Krahn

Fachstelle für
Suchtprävention im Land Berlin
pad e.V.
10247 Berlin, Mainzer Str. 23
Tel.: +49 30 29352615
Fax: +49 30 29352616
fachstelle.suchtpraevention@padev.de
www.berlin-suchtpraevention.de
Kerstin Jüngling

Präventionsprojekt Glücksspiel
pad e.V.
10247 Berlin, Mainzer Str. 23
Tel.: +49 30 24537240
Fax: +49 30 24037785
www.faules-spiel.de

Senatsverwaltung für Gesundheit,
Umwelt und Verbraucherschutz
Die Drogenbeauftragte des Landes Berlin,
Frau Christine Köhler-Azara
10969 Berlin, Oranienstr. 106
Tel.: +49 30 9028-1710 oder -1662
Fax: +49 30 9028-2089
christine.koehler-azara@senguv.berlin.de
www.berlin.de/lb/drogen-sucht

6.2.4 Brandenburg

**Brandenburgische Landesstelle
für Suchtfragen e.V.**
Zentralstelle für Suchtprävention und
Zentralstelle für Glücksspielsucht
14467 Potsdam, Behlertstr. 3 A,
Haus H1
Tel.: +49 331 58138-00
Fax: +49 331 58138-25
info@blsev.de
www.blsev.de
Andrea Hardeling
Ingrid Weber, Mitglied im BZgA-Länder-
Kooperationskreis Suchtprävention

**Ministerium für Umwelt,
Gesundheit u. Verbraucherschutz
des Landes Brandenburg**
Suchtbeauftragte des Landes
Brandenburg,
Frau Ines Weigelt-Boock
14473 Potsdam,
Heinrich-Mann-Allee 103
14411 Potsdam, Postfach 60 11 50
Tel.: +49 331 866-7651
Fax: +49 331 866-7605
ines.weigelt-boock@mugv.
brandenburg.de
www.brandenburg.de/land/mugv

6.2.5 Bremen

**Bremische Landesstelle
für Suchtfragen (BreLs) e.V.**
c/o Caritasverband Bremen e.V.
Rosenak-Haus
28195 Bremen, Kolpingstr. 7
Tel.: +49 421 20 07 43-8
Fax: +49 421 20 07 43-1
j.dieckmann@caritas-bremen.de
Johannes Dieckmann

Landesinstitut für Schule
Gesundheit und Suchtprävention
28195 Bremen, Große Weidestr. 4-16
Tel.: +49 421 361-8197
Fax: +49 421 361-8914
gbitter@lis.bremen.de
www.suchtpraevention-bremen.de
Gregor Bitter
Mitglied im BZgA-Länder-
Kooperationskreis Suchtprävention

**Bremer Fachstelle
Glücksspielsucht**
28359 Bremen, Grazer Str. 4
Tel.: +49 421 218-68701
Fax: +49 421 218-68719
gerhard.meyer@uni-bremen.de
www.gluecksspielsucht-bremen.de
Prof. Dr. Gerhard Meyer

**Die Senatorin für Bildung,
Wissenschaft und Gesundheit**
Abt. Gesundheit/Ref. Gesundheits-
planung, Psychiatrie und
Suchtkrankenhilfe
28195 Bremen, Bahnhofsplatz 29
Tel.: +49 421 361-10775
Fax: +49 421 496-9540
anton.bartling@gesundheit.bremen.de
www.gesundheit.bremen.de
Anton Bartling

6.2.6 Hamburg

Hamburgische Landesstelle
für Suchtfragen e.V.
20097 Hamburg, Repsoldstr. 4
Tel.: +49 40 2849918-0
Fax: +49 40 2849918-19
hls@suchthh.de
www.sucht-hamburg.de
Christiane Lieb

Büro für Suchtprävention
der Hamb. Landesstelle f.
Suchtfragen e.V.
20097 Hamburg, Repsoldstr. 4
Tel.: +49 40 2849918-0
Fax: +49 40 2849918-19
bfs@suchthh.de
www.sucht-hamburg.de
Theo Baumgärtner
Mitglied im BZgA-Länder-
Kooperationskreis Suchtprävention

Behörde für Gesundheit
und Verbraucherschutz
– Amt für Gesundheit –
Dr. Sigrun Bever
Leiterin der Fachabteilung
Drogen und Sucht
20539 Hamburg, Billstr. 80
Tel.: +49 40 42837-2136
Fax: +49 40 42837-2086
sigrun.bever@bgv.hamburg.de
www.hamburg.de/startseite-drogen-sucht

6.2.7 Hessen

Hessische Landesstelle
für Suchtfragen (HLS) e.V.
60325 Frankfurt, Zimmerweg 10
Tel.: +49 69 71376777
Fax: +49 69 71376778
hls@hls-online.org
www.hls-online.org
Wolfgang Schmidt-Rosengarten

Koordinationsstelle Suchtprävention
d. Hess. Landesstelle f. Suchtfragen (KSH)
60325 Frankfurt, Zimmerweg 10
Tel.: +49 69 71376777
Fax: +49 69 71376778
hls@hls-online.org
www.hls-online.org
Regina Sahl
Mitglied im BZgA-Länder-
Kooperationskreis Suchtprävention

Hessisches Sozialministerium
Abteilung Gesundheit, Referat V 4
65187 Wiesbaden, Dostojewskistr. 4
65021 Wiesbaden, Postfach 31 40
Tel.: +49 611 817-3609
Fax: +49 611 817-3651
rosamaria.winheim@hsm.hessen.de
www.hsm.hessen.de
Rosa M. Winheim

6.2.8 Mecklenburg-Vorpommern

**Landesstelle für Suchtfragen
Mecklenburg-Vorpommern e.V.**
19055 Schwerin, August-Bebel-Str. 3
Tel.: +49 385 712953 und 7589196
Fax: +49 385 7589195
info@lsmv.de
www.lsmv.de
Claudia Diekneite

**Ministerium für Soziales und
Gesundheit Meckl.-Vorpommern**
Abt. 3 Gesundheit,
Ref. 320 Psychiatrie und Maßregelvollzug
19055 Schwerin, Werderstr. 124
19048 Schwerin
Tel.: +49 385 588-9323
Fax: +49 385 588-9035
michael.koepke@sm.mv-regierung.de
www.sozial-mv.de
Dr. Michael Köpke

**Landeskoordinierungsstelle
für Suchtvorbeugung (LAKOST)**
Mecklenburg-Vorpommern
19053 Schwerin, Voßstr. 15 A
Tel.: +49 385 7851560
Fax: +49 385 7589490
info@lakost-mv.de
www.lakost-mv.de
Rainer Siedelberg
Mitglied im BZgA-Länder-
Kooperationskreis Suchtprävention

Standort Demmin
17109 Demmin, Meisengrund 13
Tel.: +49 3998 253919
Fax: +49 3998 258438
sprenger@lakost-mv.de
www.lakost-mv.de
Heiko Sprenger

6.2.9 Niedersachsen

**Niedersächsische Landesstelle
für Suchtfragen**
Fach-Landesarbeitsgemeinschaft der
Freien Wohlfahrtspflege in Niedersachsen
e.V.
30177 Hannover, Podbielskistr. 162
Tel.: +49 511 626266-0
Fax: +49 511 626266-22
info@nls-online.de
www.nls-online.de
Dr. Manfred Rabes
Ingeborg Holterhoff-Schulte
Mitglied im BZgA-Länder-
Kooperationskreis Suchtprävention

**Nds. Ministerium für Soz., Frauen,
Familie, Gesundheit u. Integration**
Landesdrogenbeauftragte,
Abt. 4, Ref. 403
30519 Hannover,
Hinrich-Wilhelm-Kopf-Platz 2
30001 Hannover, Postfach 1 41
Tel.: +49 511 120-3022
Fax: +49 511 120-2999
sabine.braegelmann-tan@ms.
niedersachsen.de
www.ms.niedersachsen.de
Dr. Sabine Brägelmann-Tan

6.2.10 Nordrhein-Westfalen

**Arbeitsausschuss Drogen und Sucht
der Arbeitsgemeinschaft der
Spitzenverbände der Freien
Wohlfahrtspflege des Landes
Nordrhein-Westfalen**
48147 Münster, Friesenring 32/34
48011 Münster, Postfach 24 04
Tel.: +49 251 2709-330
Fax: +49 251 2709-55336
r.seiler@diakonie-rwl.de
www.inforum-sucht.de
Ralph Seiler

**Landeskoordinierungsstelle
Suchtvorbeugung NRW**
ginko Stiftung für Prävention
45468 Mülheim, Kaiserstr. 90
Tel.: +49 208 30069-41
Fax: +49 208 30069-49
j.hallmann@ginko-stiftung.de
www.ginko-stiftung.de
Dr. Hans-Jürgen Hallmann
Mitglied im BZgA-Länder-
Kooperationskreis Suchtprävention

**Landesfachstelle
Glücksspielsucht NRW**
32052 Herford, Arndtstr. 10
Tel.: +49 5221 10226-66
Fax. +49 5221 10226-80
ilona.fuechtenschnieder@gluecksspiel
sucht-nrw.de
www.gluecksspielsucht-nrw.de
Ilona Füchtenschnieder-Petry

Ministerium für Gesundheit,
Emanzipation, Pflege und Alter
des Landes NRW
Abteilung 2, Referat 214
40213 Düsseldorf, Horionplatz 1
Tel.: +49 211 8618-3293
Fax. +49 211 8618-53239
dirk.lesser@mgepa.nrw.de
www.mgepa.nrw.de
MR Dirk Lesser

6.2.11 Rheinland-Pfalz

Landesstelle für Suchtfragen
Rheinland-Pfalz
67346 Speyer, Karmeliterstr. 20
Tel.: +49 6232 664-254
Fax: +49 6232 664-130
achim.hoffmann@diakonie-pfalz.de
www.sucht-rlp.de
Achim Hoffmann

Büro für Suchtprävention
der LZG in Rheinland-Pfalz e.V.
55131 Mainz, Hölderlinstr. 8
Tel.: +49 6131 2069-42
Fax: +49 6131 2069-69
nroth@lzg-rlp.de
www.lzg-rlp.de
Nina Roth, Mitglied im BZgA-Länder-Kooperationskreis Suchtprävention

Ministerium für Soziales, Arbeit,
Gesundheit und Demografie
Abt. 64, Ref. 642 Drogenbeauftragter
55116 Mainz, Bauhofstr. 9
55021 Mainz, Postfach 31 80
Tel.: +49 6131 16-4655
Fax: +49 6131 1617-4655
Ingo.Brennberger@msagd.rlp.de
www.msagd.rlp.de
Ingo Brennberger

6.2.12 Saarland

Saarländische Landesstelle
für Suchtfragen
c/o Caritasverband Schaumberg-Blies e.V.
66538 Neunkirchen,
Hüttenbergstr. 42
Tel.: +49 6851 9209-13
Fax: +49 6851 9209-44
m.schuetz@caritas-nk.de
www.landesstelle-sucht-saarland.de
Michael Schütz

**Landesinstitut für
Präventives Handeln**
Fachbereich Gesundheitsförderung,
Landesbeauftragter für Sucht und Drogen
66386 St. Ingbert,
Hanspeter-Hellenthal-Str. 68
Tel.: +49 681 501-3850
Fax: +49 681 501-3839
m.zimmermann@lph.saarland.de
www.lph.saarland.de
Markus Zimmermann

**Landesfachstelle
Glücksspielsucht Saarland**
c/o Haus der Caritas
66111 Saarbrücken, Johannisstr. 2
Tel.: +49 681 30906-90
Fax: +49 681 30906-18
info@gluecksspielsucht-saar.de
www.gluecksspielsucht-saar.de
Hartmut Görgen

**Ministerium für Gesundheit
und Verbraucherschutz**
Abt. B Gesundheit,
Ref. B 1 Drogenpolitik
66111 Saarbrücken,
Ursulinenstr. 8-16
Tel.: +49 681 501-3327
Fax: +49 681 501-3645
referat-b1@gesundheit.saarland.de
www.gesundheit.saarland.de
MR`in Dr. Renate Klein

6.2.13 Sachsen

**Sächsische Landesstelle
gegen die Suchtgefahren e.V.**
01099 Dresden, Glacisstr. 26
Tel.: +49 351 8045506
Fax: +49 351 8045506
rilke@slsev.de
www.slsev.de
Dr. Olaf Rilke

**Sächsisches Staatsministerium für
Soziales und Verbraucherschutz**
Referat Psychiatrische Versorgung,
Suchtfragen, Maßregelvollzug
01097 Dresden, Albertstr. 10
Tel.: +49 351 564-5670
Fax: +49 351 564-5704
steffi.michel@sms.sachsen.de
www.sms.sachsen.de
Steffi Michel
Mitglied im BZgA-Länder-
Kooperationskreis Suchtprävention

6.2.14 Sachsen-Anhalt

**Landesstelle für Suchtfragen
im Land Sachsen-Anhalt (LS-LSA)**
Koordinationsstelle für
Suchtprävention
39112 Magdeburg,
Halberstädter Str. 98
Tel.: +49 391 5433818
Fax: +49 391 5620256
info@ls-suchtfragen-lsa.de
www.ls-suchtfragen-lsa.de
Helga Meeßen-Hühne

**Ministerium für
Arbeit und Soziales**
Referat 25
39114 Magdeburg,
Turmschanzenstr. 25
Tel.: +49 391 567-6934
Fax: +49 391 567-6962
berina.kiefer@ms.sachsen-anhalt.de
www.ms.sachsen-anhalt.de
Berina Kiefer

6.2.15 Schleswig-Holstein

**Landesstelle für Suchtfragen
Schleswig-Holstein e.V.**
24119 Kronshagen, Schreberweg 5
Tel.: +49 431 5403-344
Fax: +49 431 5403-355
sucht@lssh.de
www.lssh.de
Dr. Regina Kostrzewa

**KOSS – Koordinationsstelle
Schulische Suchtvorbeugung**
24119 Kronshagen, Schreberweg 5
Tel.: +49 431 5403-309
Fax: +49 431 5403-200
koss@iqsh.de
www.koss.lernnetz.de
www.iqsh.de
Heike Kühl-Frese

**Landeskoordinator für
Glücksspielsuchthilfe und Prävention in
Schleswig-Holstein**
LSSH e.V.
24105 Kiel, Schauenburgerstr. 36
Tel.: +49 431 2606877
sperber@lssh.de
www.gluecksspiel-sh.de
Patrick Sperber

**Ministerium für Arbeit,
Gesundheit und Soziales**
24143 Kiel, Adolf-Westphal-Str. 4
24170 Kiel, Postfach 70 61
Tel.: +49 431 988-5483
Fax: +49 431 988-5416
wolfgang.kroehn@sozmi.landsh.de
www.landesregierung.schleswig-
holstein.de
Dr. Wolfgang Kröhn

6.2.16 Thüringen

**Thüringer Landesstelle
für Suchtfragen e.V.**
99096 Erfurt, Arnstädter Str. 50
Tel.: +49 361 7464585
Fax: +49 361 7464587
info@tls-suchtfragen.de
www.tls-suchtfragen.de
Claudia Plöttner

Fachstelle GlücksSpielSucht
99091 Erfurt, Dubliner Str. 12
Tel.: +49 361 3461746
Fax: +49 361 3462023
gluecksspiel@fdr-online.info
www.gluecksspielsucht.info
Claudia Kirschner

**Thüringer Ministerium für
Soziales, Familie und Gesundheit**
Ref. 44: Öffentlicher Gesundheitsdienst,
Gesundheitsförderung,
Suchthilfe
99096 Erfurt,
Werner-Seelenbinder-Str. 6
99106 Erfurt, Postfach 90 03 54
Tel.: +49 361 3798680
Fax: +49 361 3798840
winfried.funk@tmsfg.thueringen.de
www.thueringen.de/de/tmsfg/gesund
heit/gesundheitsdienst
Winfried Funk

6.3 Fachverlage

**Blaukreuz-Verlag und
Versandbuchhandel e.K.**
58513 Lüdenscheid,
Sonderfelder Weg 15
Tel.: +49 2351 4324943
Fax: +49 2351 4324945
bkv@blaukreuz.de
www.blaukreuz-verlag.de
Siegmar Lahme

Lambertus Verlag GmbH
Sozial – Recht – Caritas
79108 Freiburg, Mitscherlichstr. 8
79010 Freiburg, Postfach 10 26
Tel.: +49 761 36825-0
Fax: +49 761 36825-33
info@lambertus.de
www.lambertus.de
Dr. Thomas Becker

Pabst Science Publishers
Wolfgang Pabst
49525 Lengerich, Eichengrund 28
Tel.: +49 5484-308
Fax: +49 5484-550
pabst@pabst-publishers.com
www.pabst-publishers.de
www.psychologie-aktuell.com

6.4 Europäisches Ausland

6.4.1 Mitglieder des Europäischen Informationsnetzes REITOX

Europäische Beobachtungsstelle für
Drogen und Drogensucht (EBDD)
Cais do Sodré
P-1249-289 Lissabon
Tel.: +351 211 210200
Fax: +351 218 131711
info@emcdda.europa.eu
www.emcdda.europa.eu
Wolfgang Götz

European Commission
Directorate-General for Justice
Directorate Criminal Justice
Unit B3: Anti-Drugs Policy
Office 05/057, Rue Montoyer 59
B-1049 Brussels
Tel. +32 22986049
Fax +32 22967631
Maurice.Galla@ec.europa.eu
www.ec.europa.eu/justice/anti-drugs/index_en.htm
Mr Maurice Gallà

Belgian Monitoring Centre for Drugs
and Drug Addiction
Scientific Institute of Public Health
Rue Juliette Wytsman 14
B-1050 Bruxelles/Brussel
Tel. +32 26425034
Fax +32 26425749
bmcdda@wiv-isp.be
www.wiv-isp.be
Dr. Johan van Bussel

National Focal Point on Drugs and
Drug Addictions
117, Pirotska str.
BG-1303 Sofia
Tel. +359 28313079
Fax +359 28321047
mvassilev@mbox.infotel.bg
www.nfp-drugs.bg/en/
Mr Momtchil Vassilev

National Monitoring Centre for Drugs
and Drug Addiction
Secretariat of the Council of the
Government
for Drug Policy Coordination
Nabr. Edvarda Benese 4
CZ-118 01 Praha 1 - Malá Strana
Tel. +420 296153222
Fax +420 296153264
mravcik.viktor@vlada.cz
www.drogy-info.cz
Mr Viktor Mravcik

Sundhedsstyrelsen
(National Board of Health)
Islands Brygge, 67
DK-2300 Copenhagen S
Tel. +45 72227760
Fax +45 72227411
esm@sst.dk
www.sst.dk
Ms Else Smith

**DBDD –
Deutsche Beobachtungsstelle
für Drogen und Drogensucht
(German Monitoring Centre for
Drugs and Drug Addiction)**
Parzivalstraße 25
D-80804 München
Tel. +49 89 36080440
Fax +49 89 36080449
Pfeiffer-Gerschel@ift.de
www.dbdd.de
Dr. Tim Pfeiffer-Gerschel
Weitere Partner: Deutsche Hauptstelle für
Suchtfragen (DHS), Bundeszentrale für
gesundheitliche Aufklärung (BzgA)

**National Institute for
Health Development (NIHD) –
Estonian Drug Monitoring Centre
(EDMC)**
Hiiu 42
EE-11619 Tallinn
Tel. +372 6593997
Fax +372 6593998
ave.talu@tai.ee
www.tai.ee
Ms Ave Talu

Health Research Board
third floor, Knockmaun House
42-47 Lower Mount Street
IE-Dublin 2
Tel. +353 12345168
Fax +353 16611856
bgalvin@hrb.ie
www.hrb.ie/health-information-in-
house-research/alcohol-drugs/
Mr Brian Galvin

**University of Mental Health
Research Institute (UMHRI)**
Soranou tou Efesiou, 2
(PO Box 66 517)
GR-15601 Athens
Tel. +30 2106536902
Fax +30 2106537273
mterzidou@ektepn.gr
ektepn@ektepn.gr
www.ektepn.gr
Ms Manina Terzidou

**Delegación del Gobierno para el Plan
Nacional sobre Drogas
Government Delegation for the
National Plan on Drugs (DGPNSD)**
C/ Recoletos 22
E-28001 Madrid
Tel. +34 918226124
Fax +34 918226095
relinstipnd@mspsi.es
www.pnsd.mspsi.es
Mrs Nuria Espí

**Observatoire Français des Drogues et
des Toxicomanies
French Observatory for Drugs and Drug
Addiction (OFDT)**
3, Avenue du Stade de France
F-93218 Saint Denis la Plaine Cedex
Tel. +33 141627716
Fax +33 141627700
maud.pousset@ofdt.fr
www.ofdt.fr
Ms Maud Pousset

Presidency of the Council of
Ministers – Drug Policy Department
Via Po 16/A
I-00198 Roma
Tel. +39 0667796350
Fax +39 0667796843
s.zanone@governo.it
www.governo.it
Mrs Silvia Zanone

Cyprus National Monitoring Center for
Drugs and Drug Addiction
Magnolia Center, Offices 11-12
32, Strovolos Avenue
CY-Nicosia 2018
Tel. +357 22442973
Fax +357 22305022
info@ektepn.org.cy
www.ektepn.org.cy
Mr Neoklis Georgiades

The Centre of Health Economics
Ministry of Health
Duntes iela 12/22
LV-1005 Riga
Tel. +371 673876 76
Fax +371 67501591
info@vec.gov.lv
ieva.pugule@vec.gov.lv
www.vec.gov.lv
Ms Ieva Pugule

Drug, Tobacco and Alcohol Control
Department
Sv. Stepono str. 27
LT-03210 Vilnius
Tel. +370 52668069
Fax +370 52668095
ernestas.jasaitis@ntakd.lt
www.ntakd.lt
Mr Ernestas Jasaitis

Direction de la Santé
EMCDDA National Focal Point
Allée Marconi
Villa Louvigny
L-2120 Luxembourg
Tel. +352 24785625
Fax +352 24795625
alain.origer@ms.etat.lu
www.relis.lu
Mr Alain Origer

Ministry of Health – National Centre for
Epidemiology – National Focal Point
Gyáli út 2-6.
H-1097 Budapest
Tel. +36 14761100 / 2510
Fax +36 14761223
nyirady.adrienn@oek.antsz.hu
www.drogfokuszpont.hu/dfp.web
Ms Adrienn Nyírády

Ministry of Social Policy
Palazzo Ferreria
Valletta CMR 02
MT-Malta
Tel. +356 25903386 / 78
nfp.msoc@gov.mt

Trimbos-instituut
Netherlands Institute of Public
Health and Addiction
Da Costakade 45,
NL-3521 VS Utrecht
PO Box 725, NL-3500 AS Utrecht
Tel.: +31 302971100
Fax: +31 302971111
ftrautmann@trimbos.nl
www.trimbos.nl
Mr Franz Trautmann

Gesundheit Österreich GmbH (GÖG)
Stubenring 6
A-1010 Wien
Tel. +43 151561182
Fax +43 15138472
marion.weigl@goeg.at
www.goeg.at
Ms Marion Weigl

National Bureau for Drugs
Prevention – Ministry of Health
Reitox National Focal Point
Dereniowa 52/54
PL-02 776 Warsaw
Tel. +48 226411501
Fax +48 226411565
Artur.Malczewski@kbpn.gov.pl
www.cinn.gov.pl/portal?id=75967
Mr Artur Malczewski

Instituto da Droga e da
Toxicodependência, I.P.
IDT (Institute for Drugs and Drug Addictions)
Praça de Alvalade, n° 7 – 12°
P-1700-036 Lisboa
Tel. +351 211119000
Fax +351 211112790 to 98
joao.goulao@idt.min-saude.pt
www.idt.pt
Mr João Goulão

National Anti-drug Agency
37th Unirii Boulevard, Bl. A4
3rd District
RO-Bucharest,
Tel. +40 213164797
Fax +40 213164797
ruxanda.iliescu@ana.gov.ro
www.politiaromana.ro/agentia_natio
nala_antidrog.htm
Ms Ruxanda Iliescu

Institute of Public Health
Trubarjeva 2
SLO-1000 Ljubljana
Tel. +386 12441400
Fax +386 15205778
Milan.Krek@zzv-kp.si
www.ivz.si
Mr Milan Krek

Národné monitorovacie centrum pre drogy
National monitoring centre for drugs (NMCD)
Úrad vlády SR
Námestie slobody 1
SK-81370 Bratislava
Tel. +421 257295732
Fax +421 257295819
imrich.steliar@vlada.gov.sk
www.infodrogy.sk
Mr Imrich Steliar

National Institute for Health and Welfare (THL)
Drug Monitoring Centre (Reitox)
Lintulahdenkuja 4,
FI-00530 Helsinki
PO Box 30, FI-00271 Helsinki
Tel. +358 206107369
Fax +358 206107497
hannele.tanhua@thl.fi; sanna.ronka@thl.fi
www.thl.fi
Ms Hannele Tanhua
Ms Sanna Rönkä

Statens folkhälsoinstitut (Swedish National Institute of Public Health)
Forskarens väg 3
S-831 40 Östersund
Tel. +46 63199708
Fax +46 63199602
joakim.strandberg@fhi.se
www.fhi.se
Mr Joakim.Strandberg

UK focal point on drugs,
Department of Health
7th Floor, Wellington House
133–155 Waterloo Road
UK – London SE1 8UG
Tel. +44 2079724642
Fax +44 2079724266
Aphrodite.Spanou@dh.gsi.gov.uk
www.nwph.net/ukfocalpoint/
Ms Aphrodite Spanour

Statens institutt for
rusmiddelforskning
Norwegian Institute for Alcohol and
Drug Research (SIRUS)
Øvre Slottsgate 2B
NO-0157 Oslo
Tel. +47 22340428
Fax +47 22340401
oho@sirus.no
www.sirus.no
Mr Odd Hordvin

Government of the Republic of Croatia
Office for Combating Drugs Abuse
Preobraženska 4/II
HR-10 000 Zagreb
Tel. +385 14878128
Fax +385 14878120
lidija.vugrinec@uredzadroge.hr
www.nijd.uredzadroge.hr/index.php/hr
Ms Lidija Vugrinec

Türkiye Uyuşturucu ve Uyuşturucu
Bağımlılığı İzleme Merkezi
(TUBİM) – Turkish Monitoring Centre
for Drugs and Drug
Addiction
Yucetepe Mahallesi Necatibey Caddesi
No: 108
Polis Akademisi Kampüsü
TR-06580 Anıttepe/Ankara
Tel: +90 312 412 7950
Fax: +90 312 412 7979
ahmet.tasdemir@tubim.gov.tr
www.tubim.gov.tr
Mr Ahmet Tasdemir

6.4.2 Sonstige Organisationen

Active –
sobriety, friendship and peace
S-112 64 Stockholm,
Gammelgårdsv. 38
S-112 97 Stockholm, Postfach 12825
Tel.: +46 86726692
Fax: +46 86726691
office@activeeurope.org
www.activeeurope.org
Kriština Šperková

AMOC/DHV
Stichting Amsterdams Oecumenisch
Centrum/Deutscher Hilfsverein
NL-1074 BC Amsterdam,
Stadhouderskade 159
Tel.: +31 20 6721192
Fax: +31 20 6719694
info@deregenboog.org
www.deregenboog.org

EuroCare – European
Alcohol Policy Alliance
B-1000 Brussels,
Rue des Confédérés 96-98
Tel.: +32 2 7363976
Fax: +32 2 7367351
info@eurocare.org
www.eurocare.org
Mariann Skar

euro net – Europäisches Netzwerk
für praxisorient. Suchtprävention
c/o Pädagogische Hochschule Zürich
CH-8090 Zürich, Waltersbachstr. 5
Tel.: +41 43 3055898
walter.kern@phzh.ch
www.euronetprev.org
Prof. Walter Kern-Scheffeldt

EMNA – European Mutual-Help Network For Alcohol Related Problems
B-1000 Brussels,
Rue des Confédérés 96-98
Tel.: +32 2 7360572
www.emna.org
Fay Watson

European Network for Children Affected by Risky Environments within the Family (ENCARE)
Deutsches ENCARE-Netzwerk
D-50668 Köln, Wörthstr. 10
Tel.: +49 221 7757-156
Fax: +49 221 7757-180
mikle@katho-nrw.de
www.encare.de
Prof. Dr. Michael Klein

EURO-TC European Treatment Centers for Drug Addiction e.V.
A-1030 Wien, Beatrixgasse 6/20
Tel.: +43 1 715 35 15
info@euro-tc.org
www.euro-tc.org
Dr. Thomas Legl

GGZ Nederland
NL-3812 GV Amersfoort,
Piet Mondriaanlaan 50-52
NL-3800 AV Amersfoort,
Postfach 8 30
Tel.: +31 33 460-8900
Fax: +31 33 460-8999
info@ggznederland.nl
www.ggznederland.nl
Liesbeth Pieterse

Global Alcohol Policy Alliance
UK-London, SW1H 0QS,
12 Caxton Street
Tel.: +44 20 72224001
Fax: +44 20 77992510
gapa@ias.org.uk
www.globalgapa.org

Institute of Alcohol Studies
UK-PE27 5 AR St Ives, Cambs.,
Elmgren House, 1 The Quay
Tel.: +44 1480 466766
Fax. +44 1480 497583
kbrown@ias.org.uk
www.ias.org.uk
Katherine Brown

Mission interministérielle de lutte contre la drogue et la toxicomanie (MILDT)
F-75007 Paris,
35 rue Saint Dominique
Tel.: +33 1 42758000
Fax: +33 1 44632103
etienne.apaire@pm.gouv.fr
www.drogues.gouv.fr
Etienne Apaire

Nordic Center for Welfare and Social Issues
FI-00100 Helsinki, Annankatu 29 A 23
Tel.: +358 9 6948082/6949572
Fax: +358 9 6949081
nvcfi@nordicwelfare.org
www.nordicwelfare.org
Martina Lybeck

Pompidou Group
Council of Europe/
Conseil de l'Europe
F-67075 Strasburg Cedex,
Avenue de l'Europe
Tel.: +33 3 88412987
Fax: +33 3 88412785
pompidou.group@coe.int
www.coe.int/t/dg3/pompidou
Thomas Kattau

Sucht Schweiz
CH-1003 Lausanne,
Av. Louis-Ruchonnet 14
CH-1001 Lausanne, Postfach 870
Tel.: +41 21 3212911
Fax: +41 21 3212940
info@sucht-info.ch
www.sucht-info.ch
Michel Graf

Monika Vogelgesang, Petra Schuhler (Hrsg.)

Psychotherapie der Sucht
Methoden, Komorbidität und klinische Praxis

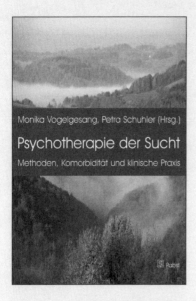

Das bio-psycho-soziale Erklärungsmodell bietet das Fundament der Suchttherapie. Sie wird größtenteils als Entwöhnungsbehandlung in stationären Rehabilitationskliniken durchgeführt – meist multiprofessionell, mit einer ganzheitlichen Konzeption. Die Suchttherapie in Deutschland nimmt weltweit eine Spitzenposition ein.

Der vorliegende Band bietet einen authentischen Einblick in das Diagnose- und Behandlungswissen einer engagierten Suchtklinik auf der Grundlage von mehr als drei Jahrzehnten Erfahrung. Verschiedene methodische Ansätze – von der kognitiven Verhaltenstherapie über die klientenzentrierte Gesprächstherapie bis zur Körperpsychotherapie – werden dargestellt. Besondere Aufmerksamkeit gilt der integrierten Behandlung von Sucht und komorbiden Störungen.

Der Band ist als Handbuch und Praxisleitfaden zu verstehen – für alle Professionen, die in der Suchttherapie arbeiten. Obwohl die Konzeptionen aus einer stationären Einrichtung stammen und häufig gruppentherapeutische Vorgehensweisen beschrieben werden, sind sie auch auf die Anwendung im ambulanten und einzeltherapeutischen Setting übertragbar.

Wer immer Suchtkranke beraten und motivieren will, findet in diesem Leitfaden nützliche Hinweise, die in Standard-Lehrbüchern fehlen.

PABST SCIENCE PUBLISHERS
Eichengrund 28
D-49525 Lengerich,
Tel. ++ 49 (0) 5484-308,
Fax ++ 49 (0) 5484-550,
pabst.publishers@t-online.de
www.pabst-publishers.de

412 Seiten, Preis: 40,- Euro
ISBN 978-3-89967-606-8

Inhalt:

I Entwicklung der Suchttherapie

Monika Vogelgesang:
Der lange Weg zur Suchttherapie - Im Spannungsfeld zwischen Tradition und Innovation

II Methodische Zugänge in der psychotherapeutischen Suchtbehandlung

Monika Vogelgesang:
Kognitive Verhaltenstherapie

Wolfgang Bensel: Der gesprächspsychotherapeutische Ansatz

Ernst Kern:
Körperorientierte Psychotherapie bei Suchterkrankungen

Monika Vogelgesang:
Imaginative Verfahren in der Suchttherapie

III Therapeutische Ansätze und Programme

Monika Vogelgesang:
Zur Komorbidität bei Suchterkrankungen

Jörg Petry:
Psychotherapie bei Suchtmittelmissbrauch und Abhängigkeit: Motivation und Motivierung

Petra Schuhler:
Psychotherapie bei Substanzabhängigkeit mit komorbider depressiver Störung

Petra Schuhler:
Psychotherapie bei Substanzabhängigkeit mit komorbider Angststörung

Petra Schuhler, Bernt Schmitz:
Psychotherapie bei Abhängigkeitserkrankungen und komorbider Persönlichkeitsstörung

Horst Baumeister:
Psychotherapie bei Medikamentenabhängigkeit

Monika Vogelgesang:
Psychotherapie bei Trauma und Sucht

Monika Vogelgesang:
Frauenspezifische Aspekte der Suchttherapie

Monika Vogelgesang, Johanna Meyer-Gutknecht:
Anorexia/Bulima nervosa bei Substanzabhängigkeit: Theorie und Therapie

Peter Kagerer:
Psychotherapie bei männerspezifischen Aspekten der Abhängigkeitserkrankung

Horst Baumeister:
Psychotherapie bei chronischer Schmerzkrankheit und Analgetikaabhängigkeit

Jörg Petry:
Psychotherapie bei pathologischem Glücksspielen und Abhängigkeitserkrankung

Monika Vogelgesang, Ernst Ott, Manfred Gortner:
Adipositasbehandlung unter Beachtung suchttherapeutischer Aspekte

Petra Schuhler, Stefan Riedel:
Psychotherapie als körperorientierte Therapie der Selbstunsicherheit bei Abhängigkeitserkrankungen

Monika Vogelgesang:
Psychotherapie aggressiver Impulsdurchbrüche bei Abhängigkeitserkrankungen

Horst Baumeister:
Arbeitsplatzprobleme und Sucht

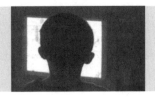

KAY UWE PETERSEN & RAINER THOMASIUS

BERATUNGS- UND BEHANDLUNGSANGEBOTE ZUM PATHOLOGISCHEN INTERNETGEBRAUCH IN DEUTSCHLAND

PABST

344 Seiten, ISBN 978-3-89967-663-1
Preis: 30,- Euro

PABST SCIENCE PUBLISHERS
Eichengrund 28
D-49525 Lengerich
Tel. + + 49 (0) 5484-308
Fax + + 49 (0) 5484-550
pabst.publishers@t-online.de
www.psychologie-aktuell.com
www.pabst-publishers.de

*Kay Uwe Petersen,
Rainer Thomasius*

Beratungs- und Behandlungsangebote zum pathologischen Internetgebrauch in Deutschland

Zunehmend ist neben stoffgebundenen Süchten durch intensive Nutzung des Mediums Internet weltweit eine Form der Verhaltenssüchte festzustellen, die mit wachsendem Ausmaß insbesondere bei Kindern und Jugendlichen zu dramatischen psychosozialen Konsequenzen führen kann.

Die Problematik zeigt sich vor allem in einer hohen Komorbidität des Phänomens mit anderen psychiatrischen Störungen. Geeignete reliable und valide diagnostische Untersuchungsinstrumente des sogenannten "pathologischen Internetgebrauchs" fehlen jedoch in Deutschland. Eine evidenzbasierte Behandlungsempfehlung ist mangels aussagekräftiger Studien derzeit nicht möglich.

Wesentliches Anliegen der vorliegenden Studie ist, einen Überblick zum aktuellen Forschungsstand sowie zu bestehenden "good practice"-Ansätzen zu geben und dringlichste Forschungs- und Praxisbedarfe zu verdeutlichen. Eine Bestandsaufnahme und kritische Betrachtung und Bewertung der seit dem Jahre 1996 publizierten wissenschaftlichen Literatur wird in Abschnitt I im Rahmen eines systematischen Reviews dargelegt. Befunde zu Beratungs- und Behandlungseinrichtungen werden in Abschnitt II vorgestellt und diskutiert.